C.Bertelsmann

BAS KAST

Kompass für die Seele

Das Fazit neuester Studien zu Resilienz und innerer Stärke

C.Bertelsmann

*Ich danke Prof. Dr. Sina Bartfeld,
Zellbiologin an der Technischen Universität Berlin,
sowie Prof. Dr. Christian Keysers, Hirnforscher am
Netherlands Institute for Neuroscience in Amsterdam,
für die kritische Durchsicht des Manuskripts
und einige sehr wertvolle inhaltliche Anregungen.*

FSC www.fsc.org MIX Papier | Fördert gute Waldnutzung FSC® C083411

Klimaneutral* Druckprodukt ClimatePartner.com/14044-1912-1001

Penguin Random House Verlagsgruppe FSC® N001967

1. Auflage

in der Penguin Random House Verlagsgruppe GmbH,
Neumarkter Straße 28, 81673 München
Umschlaggestaltung: Büro Jorge Schmidt, München
Umschlagabbildungen: © Getty Images / Brandon Laufenberg;
© Shutterstock / Magnia
Bildredaktion: Annette Baur
Satz: GGP Media GmbH, Pößneck
Druck und Bindung: CPI books GmbH
Printed in Germany
ISBN 978-3-570-10461-3
www.cbertelsmann.de

Inhalt

EINFÜHRUNG

Was macht die Seele stark und widerstandsfähig?

Mitten im Winter erfuhr ich endlich, dass in mir ein unvergänglicher, unbesiegbarer Sommer ist.
Albert Camus[1]

Vor einigen Jahren machte ich eine Erfahrung, die mich zuerst ratlos und sogar verzweifelt zurückließ, mich dann zu einer längeren Recherchereise motivierte, und mich schließlich in einer Weise verändert hat, die ich, als ich mich aufmachte, für unmöglich gehalten hätte.

Alles fing mit einem seelischen Tief an, dem sonderbarerweise ein Hoch vorausging. 2018 hatte ich ein Buch namens *Der Ernährungskompass* veröffentlicht, das zu einem, wie es hieß, »Überraschungserfolg« wurde. Das Buch war binnen kürzester Zeit vergriffen und musste von da an immer wieder nachgedruckt werden. Mittlerweile hat es sich über eine Million Mal verkauft. Nicht nur von der Presse wurde es positiv aufgenommen, ich bekam auch Tausende von Mails von Lesern, die häufig erstaunt davon berichteten, wie das Buch ihr Leben verändert hatte – eine Resonanz, die mich bis heute immer wieder aufs Neue mit Freude und Dankbarkeit erfüllt.

Ich war bis dahin ein weitgehend unbekannter Autor, der stets darum bangen musste, ob er überhaupt einen nächsten Buchvertrag bekommt. Oft machte ich mir Sorgen ums Geld und um meine Zukunft. Aber das hatte sich nun geändert. Innerhalb weniger Monate hatte ich, damals Mitte vierzig und Familienvater, plötzlich all das erreicht, wovon so viele Autoren träumen und wovon auch ich geträumt hatte: Auf einmal genoss ich einen gewissen Bekanntheitsgrad und wurde mit Verlagsangeboten überschüttet.

Warum erzähle ich das? Es geht mir dabei um eine größere, wichtigere Sache, die zur Entstehungsgeschichte und zum Thema dieses Buchs führt: Ich war damals am Ziel meiner Träume angekommen, und eigentlich hätte ich glücklich, sogar überglücklich sein müssen, und das war ich auch.

Ein paar Wochen jedenfalls.

Dann geschah etwas Merkwürdiges. Das Glück löste sich in Luft auf. Inmitten des äußerlichen Erfolgs fühlte ich mich zunehmend niedergeschlagen.

Ich zog mich zurück. Irgendwann hörte ich auf, Interviews zu geben und beantwortete E-Mails immer lustloser und seltener – es fühlte sich alles so sinnlos an! Nach jahrzehntelangem Streben hatte ich meinen Traum verwirklicht und war doch nicht glücklich, sondern fühlte mich leer.

An manchen Tagen war ich so deprimiert, dass ich mich fragte, was zur Hölle bloß mit mir los war und ob ich nicht an einer handfesten Depression litt (aber warum nur?). Heute würde ich meinen Zustand von damals als zutiefst desillusioniert und – seltsamerweise – enttäuscht beschreiben. Enttäuscht wovon? Es war mir ein Rätsel, ich war mir selbst ein Rätsel, und meine eigene offensichtliche Undankbarkeit ließ mich noch einmal schlechter fühlen …

• • •

Man wünscht es ja keinem, aber wer bleibt schon völlig davon verschont? Es gibt sie einfach, diese Tage oder Phasen im Leben, in denen man von allem genug hat. Ich schätze mal, dass auch dir, liebe Leserin, lieber Leser, diese Gefühlslage nicht ganz fremd sein wird.

Wer weiß, vielleicht hast du sogar zu diesem Buch gegriffen, weil du gerade total energielos und niedergeschlagen oder deprimiert bist und du keinen Ausweg aus deinem Zustand siehst. In diesem Fall kann ich dir versichern: Auch wenn dir das jetzt nicht so erscheinen mag – es gibt einen Ausweg. Es gibt Mittel und Wege, deine Stimmung aufzuhellen, deine Seele zu stärken, ihr neue Kraft, neues Leben einzuhauchen. Wie diese Mittel aussehen, darum dreht sich dieses Buch: Im *Kompass für die Seele* greife ich den Faden des *Ernährungskompass* noch einmal auf und weite den Ansatz, die eigene Gesundheit selbst in die Hand zu nehmen, vom Körper auf die Psyche aus, die sich ja ohnehin, wie sich auch auf den folgenden Seiten immer wieder zeigen wird, als zwei Seiten einer Medaille herausstellen.

Aber man muss sich nicht in einem Tief befinden, um von den Erkenntnissen im *Kompass für die Seele* zu profitieren. Womöglich willst du »bloß« deinen Alltagsstress oder generell deine Emotionen besser verstehen und in den Griff bekommen. Vielleicht geht es dir auch »einfach« um etwas mehr Ausgeglichenheit, Lebendigkeit, Lebensfreude. Da wird der neue *Kompass* ebenfalls einige hilfreiche Tipps für dich parat haben.

Woher kommen diese Gemütsschwankungen überhaupt? Häufig sind es konkrete »äußere« oder jedenfalls klar identifizierbare Umstände, die uns zu schaffen machen, wie permanenter Zeitdruck und Stress, Arbeitsüberlastung, finanzielle oder gesundheitliche Sorgen, schwierige Beziehungen usw. Bekanntlich hat die Weltlage in letzter Zeit auch nicht eben zu einem Gefühl der Zuversicht beigetragen.

Doch es steckt mehr dahinter, Elementareres. So ist unser heutiger Lebensstil dermaßen unnatürlich geworden, dass er unsere Biochemie auf verhängnisvolle Weise aus dem Gleichgewicht bringt. Fastfood, Bewegungs- und Schlafmangel, zu wenig Sonnenlicht, soziale Isolation: All das und mehr kann zum Beispiel, ohne dass wir es direkt bemerken würden, zu schädlichen Entzündungsprozessen in unserem Körper führen, die auf unser Gehirn übergreifen und uns damit auf einer sehr basalen, physiologischen Ebene aufs Gemüt schlagen.

Jenseits dieser äußeren und biochemischen Faktoren können die Ursachen auch subtiler sein und in unserer Psyche begraben liegen, beispielsweise in Glaubenssätzen, die wir unbewusst über uns selbst hegen, wie etwa »Ich bin nicht gut genug« oder »Mir muss immer alles gelingen, sonst bin ich wertlos«. Was, wenn solche tief sitzenden Überzeugungen unser Lebensgefühl dunkel färben? Was können wir in dem Fall tun?

Bei mir spielte, wie ich heute meine, ein bestimmtes Glücksstreben in meinem Kopf eine Rolle, das sich im Moment der Verwirklichung meiner Träume als trügerische Illusion herausstellte. Diese Glücksvorstellung geht ungefähr so: Zufrieden wirst du erst sein, wenn du X erreicht hast. Jetzt noch nicht, nein, aber wenn du beruflich durchgestartet bist, dann wirst du glücklich sein. Wenn du reich und berühmt bist, dann wirst du glücklich. Wenn du die große Liebe gefunden hast, dann wird sich auch das große Glücksgefühl einstellen.

Wie auch immer X konkret aussehen mag: Inneren Frieden gibt es diesem Denkmuster zufolge erst in der Zukunft, nachdem wir ein Defizit unserer Seele ausgeglichen haben. Im Hier und Jetzt nämlich fehlt uns stets eine entscheidende Zutat, damit wir uns entspannt zurücklehnen und die Gegenwart genießen können. Unserer inneren Welt fehlt etwas, das wir durch etwas in der äußeren Welt zu kompensieren versuchen. Daher diese fortwährende Unruhe.

Ich war auf eine Täuschung hereingefallen, ich hatte mich selbst getäuscht, und gerade mit dem Erreichen dessen, wovon ich so lange gemeint hatte, dass es mich glücklich machen würde, erlebte ich die Illusion am eigenen Leib und fühlte mich verloren, zumal ich zunächst keine Alternative sah: Wo, wenn nicht in dieser ewigen Wenn-dann-Jagd, ist der ersehnte Seelenfrieden stattdessen zu finden? Gibt es so etwas wie dauerhaftes emotionales Wohlbefinden überhaupt? Und wenn ja, wie lässt es sich realisieren? Was bedarf es wirklich für die innere Balance? Was macht die Psyche stark und widerstandsfähig?

• • •

Mit diesen Fragen im Kopf, die mich anfangs eher unbewusst umtrieben, hatte im Grunde die Arbeit an diesem Buch begonnen, obwohl es noch Monate dauern sollte, bevor ich auch nur einen Satz zu Papier bringen würde. Erst einmal irrte ich lange umher, auf der Suche nach Antworten.

Ich fahndete auf den unterschiedlichsten Feldern. Ich tauchte ab in spirituelle Welten, ich recherchierte, was man über den Zusammenhang von Ernährung und mentaler Gesundheit in Erfahrung gebracht hat. Ich studierte, wie körperliche Bewegung, Naturausflüge oder Hitze- und Kälteerfahrungen die Psyche beleben und resilienter machen können. Wie kann man sich gegen Stress wappnen? Was hilft gegen chronische Erschöpfung, depressive Verstimmungen, Ängste?

Ich las, was die Stoiker im alten Griechenland und Rom, wie Seneca, Epiktet und Marc Aurel, empfahlen, um zu Gemütsruhe zu gelangen. Ich meldete mich bei Meditations-Apps an und besuchte Meditations-Intensivkurse. Kurz, ich versuchte, mir einen umfassenden Rundum-Überblick darüber zu verschaffen, welche Zutaten unsere Psyche braucht, um aufzublühen und die Herausforderungen des Lebens zu meistern.

Wie schon bei der Recherche für den *Ernährungskompass* füllte sich mein Arbeitszimmer mit Stapeln von wissenschaftlichen Studien. Vor allem nämlich probierte ich jene Mittel und Methoden aus, über die in der Forschung diskutiert wird, verfolgte sie allerdings nur dann weiter, wenn ich den Eindruck hatte, dass sie eine spürbare Veränderung herbeiführten. Allein diese Strategien haben es ins Buch geschafft.

Was sind das für Strategien? Grundsätzlich hängt seelisches Wohlbefinden, das sich – gerade auch angesichts äußerlich schwankender oder gar widriger Verhältnisse – durch eine gewisse Beständigkeit auszeichnet, von einem Zusammenspiel einerseits körperlicher und andererseits psychischer Faktoren ab. Beide schildere ich in diesem Buch.

Der *Kompass für die Seele* gliedert sich damit in zwei Teile auf. In den ersten Kapiteln beleuchte ich zunächst die wichtigsten körperlichen Voraussetzungen für seelische Gesundheit wie Ernährung, Bewegung und Schlaf. Welchen Einfluss haben zum Beispiel bestimmte Nährstoffe auf unser Gehirn und unsere Psyche? Gibt es Lebensmittel, die uns depressiv oder – umgekehrt – heiter stimmen? Um Fragen wie diese sowie um weitere, körperlich-sinnliche »Vorbedingungen« für eine ausgeglichene Psyche geht es im ersten Teil des Buchs.

Übrigens lassen sich viele der Strategien überraschend leicht umsetzen und in den Alltag integrieren. So können bereits kalte Duschen, Saunagänge oder kurze Fastenperioden die Stimmung beleben. In Japan hat sich unter gestressten Großstädtern ein Trend namens »Waldbaden« verbreitet, das die strapazierte Seele aufatmen lassen soll: Was ist da dran? Was macht die Natur mit unserer Psyche und unseren Gefühlen, und was macht es umgekehrt mit uns, wenn wir den ganzen Tag vorm Computer sitzen und auf einen Bildschirm starren? Warum fühlen wir uns danach so ausgelaugt? Welche Rolle spielen Sport oder unsere nächtlichen Träume für ein gesundes Seelenleben? Diesen und anderen Aspekten widme ich mich in den ersten Kapiteln.

Im zweiten Teil des Buchs wenden wir uns dann der Psyche direkt zu. Unter anderem werden wir der Frage nachgehen, wie ein Weg zum Wohlbefinden aussehen könnte, der nicht in erster Linie auf das Erreichen von Zielen in der äußeren Welt setzt, sondern unsere innere Welt in den Fokus nimmt: Gibt es Techniken, mit denen wir unsere Psyche auf mehr Stressresistenz und Ausgeglichenheit trainieren können? Wie wir entdecken werden, können uns hier uralte Erkenntnisse aus spirituellen Lehren, wie dem Buddhismus, ebenso weiterhelfen wie die moderne Therapieforschung.

Eine zentrale Erkenntnis dieser Weisheits- und Wissensquellen ist dabei folgende: Wir Menschen werden unablässig von einer Art inneren Stimme belästigt, um nicht zu sagen gequält. Die Stimme im Kopf kritisiert und klagt und kaut ständig irgendwelche Probleme und Zukunftssorgen durch, besonders gerne nachts um drei Uhr, wenn wir lieber schlafen würden, uns stattdessen jedoch im Bett hin und her wälzen und grübeln. Die Stimme im Kopf lässt sich nicht abschalten und erweist sich in ihrem Übereifer als wesentliche Ursache für Unzufriedenheit und Kummer. Was hat es mit dieser Stimme auf sich? Können wir uns von ihr befreien? Inwiefern können uns bestimmte Meditationsformen dabei helfen? Welche Tipps und Tricks hat die heutige Psychotherapie in der Hinsicht für uns auf Lager?

Zuletzt komme ich auf die wohl mächtigste Einzelstrategie zu sprechen, um einer festgefahrenen Psyche wieder Flügel zu verleihen. Es ist zugleich das riskanteste Mittel: Ich spreche über den Einsatz von Psychedelika, also bewusstseinsverändernden Substanzen wie Ecstasy, LSD und Psilocybin (der Stoff, der in halluzinogenen Pilzen für den Rausch sorgt). Psychedelika erfahren derzeit eine Renaissance in der Wissenschaft und Psychotherapie, und das zu Recht, denn sowohl die Forschung wie auch meine eigenen Trips, die ich als Teil der Recherche zu diesem Buch unternommen habe, offenbaren, dass diese wundersamen Substanzen die Kraft haben, unsere Seele radikal zu transformieren. Dabei lassen sie uns nicht etwa, wie übliche Drogen, unsere Sorgen für einen Augenblick vergessen, nein, sie wirken genau umgekehrt: Unter anderem konfrontieren sie uns mit den erwähnten, tief sitzenden Grundannahmen über uns selbst sowie auch unseren größten Verletzungen und setzen so an einer weiteren Wurzel unseres Leids an.

Viele Menschen haben nach einer psychedelischen Reise das Gefühl, sie würden die Welt mit neuen Augen sehen, ein bisschen wieder so wie als Kind, offen, unbeschwert, als hätte man in ihrem Gehirn einen »Reset«-Knopf gedrückt. Selbst Testpersonen, die keinerlei psychische Probleme haben, fühlen sich noch Wochen nach einem Psilocybin-Trip wohler in ihrer Haut. Die meisten – ich würde mich dazuzählen – stufen ihre Trips sogar als die bedeutsamste oder spirituellste Erfahrung ihres Lebens ein. Wie bewirken die Substanzen diese erstaunlichen Effekte? Wie bereitet man sich auf eine psychedelische Sitzung vor, und wo kann man sie überhaupt legal unternehmen? Dazu und zu dem Faszinosum Psychedelika mehr im letzten Kapitel.

• • •

Wenn ich auf jene Zeit in meinem Leben zurückblicke, in der dieses Buch entstand, darauf, wie ich mich damals fühlte, und das mit heute vergleiche, kann ich ohne Abstriche sagen: Die Arbeit am *Kompass für die Seele* hat mich mehr verändert als jedes andere Buch, jedes andere Projekt. Es ging nicht von heute auf morgen, es hat eine Weile gedauert, schließlich aber habe ich erfahren: Einem seelischen Tief ist man nicht unbedingt hilflos ausgeliefert, sondern man kann selbst einiges dafür tun, um sich daraus zu befreien. Ja, tief in unserem Innern verbirgt sich, wie Camus einst unvergesslich formulierte, ein unbesiegbarer Sommer, und es liegt auch in unseren Händen, diesen Sommer in uns aufzuspüren und hervorzubringen.

Die Hilfs- und Heilmittel, die du auf den folgenden Seiten vorfindest, sind je nach individueller Situation unterschiedlich einsetzbar. Bei akutem Stress bietet sich, wie man sich denken kann, eher eine schnell wirksame Strategie an, wie ein Waldlauf mit anschließendem Saunagang und kalter Dusche, als eine langfristig orientierte Ernährungsumstellung. Ist man einfach »nur« ausgelaugt und erschöpft, braucht man vielleicht nicht gleich eine lebensverändernde psychedelische Therapie, während man ein hartnäckiges Stimmungstief umgekehrt nicht mit einem schlichten Naturausflug oder ein paar stoischen Gedankentechniken in den Griff bekommt.

Je nach Bedarf sollte man sich also jene Strategien herauspicken, die der eigenen Verfassung und den persönlichen Vorlieben am besten gerecht werden. Das Buch lässt sich mit einer Art Werkzeugkasten vergleichen – einem Toolkit für die Seele. Dabei stehen uns die verschiedenen Werkzeuge nicht bloß in jenen Momenten zur Verfügung, in denen wir gestresst oder schlecht drauf sind. Wir können sie auch nutzen, um unsere Psyche bereits im Vorfeld zu stärken, damit wir erst gar nicht in ein länger anhaltendes Tief geraten, aus dem wir uns dann wieder mühsam herauskämpfen müssen. Selbst wenn wir uns gut fühlen, werden sie uns beleben und glücklicher stimmen. In diesem Sinne wünsche ich dir viel Erfolg und Spaß beim Ausprobieren und Entdecken jener Strategien, die zu dir passen und dir am meisten helfen. Mögest du diesen unbesiegbaren Sommer in dir zum Leuchten bringen.

Körper & Sinne

KAPITEL 1

Ernährung

Nahrung für die Seele

Schon als kleines Mädchen litt Felice Jacka unter wiederkehrenden Angstzuständen, und je älter sie wurde, desto mehr griff die Angst um sich. Als Teenager wurde sie von heftigen Panikattacken heimgesucht. Irgendwann kamen Depressionen hinzu, die sich anfühlten, als hätte ein Dementor (die heimtückischsten magischen Wesen, die es in der Welt von Harry Potter gibt) ihrem Körper und ihrer Seele die gesamte Freude und Lebensenergie entzogen.

Ende zwanzig beschloss die Australierin, der damals noch eine Karriere als Künstlerin vor Augen schwebte, ihre Lebensweise umzukrempeln. Sie fing an, sich mehr zu bewegen, sie achtete auf ihren Schlaf und vor allem: Sie stellte ihre Ernährung um.

Bald merkte sie, dass sie sich besser zu fühlen begann. Viel besser. Die depressiven Verstimmungen legten sich und verschwanden schließlich ebenso wie die Panikattacken. Es war eine ergreifende Metamorphose, die Felice Jacka erlebte. Ja, sie war von ihrer eigenen Verwandlung so beeindruckt, dass sie sich kurzerhand von ihren Künstlerambitionen verabschiedete und ein Studium der Psychiatrie aufnahm. Jacka wollte verstehen, was mit ihr geschehen war: Ist es wirklich möglich, eine Depression »wegzuessen«? Und wenn ja, wie funktioniert das? Was geht da im Körper vor? Und ganz praktisch gefragt: Wie sähe die ideale stimmungsaufhellende Diät aus?

Felice Jacka vertiefte sich in die Ernährungsforschung, wälzte jahrelang Statistiken und kam dem Mysterium so allmählich näher. Heute ist sie Professorin und Direktorin des Food & Mood Centre an der Deakin Universität in Melbourne. Sie gilt als *die* Expertin für den Zusammenhang zwischen Ernährung und Psyche schlechthin.[2] Schon in ihrer Doktorarbeit im Jahr 2010 fand sie erste Hinweise darauf, dass Frauen, die mehr Gemüse, Obst, Fisch und Vollkornprodukte essen sowie – überraschenderweise – kleine Mengen unverarbeitetes rotes Fleisch, ein geringeres Risiko für Angsterkrankungen und Depressionen haben, im Gegensatz zu jenen, die auf Junkfood stehen und regelmäßig Pizzas, Pommes, Hamburger, Weißbrot und Softdrinks wie Cola, Fanta & Co. zu sich nehmen.

»Als ich damals anfing, waren die Leute extrem skeptisch – sie dachten, das sei alles nur Quatsch«, erzählt Jacka heute. »In der Psychiatrie wird man darauf trainiert, an bestimmte Moleküle im Gehirn zu denken, die sich mit Medikamenten beeinflussen lassen, und man hat den Blick für das große Ganze verloren, für die Tatsache, dass der Körper ein komplexes System ist.«[3]

Jackas Studium fiel in eine Zeit, in der die Hirnforschung voll aufgeblüht war und dabei auch so manch alten Mythos über unser Oberstübchen als falsch entlarvt hatte. So galt es zum Beispiel lange als ausgemacht, dass in einem erwachsenen Gehirn keine neuen Nervenzellen nachwachsen können. Obwohl immer noch umstritten, deuten inzwischen viele Befunde darauf hin, dass dies in einigen Arealen des Gehirns sehr wohl der Fall sein könnte. Man bezeichnet diese Neubildung von Nervenzellen als »Neurogenese«. Eine der Hirnstrukturen, in denen eine solche Neurogenese vermutlich auch später im Leben noch stattfindet, erstreckt sich tief im Innern unserer beiden Hirnhälften – einmal in der linken, einmal in der rechten Hirnhemisphäre – und wird als »Hippocampus« bezeichnet (aus dem Lateinischen für Seepferdchen, weil die Hirnstruktur dem Meerestierchen von der Gestalt her so frappierend ähnelt, wie man auf Abbildung 1.1

sehen kann). Nach manchen Schätzungen bilden sich im erwachsenen Hippocampus im Schnitt immerhin rund 700 neue Nervenzellen täglich, wobei sich allerdings von Person zu Person erhebliche Unterschiede zeigen.[4]

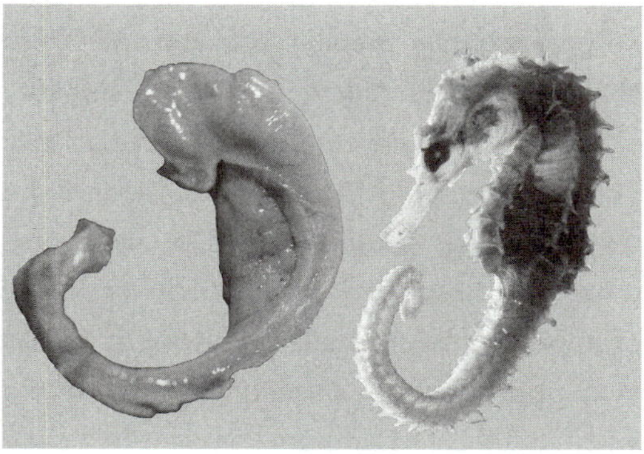

Abb. 1.1 Links der Hippocampus, rechts ein Seepferdchen. Wir haben zwei solcher neuronaler »Seepferdchen« in unserem Kopf, eines in der linken, eines in der rechten Gehirnhälfte. Die Illustration auf Seite 38 veranschaulicht, wo sich der Hippocampus im Gehirn befindet.

Der Hippocampus übernimmt gleich mehrere wichtige Funktionen. Erstens spielt er eine Schlüsselrolle bei der Gedächtnisbildung. Ohne Hippocampus formen sich neue Erinnerungen, vor allem Erinnerungen über uns selbst und unser Leben, nur in sehr eingeschränktem Maße. Es gibt klare Hinweise darauf, dass der erwähnte Nachschub neuer Nervenzellen – die Neurogenese – einerseits bei der Bildung dieser neuen Gedächtnisinhalte von Bedeutung ist. Andererseits scheint die Neurogenese auch zum Vergessen alter, nicht mehr nützlicher Erinnerungen beizutragen, indem diese von den neuen Nervenzellen und Gedächtnisinhalten »überspielt« werden.[5] So könnte die Frischzellenkur im Hippocampus dafür sorgen, dass wir nicht geistig versteinern und uns stattdessen zu einer anhaltenden Flexibilität im Kopf verhelfen.[6]

Aktuelle Erkenntnisse deuten zweitens darauf hin, dass der Hippocampus aus verschiedenen Erinnerungsfragmenten eine kohärente Erzählung stricken kann.[7] Die Hirnstruktur verknüpft neue Erlebnisse mit bereits vorhandenen Gedächtnisinhalten und setzt die einzelnen Puzzlesteine unseres Gedächtnisses zu einem Gesamtbild zusammen. Der Hippocampus wird so von manchen Neurowissenschaftlern auch als »Geschichtenerzähler des Gehirns« bezeichnet.[8] Wenn wir sagen, dass wir ein Erlebnis »verarbeiten«, meinen wir damit ja unter anderem, dass wir das Einzelerlebnis in einen größeren Kontext einbetten, wodurch wir es besser verstehen und es zu einem Teil unserer Biographie wird. Bei dieser Integrationsarbeit scheint der Hippocampus ebenfalls eine Rolle zu spielen.

Drittens steuert der Hippocampus, in Zusammenarbeit mit weiteren Hirnarealen, unsere Gefühle. Der Hippocampus hilft beispielsweise dabei, mit Stress fertigzuwerden, indem er hemmend auf die Stressreaktion einwirkt.[9] Im Tierversuch haben Forscher festgestellt, dass die Neubildung von Nervenzellen im Hippocampus entscheidend für die Stressresilienz ist.[10] Aber auch bei uns Menschen unterstützt der Hippocampus die Emotionsregulierung. Ist die Hirnstruktur etwa aufgrund eines Schlaganfalls beschädigt, reagieren die Patienten, wenn man ihnen Filmclips mit traurigem Inhalt zeigt, nicht nur sehr heftig in Form von minutenlangem Weinen. Diese Stimmung hält bei ihnen auch ungewöhnlich lange an – sie können eine halbe Stunde später immer noch bedrückt sein, zu einem Zeitpunkt, an dem sich Menschen mit intaktem Hippocampus längst erholt haben.[11] Der Hippocampus ist also eine von mehreren Hirnstrukturen, die wichtig sind für die Fähigkeit, Gefühlen wie Stress und Trauer nicht wehrlos ausgesetzt zu sein, sondern diese bis zu einem gewissen Grad »im Griff« zu haben.

Depressive Patienten klagen nicht selten über Konzentrationsschwierigkeiten und Gedächtnislücken. Untersucht man diese Patienten dann in einem Kernspintomographen, stellt sich heraus, dass der Hippocampus regelrecht geschrumpft ist. Unter den beobachtbaren Hirnveränderungen depressiver Patienten gehört ein verringertes Volumen des Hippocampus sogar zu den charakteristischsten Kennzeichen überhaupt (auf den Seiten 35 bis 41 beschreibe ich etwas ausführlicher, was bei Depressionen im Gehirn passiert, denn hier formt sich derzeit in der Wissenschaft ein faszinierend neues Bild).[12]

Als Felice Jacka diesem Phänomen weiter nachging, machte sie eine bemerkenswerte Entdeckung: Wer reichlich Junkfood isst, dessen Hippocampus ist ebenfalls messbar kleiner im Vergleich zu jenen, die sich gesund ernähren. Mit anderen Worten, der Hippocampus von Junkfood-Liebhabern ähnelt mit seiner Schrumpfung auffallend dem depressiver Patienten – eine Beobachtung, die mittlerweile mehrfach bestätigt werden konnte.[13]

Handelt es sich dabei um einen bloßen Zufall? Oder steckt mehr dahinter? Wenn ja, wenn wir es mit einem systematischen Zusammenhang zu tun haben sollten, dann könnte es sein, dass lebenslanger erhöhter Junkfood-Konsum den Hippocampus in unserem Kopf nach und nach verkümmern lässt, wahrscheinlich nicht nur, aber womöglich unter anderem auch aufgrund einer eingeschränkten Neurogenese. Es würde heißen, dass wir uns unseren Hippocampus auf geradezu verhängnisvolle Weise »wegfuttern« können!

Das könnte uns erstens – durch die nun eingeschränkte Steuerung oder auch Fähigkeit zur Verarbeitung unserer Gefühle – emotional labiler und stressanfälliger machen und auf die Stimmung schlagen. Da der Hippocampus darüber hinaus so essenziell für das Lernen neuer Gedächtnisinhalte ist, könnte ein derart verkümmerter Hippocampus außerdem dazu führen, dass es uns zunehmend schwerfällt, Neues zu lernen und Überholtes zu vergessen, und das heißt: geschmeidig, fit und beweglich im Kopf zu bleiben und mit den immer wechselnden Situationen und Herausforderungen des Lebens fertigzuwerden.

Diese mangelnde Beweglichkeit im Kopf wiederum könnte uns einmal mehr für ein Stimmungstief oder eine Depression anfällig machen. Denn wenn ein intakter Hippocampus und insbesondere dessen Neurogenese zu unserer geistigen Flexibilität beitragen, würden wir ohne diese neuronale Erfrischung stärker als sonst in alten Erinnerungen und Denkweisen stecken bleiben. Unser Gehirn würde in eine Art »Denkstarre« verfallen, wie es für Depressionen und andere psychische Störungen, etwa Zwangsstörungen und Suchterkrankungen, typisch ist. Abbildung 1.2 verdeutlicht diesen Zusammenhang noch einmal an einem tierexperimentellen Befund.

Man könnte meinen, dass eine Depression in erster Linie etwas ist, das die Gefühlswelt betrifft. Aber Denken und Fühlen hängen eng zusammen. Gerät man in eine Depression, ist das Denken meist in hohem Maße ins Negative verzerrt und in vielen Fällen womöglich sogar die Wurzel des Problems. Man wird so fixiert auf unangenehme Gedanken und Sorgen, dass man kaum noch einen Blick oder Sinn für anderes hat, seien es andere Menschen, die Arbeit oder Aktivitäten, die einem früher Spaß gemacht haben. Die Welt schrumpft auf das eigene, vom Rest der Welt abgeschnittene Ich zusammen. Der Geist wird zur Folterkammer: Wieder und wieder quält uns der Kritiker im Kopf damit, was für ein Versager oder schlechter Mensch wir doch sind und wie sinnlos alles ist. Dieses verbissene gedankliche Wiederkäuen bezeichnet man als »Rumination« (aus dem Lateinischen *ruminatio*, was eben für Wiederkäuen steht) und gilt als maßgebliche Ursache für Depressionen. Ein naheliegender Verdacht dabei ist, dass wir uns von den ewig kreisenden Gedanken auch deshalb nicht losreißen können, weil dem »Geschichtenerzähler« im Kopf, dem Hippocampus, der nötige Nachschub frischer Nervenzellen – und damit die nötige mentale Erfrischung – fehlt.[14]

Umgekehrt, und das ist die gute Nachricht, könnte eine gesunde Ernährungsweise wie eine Art Fitnessprogramm oder Frischekur auf unseren Hippocampus wirken. Nahrhaftes Essen könnte die

A Hohe Neurogenese

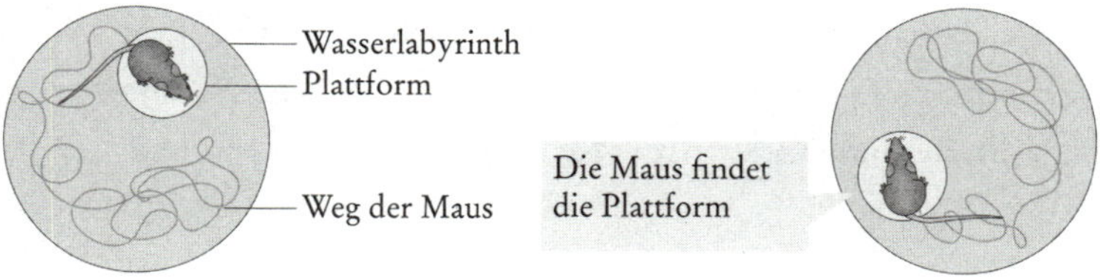

Abb. 1.2A Bei diesem Wasserlabyrinth ist das Wasser milchig trüb, so dass die Maus die versteckte Plattform nicht sehen kann.[15] Wenn sie aber eine Weile durch das Labyrinth schwimmt, wird sie irgendwann darauf stoßen und so die rettende Plattform entdecken. Im ersten Teil des Versuchs (links) ist die Plattform an einer bestimmten Stelle, bis die Maus sie gefunden hat. Dann folgt Versuch zwei (rechts), in der die Plattform an eine andere Stelle verschoben wurde. Die Maus sucht eine Weile dort, wo die Plattform vorher war, findet aber bald zur neuen Stelle – zumindest, wenn die Bildung frischer Nervenzellen, die Neurogenese, in ihrem Hippocampus normal funktioniert.[16]

B Beeinträchtigte Neurogenese

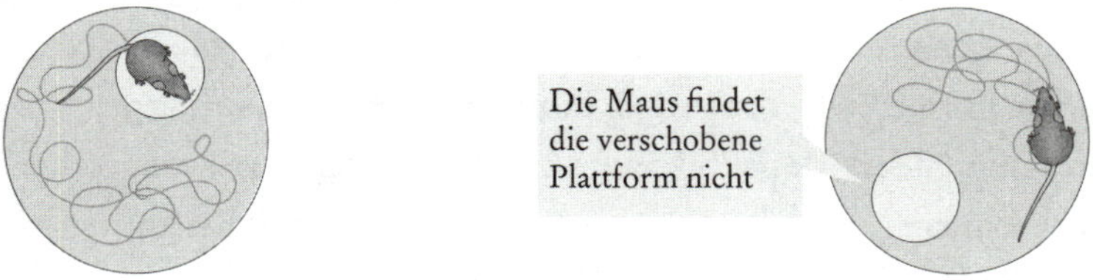

Abb. 1.2B Ist die Neurogenese gehemmt, findet die Maus im ersten Versuch ebenfalls die Plattform. Sie scheitert erst, wenn die Plattform danach stillschweigend verschoben wurde: Die Maus sucht und sucht an der alten Stelle. Es ist, als könnte die Maus die unbrauchbar gewordene Erinnerung an die frühere Position der Plattform nicht vergessen. Sie schafft es nicht, sich von ihrem alten Gedächtnisinhalt (im weiteren Sinne: von der Vorstellung, die sie sich von der Welt gemacht hat) zu lösen. Ohne Nachschub neuer Nervenzellen im Hippocampus wird das Verhalten der Maus unflexibel und »starr«.[17]

Seepferdchen in unserem Kopf auf Trab bringen, die Neurogenese anregen und uns so auch vor der geistigen Versteinerung und dem allzu ausufernden Grübeln schützen. Da den Hippocampus zu stärken zugleich heißt, die Stressresilienz zu stärken, könnte eine gesunde Ernährung darüber hinaus dabei helfen, den üblichen Alltagsstress besser zu meistern, was unserer seelischen Ausgeglichenheit und Lebensfreude zugutekommen würde. Das alles mag zwar zunächst reichlich spekulativ klingen – das Aufregende aber ist, dass sich die Befunde mehren, die für dieses Szenario sprechen.

Mediterranes Essen als Antidepressivum

Bevor wir uns in diese Forschungsergebnisse vertiefen, werfen wir vorher einen Blick auf die Frage, wie eine gesunde Ernährung überhaupt aussieht. Was sind die entscheidenden Zutaten einer heilsamen Kost?

In meinem Buch *Der Ernährungskompass* habe ich bereits versucht, diese Frage zu beantworten, also werde ich mich hier kurzfassen. Viele Formen von Ernährung können gesund sein, und jeder Körper reagiert anders, deshalb kommt es auch bei der Ernährung auf jeden Einzelnen und auf den Selbstversuch an. Bei all den Ernährungstipps, mit denen wir tagein, tagaus behelligt werden, sollten wir nicht vergessen, immer auch auf den eigenen Körper zu hören. Generell aber kann man sagen, dass die in den vergangenen Jahrzehnten gesammelten Erkenntnisse für eine pflanzenbasierte Kost plus Fisch und/oder Omega-3-Fettsäuren sprechen. Wenn man unsere typisch »westliche« Ernährungsweise als Ausgangspunkt nimmt, würden die meisten von uns besonders profitieren, würden wir mehr Hülsenfrüchte (Linsen, Bohnen, Kichererbsen), Vollkornprodukte und Nüsse zu uns nehmen und dafür weniger rotes und vor allem verarbeitetes Fleisch (Wurst, Speck, Salami und dergleichen) sowie gezuckerte Getränke. Selbst wenn man die Ernährung erst im Alter von 60 Jahren auf diese Weise umstellt, darf man neueren Schätzungen zufolge rein statistisch damit rechnen, acht bis neun Jahre länger zu leben![18]

Das bekannteste Beispiel für eine pflanzenbasierte Ernährungsweise ist die mediterrane Kost. Sie ist zwar nur eine von vielen gesunden Ernährungsformen, der Vorteil aber ist, dass uns zur Mittelmeerkost eine Fülle von Studienergebnissen zur Verfügung steht.

Die Mittelmeerkost ist auch deshalb ein interessantes Beispiel, weil ja bis heute eine gewisse Fettphobie in unseren Köpfen spukt. So empfehlen selbst seriöse Ernährungsinstanzen, wie die Deutsche Gesellschaft für Ernährung, nach wie vor eine fettarme Diät. Dabei hat sich in zahlreichen Untersuchungen wiederholt herausgestellt, dass die mediterrane Kost zur gesündesten Ernährungsweise überhaupt gehört, und hier spart man bekanntlich nicht am Fett. Insbesondere darf man, ja soll man sich sogar großzügig bei einem hochwertigen Olivenöl bedienen (hinzu kommen Nüsse und Samen sowie fettreicher Fisch oder auch Käse).

Das Schönste an der Mittelmeerkost ist vielleicht, dass sie gut schmeckt, was heißt, dass sich viele von uns damit langfristig anfreunden können. Womöglich denken wir bei »mediterranem Essen« als Erstes an Pizza Margherita und Spaghetti Bolognese. Diese beiden Klassiker auf der Speisekarte unseres Lieblingsitalieners kann man hin und wieder durchaus auch genießen, sie stellen aber nicht den Kern der traditionellen Mittelmeerkost dar. Die klassischen Zutaten der – von Land zu Land unterschiedlichen – Ernährungsweisen rund um das Mittelmeer sehen vielmehr wie folgt aus:

- Reichlich Gemüse, Hülsenfrüchte und Obst
- Bevorzugt Vollkornprodukte wie Vollkornbrot, Vollkornnudeln oder Vollkorncouscous
- Regelmäßig eine Handvoll Nüsse jeglicher Art sowie Samenkerne
- Mindestens 4 Esslöffel natives Olivenöl extra täglich
- Wenig Milch, lieber fermentierte Milchprodukte wie Joghurt und Käse
- Mehrmals Fisch pro Woche

- Eher weißes statt rotes Fleisch, konkret: Schwein und Rind nur wenige Male im Monat
- Bis zu sieben Eier die Woche
- Sehr wenig Süßigkeiten, typisch ist Obst als Nachtisch
- Großzügige Verwendung von Kräutern wie Rosmarin, Thymian, Salbei oder auch Zimt sowie Knoblauch zum Würzen, sparsamer Einsatz von Salz
- Zum Essen oft Wein in moderater Menge, sprich: maximal 1 Glas für Frauen und maximal 2 Gläser für Männer

Damit wären wir bei der Hauptaussage dieses Kapitels angelangt: In großen Metaanalysen (Studien, die ihrerseits die Daten mehrerer Untersuchungen zusammenfügen) hat sich gezeigt, dass die Mittelmeerkost das Risiko für eine Depression um gut 30 Prozent senkt.[19] Zugleich haben Forscher entdeckt, dass gewisse Hirnregionen von Menschen, die der mediterranen Kost anhängen, altersbedingt weniger stark schrumpfen als bei Menschen, die sich nicht-mediterran ernähren. Und welche Hirnregion gehört hier wesentlich dazu? Richtig, der Hippocampus. Um die Sache auf den Punkt zu bringen: Wer sich mediterran ernährt, darf sowohl mit einem größeren Hippocampus als auch mit einer besseren Gemütsverfassung rechnen (Abbildung 1.3).

Das klingt alles sehr vielversprechend – und doch beweisen diese Zusammenhänge noch nicht, dass es wirklich die (mediterrane) Ernährung ist, die unsere Stimmung stärkt. Um das klipp und klar zu belegen, bräuchte man ein echtes Experiment, das diese Fragestellung gezielt verfolgt. Genau das hat die Forscherin Felice Jacka gemacht.

In wiederum jahrelanger Arbeit stöberte Jacka 67 depressive Patienten auf, die bereit waren, sich an ihrem Unterfangen zu beteiligen (was vor allem deshalb so lange dauerte, weil die meisten Psychiater, über die Jacka Kontakt zu den Patienten zu bekommen versuchte,

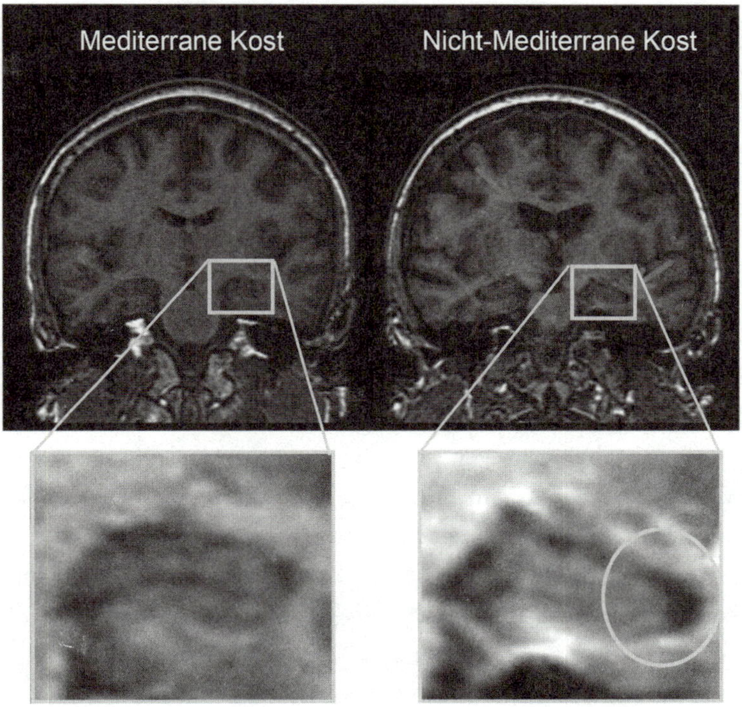

Abb. 1.3 Für die hier ausschnitthaft dargestellte Studie verglichen New Yorker Forscher eine Gruppe von über 50 Testpersonen, von denen sich manche mehr, andere weniger stark mediterran ernährten. Auf den Scanbildern ganz oben sieht man Querschnitte durch das Gehirn von zwei Testpersonen. Die Person links ist zum Zeitpunkt des Scans 52 Jahre alt und ernährt sich ausgesprochen mediterran. Das Gehirn sieht normal und gesund aus. Rechts sehen wir den Scan einer 50-jährigen Person, die sich nicht-mediterran ernährt. Mehrere Hirnregionen sind bei ihr bereits deutlich geschrumpft. Man beachte zum Beispiel die vergrößerte dunkle Kammer im Zentrum des Gehirns, die an die Form eines Schmetterlings erinnert. Die Kammer ist mit Hirnflüssigkeit gefüllt, und sie ist deshalb vergrößert, weil das umliegende Hirngewebe verkleinert ist. Anders gesagt: Wo früher einmal Gehirnmasse war, ist nun Wasser. Auch der Hippocampus ist verkleinert, wie man in der pixeligen Vergrößerung unten im Bild erkennen kann: Der rechts eingekreiste dunkle »Fleck« weist ebenfalls auf Hirnflüssigkeit hin, wo sich einst Hirnzellen befanden.[20]

ihre Idee für unsinnig hielten). Als es schließlich so weit war, teilte Jacka die Patienten in zwei Gruppen.

Die eine traf sich in den folgenden Wochen zu insgesamt sieben Diätkurs-Sitzungen. Ziel dabei war es, ihren Speiseplan möglichst mediterran umzustellen. Da Jacka bereits in früheren Studien aufgefallen war, dass Frauen, die entweder ganz viel oder sehr wenig rotes Fleisch zu sich nehmen, häufiger von Depressionen und Angsterkrankungen betroffen sind, riet sie allen zu nicht allzu großen, aber regelmäßigen Portionen rotem Fleisch in Form von unverarbeitetem Rind oder Lamm (drei bis viermal die Woche 65 bis 100 Gramm). In Australien, wo Jacka lebt und das Experiment durchführte, stammt dieses Fleisch überwiegend von frei lebenden, grasgefütterten Tieren, was bedeutet, dass es mehr Omega-3-Fettsäuren enthält als das bei uns bedauerlicherweise übliche »Industriefleisch«.[21]

Die andere Hälfte der Patienten diente als Kontrollgruppe. Sie kam während derselben Zeit lediglich zum Socializing zusammen, ernährte sich aber wie gehabt.

Das Ergebnis nach drei Monaten: Jene Teilnehmer, die im Laufe des Experiments zunehmend mediterran aßen, fühlten sich nicht nur deutlich besser als am Anfang des Versuchs. Auch der Vergleich zur Kontrollgruppe fiel krass aus: Während sich bei knapp einem Drittel (32,3 Prozent) der Patienten nach der Ernährungstherapie die Depression stark zurückgebildet hatte, betrug dieser Anteil in der Socializing-Kontrollgruppe gerade mal 8 Prozent.

Der Unterschied zwischen den beiden Gruppen rührte übrigens nicht daher, dass man auf mediterrane Diät gesetzt mehr Gewicht verlor – das nämlich blieb bei den Teilnehmern weitgehend unverändert. Außerdem zeigte sich: Je konsequenter man die Kost auf mediterran umstellte, desto ausgeprägter war die heilsame, antidepressive Wirkung.[22]

Eine gesunde Ernährungsweise könnte somit wirklich so etwas wie eine stimmungsaufhellende Kraft entfalten. Die Mittelmeerkost kuriert zwar nicht jeden, das aber schaffen nebenbei gesagt auch die derzeit besten Medikamente und Methoden der Psychotherapie nicht. Und obwohl Felice Jackas Erkenntnisse recht neu und vorläufig sind, geben sie dennoch Anlass zur Hoffnung, zumal aktuelle Untersuchungen mit jüngeren Teilnehmern die Resultate bereits bestätigen konnten.[23]

Nun sind die meisten von uns zum Glück nicht depressiv, und man könnte sich fragen, ob eine gesunde Ernährung überhaupt noch einen positiven Einfluss auf die Stimmung hat, wenn die Stimmung ohnehin schon recht gut ist. Es gibt dazu zwar bisher erst eine Handvoll mehr oder weniger stichhaltiger Befunde, diese lassen allerdings einen klaren Trend erkennen.

Vorweg eine theoretische Spekulation: Betrachtet man eine Depression nicht als ein Alles-oder-nichts-Phänomen, von dem man entweder betroffen ist oder nicht, sondern eher als das äußere Ende auf einem Stimmungsspektrum, auf dem wir uns alle bewegen, dann erscheint es nicht unplausibel, dass eine Maßnahme, die bei Depressionen die Laune hebt, auch gegen alltäglichere Verstimmungen etwas ausrichtet. Die Maßnahme könnte unsere Gemütsverfassung selbst dann noch bessern, wenn wir uns bereits gut fühlen. Bei Sport und Bewegung ist das zum Beispiel der Fall: Bewegung hilft gegen Depressionen,[24] erhöht aber auch die Stressresilienz, Ausgeglichenheit und Lebensfreude, wenn wir nicht depressiv sind – mehr dazu in Kapitel 3 (weitere Beispiele, denen wir uns später im Buch zuwenden, sind Meditation und Psychedelika). Mit anderen Worten: Bewegung steigert das Wohlbefinden weitgehend unabhängig von unserem »Ausgangszustand«.

Ähnlich könnte es sich mit gesunder Ernährung verhalten, wofür es auch einige empirische Hinweise gibt. In einer Studie zum Beispiel haben neuseeländische Forscher die Tagebücher von gut 280 Jugendlichen durchkämmt, in denen diese festgehalten hatten, was sie aßen und wie sie sich fühlten. Wie die Auswertung ergab, waren die jungen Menschen entspannter, glücklicher und enthusiastischer, wenn sie am Tag zuvor mehr Obst und Gemüse als sonst konsumiert hatten.[25] In einem Experiment gab das gleiche Forscherteam einer Gruppe von (nicht-depressiven) Jugendlichen zwei Wochen lang täglich zwei Extraportionen Obst und Gemüse, die es – unter Beibehaltung ihrer sonstigen Ernährungsweise – zu verzehren galt. Der Effekt: Die jungen Leute fühlten sich im Verlauf der Tage immer lebendiger, engagierter und motivierter, während sich bei einer Kontrollgruppe, die ihre Ernährung nicht änderte, nichts dergleichen tat.[26]

In einer größeren Analyse mit Daten über einen Zeitraum von mehreren Jahren hat man etwas Vergleichbares beobachten können: Wenn nicht-depressive Menschen anfangen, mehr Obst und Gemüse zu essen, fühlen sie sich nach eigenen Angaben mit der Zeit glücklicher und schätzen ihre Lebenszufriedenheit höher ein.[27] Insgesamt spricht also einiges dafür, dass eine gesunde Ernährung dem Gehirn wie auch der Psyche nicht bloß im Falle einer Depression guttut, sondern unsere Gemütsverfassung allgemein hebt und beflügelt.

Leider hatte die Forscherin Felice Jacka die Gehirne der Patienten in ihrem Diät-Experiment nicht näher untersucht. Dafür weiß man aus anderen Studien, dass einige jener Zutaten, die zum Kern einer gesunden Ernährung wie der mediterranen Kost gehören, unter anderem ein Schrumpfen des Hippocampus aufhalten oder den Hippocampus sogar zum Wachstum anregen können. Besonders gut belegt ist dies bei den erwähnten Omega-3-Fettsäuren, wie sie in großen Mengen in fettreichem Fisch, wie Lachs, Hering und Makrele vorkommen. Gibt man zum Beispiel älteren Menschen – dies ist das Resultat mehrerer Tests – täglich Fischölkapseln mit Omega-3, kann man nach einigen Monaten nachgerade eine Zunahme ihres Hippocampus-Volumens beobachten (sowie eine Stärkung ihrer Merkfähigkeiten).[28] Außerdem ergab erst kürzlich eine Metaanalyse unter Berücksichtigung von 26 Studien mit mehr als 2000 Testpersonen, dass Omega-3-Kaspeln tatsächlich zur Linderung einer Depression beitragen können.[29] Wie Omega-3-Fettsäuren und weitere Nährstoffe und Lebensmittel auf unser Gehirn und unseren Körper wirken und einen stimmungsaufhellenden Effekt entfalten, werden wir uns im nächsten Kapitel noch etwas genauer ansehen.

INTERMEZZO

Depressionen, Gehirn & Ketamin

Wenn Gedanken und Gefühle erstarren

Dass unsere Stimmung etwas Körperlich-Stoffliches ist, wissen wir auf einer gewissen Ebene natürlich – wie sonst sollten die Ernährung oder Medikamente gegen Depressionen ihre Wirkung entfalten?[30] Allerdings kristallisieren sich auch hier einige neue, bemerkenswerte Erkenntnisse heraus.

Jahrzehntelang führte man Depressionen aus rein biologischer Sicht auf ein chemisches Ungleichgewicht im Gehirn zurück. Vor allem fehlte es demnach an einem Botenstoff namens Serotonin. Auf eine stark verkürzte Formel gebracht, galt eine Depression als Serotoninmangel im Kopf.

Jedoch war bei diesem ohnehin reduktionistischen Erklärungsansatz von Anfang an der Wurm drin: Obwohl klassische Antidepressiva das Serotonin im Gehirn binnen Stunden auf Trab bringen, spüren Patienten, die das Medikament zu sich nehmen, oft erst nach ein paar Wochen eine Aufhellung der Stimmung. Wie passt das zusammen?

An der Stelle kommt der geschrumpfte Hippocampus als ein Baustein für ein alternatives Erklärungsmodell ins Spiel. So weiß man, dass die Bildung neuer Nervenzellen (Neuronen) im Hippocampus, von den Vorläuferzellen bis hin zu den voll ausgereiften Nervenzellen mit funktionierenden Verbindungen zu anderen Zellen, in etwa so lange dauert wie die übliche stimmungsaufhellende Wirkung herkömmlicher Antidepressiva – ein paar Wochen.[31]

Zudem hat man entdeckt, dass klassische Antidepressiva, die Serotonin im Gehirn anreichern, tatsächlich auch in der Lage sind, die Neurogenese im Hippocampus anzuregen.[32] Behandelt man depressive Patienten mit dem Medikament Citalopram, das auf Serotonin wirkt, hat sich deren Gemütsverfassung nach acht Wochen in vielen Fällen gebessert, zugleich sieht man eine Zunahme im Volumen des Hippocampus.[33] Der depressionslindernde Effekt traditioneller Arzneimittel rührt somit wahrscheinlich nicht in erster Linie aus der chemischen Veränderung im Gehirn – er scheint eher das Resultat eines unter anderem aufgefrischten Hippocampus zu sein. Wobei mit Auffrischung nicht nur gemeint ist, dass neue Nervenzellen hinzukommen, sondern auch dass bereits vorhandene, aber schwach ausgebaute oder zum Beispiel durch chronischen Stress verkümmerte Nervenzellstrukturen wiederaufgebaut werden.[34]

Die Auffrischung beschränkt sich außerdem nicht allein auf den Hippocampus, der im komplexen Gesamtbild der Depression lediglich ein Puzzlestück von vielen ist. Weitere einflussreiche Hirnareale sind beteiligt, darunter der vordere Teil des Stirnlappens, der Präfrontalcortex, der bei einer Depression häufig ebenfalls verkleinert ist. Nervenzellen verfügen ja über allerlei Verästelungen, über die sie mit ihren Kollegen in Kontakt treten – die berühmten Synapsen. Die Schrumpfung des Präfrontalcortex, die sich bei einer Depression beobachten lässt, hat damit zu tun, dass diese Verästelungen verkümmert und zahlreiche Synapsen abgebaut sind (dies sieht man auch im Hippocampus).[35] Ferner gibt es auffallend weniger sogenannte Glia- oder Stützzellen, die die Nervenzellen mit Nährstoffen versorgen.[36]

Damit ist der Präfrontalcortex entscheidend geschwächt, und das hat verhängnisvolle Folgen. Denn zu den Aufgaben des Präfrontalcortex gehört es, unsere Gefühle in Schach zu halten. Eines der wichtigsten Emotionszentren des Gehirns ist der Mandelkern (Fachjargon: »Amygdala«), der in unmittelbarer Nachbarschaft des Hippocampus liegt und, vereinfacht gesagt, eine Art Alarm- und Angstzentrale ist. Ein intakter Präfrontalcortex reguliert den Mandelkern, indem er zum Beispiel dessen Aktivität hemmt. Ist der Präfrontalcortex geschwächt, geht diese hemmende Kraft verloren: Uns kommt die Kontrolle über Gefühle wie Angst abhanden, und wir geraten gewissermaßen in eine permanente Alarmstimmung. Ein beliebter Vergleich, der veranschaulicht, wie Präfrontalcortex und Mandelkern zusammenspielen, ist der vom Wachhund (Mandelkern) und dessen Herrchen (Präfrontalcortex). Die Aufgabe des Wachhunds ist es, im Zweifel loszubellen, während es zur Rolle des Herrchens gehört, der Ursache für das Bellen auf den Grund zu gehen und seinen Hund unter Umständen zurückzupfeifen und zur Ruhe zu bringen, wenn dieser etwa den überaus harmlosen Postboten ankläfft. Bei einer Depression fehlt dem Herrchen für diese Kontrolle und Zurechtweisung der Elan, und so schlägt der innere Wachhund ständig zu laut und zu lange Alarm, selbst wenn weit und breit keine Gefahr in Sicht ist.[37]

All dies ist immer noch ein hochgradig simplifiziertes Bild, und bis heute ist nicht endgültig geklärt, was bei einer Depression im Gehirn im Einzelnen passiert. Sicher ist: Wir haben es mit weit mehr zu tun als mit einem bloßen Serotonindefizit.[38] Als ein Kernproblem hat sich dabei zum einen die eingeschränkte »Plastizität« (das heißt, Veränderbarkeit, Formbarkeit) des Gehirns herausgestellt, was ein Erstarren des Denkens in Form negativer Gedankenschleifen bewirken könnte, aus denen man sich nicht zu befreien vermag. Zum anderen ist die interne Vernetzung und damit Kommunikation des Gehirns gestört, womit uns unter anderem die Kontrolle über unsere Gefühle entgleitet. Kurbelt man die abgebauten Hirnstrukturen zu neuem

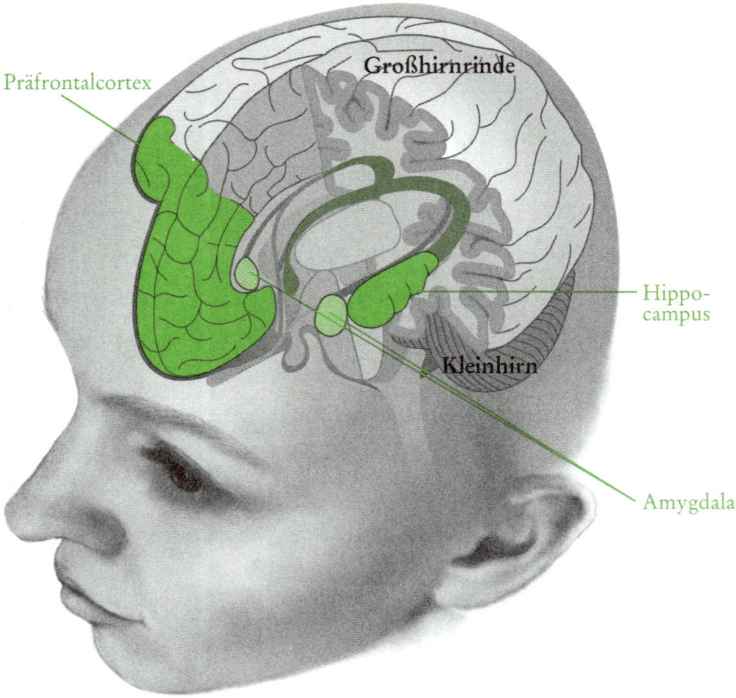

Den vorderen Teil des Stirnlappens, der sich direkt hinter unserer Stirn und unseren Augen befindet und in etwa die Größe einer Orange hat, nennt man in der Fachsprache Präfrontalcortex (hier sehen wir nur dessen rechte Hälfte, da die linke Hirnhälfte in dem ganzen vorderen Bereich optisch weggeschnitten ist, um uns den Blick ins Gehirn zu eröffnen). Die Funktionen des Präfrontalcortex, der selbst wiederum aus zahlreichen Unterstrukturen besteht, sind vielfältig, aber eine sehr wichtige Aufgabe besteht darin, die Aktivität anderer Hirnregionen zu kontrollieren, nicht zuletzt durch eine Hemmung dieser Areale. So könnte man den Präfrontalcortex als »neuronalen Sitz unserer Selbstkontrolle« charakterisieren.
In Zusammenarbeit mit dem Hippocampus steuert der Präfrontalcortex eines der entscheidenden Emotionszentren, dessen Form und Größe an eine Mandel erinnert, weshalb man die Struktur auch als Mandelkern oder »Amygdala« (lateinisch für Mandel) bezeichnet. Auch den Mandelkern gibt es einmal in der rechten und einmal in der linken Hirnhälfte. Bei einer Depression sind der Präfrontalcortex wie auch der Hippocampus oft verkleinert, was dazu führt, dass die Kontrolle über den Mandelkern geschwächt ist.

Wachstum und neuer Vernetzung an (wozu auch herkömmliche Antidepressiva beitragen, das aber halt erst im Verlauf von Wochen[39]), kann sich das Denken aus seiner Versteinerung und Fixierung aufs Negative befreien, und wir bekommen unsere Gefühle wieder vermehrt in den Griff. Man kann sagen: Ein flexibles, bewegliches Gehirn, das offen ist für Veränderungen, ist eine gute Grundvoraussetzung für eine starke Seele.[40]

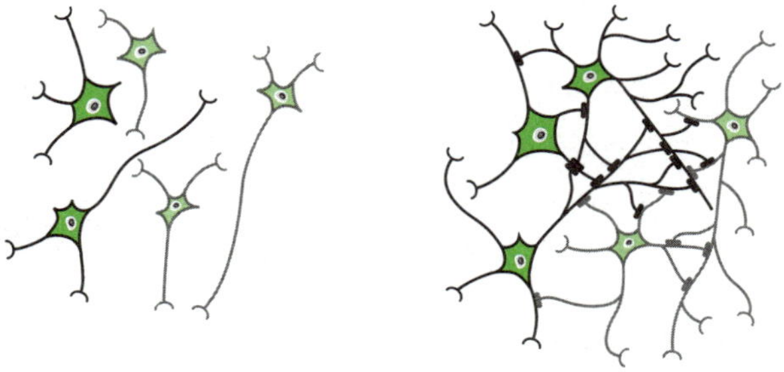

Aus Sicht des Gehirns geht eine Depression damit einher, dass die Struktur gewisser Areale verkümmert ist, was zu einer Störung der Kommunikation innerhalb des Gehirns führt. Es ist, als würden bestimmte Abteilungen einer Firma sich nicht mehr miteinander austauschen, mit entsprechenden Beeinträchtigungen im Betriebsablauf. Die beiden Skizzen oben veranschaulichen illustrativ den Ausschnitt eines winzigen Gehirn-Netzwerks. Die sternenförmigen Gebilde stellen Nervenzellen (Neuronen) dar, die mit ihren Fortsätzen auf andere Neuronen schalten und so einen Verband bilden. Links ist das Netzwerk verkümmert, die Verdrahtungen sind nur spärlich ausgebildet (hier zur Verdeutlichung etwas übertrieben dargestellt). Das Netzwerk kann seine Funktion, wie zum Beispiel die Hemmung negativer Gefühle, nicht adäquat ausüben. Rechts ist der Verband üppiger verdrahtet und damit funktionsfähiger, was auf psychischer Ebene mit einer aufgehellten Stimmung einhergehen kann, etwa indem Gefühle wie Stress und Angst oder zum Beispiel auch negative Gedanken besser in Schach gehalten werden können. Aus dieser Sicht ist das Gehirn wie eine Art Muskel, der umso stärker ist und umso effizienter funktioniert, je besser man diesen Muskel ernährt und trainiert – und dann auch Zeit zur Erholung gibt.[41]

Neue medikamentöse Ansätze gegen Depressionen, wie niedrig dosiertes Ketamin, können, im Gegensatz zu den klassischen Antidepressiva, bemerkenswerterweise schon innerhalb von Stunden eine Regeneration oder sogar eine Neubildung von Nervenzellstrukturen in Präfrontalcortex[42] und Hippocampus[43] hervorrufen. Ketamin wird in höheren Dosen als Narkosemittel eingesetzt und ist als solches offiziell zugelassen. Bei Depressionen dürfen Ärzte das Medikament im Rahmen des sogenannten »Off-Label«-Gebrauchs (sprich: in einem Anwendungsbereich, der im Beipackzettel nicht auftaucht) verwenden.[44] Man kann dem Gehirn regelrecht dabei zusehen, wie es sich unter dem Einfluss von Ketamin neu verdrahtet. Entsprechend schnell tritt die stimmungsaufhellende Wirkung ein. Zwar kann Ketamin den Vorgang der Neurogenese im Hippocampus an sich nicht beschleunigen. Grundlagenstudien deuten jedoch darauf hin, dass die Substanz die durch Neurogenese frisch gebildeten Nervenzellen aktivieren kann, was wiederum die Schaltkreise des restlichen Hippocampus beeinflusst und einen raschen antidepressiven Effekt hervorruft.[45] Behandelt man depressive Patienten mit Ketamin, fokussieren sie sich bereits nach wenigen Stunden nicht mehr so verbissen auf Negatives und fangen an positive Informationen zu berücksichtigen, ihr Denken wird offener und beweglicher.[46] Viele fühlen sich praktisch auf Anhieb besser. Allerdings hält die Wirkung nur ein bis zwei Wochen an, und die Risiken und Nebenwirkungen bei langfristig wiederholtem Einsatz von Ketamin sind derzeit noch weitgehend unbekannt.[47]

Ich habe Ketamin einige wenige Male ausprobiert und empfand den Effekt als sehr angenehm, geradezu tiefenentspannend. Dadurch, dass der Körper mehr oder weniger stark betäubt wird, wird man zu einem vornehmlich geistigen Wesen, und so kann es auch zu dem Eindruck kommen, dass der Geist den »aufgelösten« Körper vorübergehend verlässt. Ketamin kann nicht zuletzt deshalb so hilfreich bei Depressionen sein, weil selbst dann noch eine Chance auf eine

Besserung der Gemütsverfassung besteht, wenn bereits etliche andere Therapieversuche gescheitert sind.[48] Bei niedrigen Dosen, wie sie meist eingesetzt werden, wirkt Ketamin wie eine Art psychologischer Türöffner, der die akute Schwermut lindert und eine weitere Therapie erleichtert oder überhaupt erst möglich macht. Diese Form der Behandlung ähnelt der mit klassischen Antidepressiva. In etwas höheren Dosen und mit dem richtigen Setting – einem »meditativen« Ambiente, das dazu beiträgt, in sich zu kehren – kann Ketamin aber auch zu bewusstseinsverändernden Effekten führen, die sich teils mit denen klassischer Psychedelika vergleichen lassen. Über psychologische und emotionale Einsichten in das eigene Ich und das Leben oder durch einen veränderten Blick auf seelische Verletzungen und dergleichen kann das zur Heilung einer Depression oder etwa einer Alkoholsucht[49] beitragen (mehr zu den Psychedelika in Kapitel 10).[50] In Deutschland bieten diverse Arztpraxen und Universitäten Ketamintherapien an.

Fazit: Wer einem anhaltenden Stimmungstief entgegenwirken will, braucht, neurobiologisch betrachtet, eine ausgewogene Verdrahtung des Gehirns und womöglich eine regelmäßige Auffrischung des Hippocampus in Form immer wieder neuer, nachwachsender Neuronen. Und so wie man für den Aufbau oder Wiederaufbau eines (verkümmerten) Muskels nicht bloß Nährstoffe braucht, sondern auch Bewegung beziehungsweise ein gezieltes Training, gilt etwas Ähnliches für das Gehirn und unsere Stimmung: Auch hier kann eine gesunde Ernährung zwar schon eine solide Basis bilden. Das allein aber reicht nicht. Die Belebung von Gehirn und Psyche wird erst dann so richtig wirkungsvoll, wenn wir die stimmungsaufhellende Kost mit einem körperlichen und geistigen Training – regenerierende Erholungsphasen inklusive – kombinieren. Ich werde daher im Verlauf des Buchs noch auf Sport, Naturausflüge und Meditation zu sprechen kommen, als Strategien, mit denen sich das bewerkstelligen lässt.

KAPITEL 2

Ernährung

Die Zutaten einer entzündungslindernden Kost

Der Körper ist, um die Worte der Ernährungsforscherin Felice Jacka noch einmal aufzugreifen, ein komplexes Ganzes, in dem praktisch alles mit allem zusammenhängt. Verändert sich an einer Stelle etwas, kann das an komplett anderer Stelle unerwartet tiefgreifende Konsequenzen nach sich ziehen. Noch komplizierter wird die Sache dadurch, dass Körper und Seele auf einer grundlegenden Ebene ebenfalls »eins« sind. Ein wichtiges Beispiel dafür ist unser Immunsystem, das nicht lediglich unser physisches, sondern erstaunlicherweise auch unser psychisches Wohlbefinden stark beeinflusst. Was uns zur Nahrung zurückbringt. Denn mit dem, was wir essen, können wir dazu beitragen, unser Abwehrsystem nicht unnötig in dauerhaft erhöhte Alarmbereitschaft zu versetzen, und das wiederum kommt einmal mehr unserem Körper wie auch unserer Stimmung zugute.

Jeder, der schon mal eine ordentliche Erkältung hatte – und wer, wie ich, drei kleine Kinder hat, kommt sehr regelmäßig in den Genuss einer solchen –, der weiß, dass eine Erkältung nicht einfach nur die Nase triefen lässt. Der Hals kratzt, der Kopf schmerzt, die Temperatur ist womöglich erhöht, und ja, man muss die ganze Zeit niesen. Aber damit hat sich die Sache leider noch nicht. Die Erkältung verändert auch unsere Gefühlswelt und unser Verhalten: Wir wollen unsere Ruhe haben, sind schlecht drauf und würden uns am liebsten den halben Tag im Bett verkriechen. Wir haben kaum Appetit, können uns nicht konzentrieren, schlafen mehr als sonst und sind doch müde, energielos, schlapp, launisch und, ja, irgendwie *down*.

Frage an die Evolution: Was hat sie sich eigentlich dabei gedacht? Warum muss ich, wenn ich schon krank bin, auch noch deprimiert sein?

Einen ersten Hinweis dazu gibt uns bereits die Beobachtung, dass wir ein solches »Krankheitsverhalten« (im Englischen spricht man von »sickness behavior«) spezifisch bei so etwas wie einer Erkältung und nicht etwa bei einem, sagen wir, Hexenschuss oder Tinnitus an den Tag legen. Es hängt auffallend mit einer Infektion zusammen, auch wenn es nicht direkt von den Viren oder Bakterien selbst hervorgerufen wird.

Nein, als eigentlicher Übeltäter stellt sich vielmehr unser eigenes Abwehrsystem heraus: Sobald das Immunsystem in Alarmbereitschaft versetzt wird, schaltet unser Gehirn um auf das Programm »krank«. Die Folge: Wir ziehen uns zurück und verringern damit die Ansteckungsgefahr für unsere Familie und Freunde, unseren »Clan«. Außerdem setzen wir uns auf diese Weise – entwicklungsgeschichtlich gesehen – nicht weiteren Gefahren da draußen in der Wildnis aus. Stattdessen haushalten wir mit unseren Kräften und verwenden sie lieber darauf, mittels unseres Immunsystems die Erreger zu bekämpfen.[51] So gesehen handelt es sich bei dem Krankheitsverhalten um eine geradezu ausgeklügelte Strategie der Evolution.

Dass es tatsächlich unser eigenes Abwehrsystem ist, das das Krankheitsverhalten hervorruft, weiß man unter anderem aus einer Vielzahl medizinischer Behandlungen, denen gemeinsam ist, dass sie die Abwehrkräfte aktivieren. Schon eine einfache Grippeimpfung mobilisiert unser Immunsystem: Es kommt zu einem Anstieg von Botenstoffen, die man als Zytokine bezeichnet und die unser Immunsystem steuern, indem sie es anregen oder hemmen. Eines der immunanregenden Zytokine nennt sich Interleukin-6, kurz IL-6. Bei einer Grippeimpfung steigt IL-6 rapide an – zugleich rutscht unsere Stimmung in den Keller.[52] Anhand erhöhter IL-6-Werte lässt sich langfristig sogar eine Depression vorhersagen![53]

Das heißt, unser Immunsystem greift nicht nur Viren oder Bakterien, sondern auch unsere Laune an. In der Krebstherapie wie auch beim Kampf gegen das Hepatitis-C-Virus setzt man seit Jahrzehnten ein immunstimulierendes Mittel namens Interferon-alpha ein, um das Abwehrsystem gegen die Krebszellen beziehungsweise das Virus mobil zu machen. Der Haken dabei ist, dass beinahe alle Patienten auf die Interferon-Immunstimulation mit dem oben beschriebenen Krankheitsverhalten reagieren, und knapp die Hälfte entwickelt eine Depression.[54]

Einst meinte es die Evolution sicher gut mit uns, wenn sie uns bei einer Grippe oder einer infizierten Wunde eine kleine, vorübergehende Depression als »Kur« verordnete. Diese bewährte Strategie aber, die uns beim Kampf ums Dasein half, kann leicht aus dem Ruder laufen – insbesondere, wenn die Immunaktivierung dauerhaft wird (im Fachjargon spricht man von »chronischer Inflammation«). Verhängnisvollerweise gibt es heutzutage eine Vielzahl von Faktoren, die unser Immunsystem in ständige Alarmbereitschaft versetzen, obwohl gar keine Infektionserkrankung oder Wunde vorliegt. Zu diesen Faktoren gehören:

- Anhaltender Stress
- Schlechter Schlaf, Müdigkeit
- Zu wenig Bewegung und damit einhergehender Muskelverlust
- Vitamin-D-Mangel (hauptsächlich aufgrund von zu wenig Aufenthalt im Freien)
- Rauchen
- Zu viel Alkohol

- (starkes) Übergewicht
- Soziale Isolation, Einsamkeit[55]
- Fortgeschrittenes Alter
- Zu wenig Kontakt mit Keimen in der Kindheit (profan ausgedrückt: im Dreck spielen), wodurch unser Immunsystem nicht darin »trainiert« wurde, sich selbst herunterzuregulieren.[56]

Sieht man sich diese Liste an, zeigt sich: Die genannten Faktoren sind allesamt Teil unseres modernen Lebensstils.[57] Es ist, als würde unser Körper – herausgerissen aus der afrikanischen Ursavanne, hineinkatapultiert in unser heutiges Stadtneurotikerleben – anfangen, unter einer unablässigen Ganzkörper-Entzündung zu leiden. Unser Abwehrsystem versucht rund um die Uhr irgendeinen Feind zu bekämpfen, da aber der Feind unser Lebensstil ist, ist dieser Kampf aussichtslos. Er nimmt kein Ende und schadet vor allem uns selbst. Er macht krank, lethargisch und depressiv.

Womit wir beim Kernthema dieses zweiten Ernährungskapitels wären. Ein entscheidender weiterer Treiber chronischer Inflammation ist nämlich schlechtes Essen, Fast- und Junkfood. Je nachdem, wie wir uns ernähren, können wir das Feuer der Entzündungsprozesse entweder noch mehr als ohnehin schon anfachen – oder wir können es mit Hilfe »anti-entzündlicher« Nährstoffe unter Kontrolle bekommen und löschen. Auf den folgenden Seiten werde ich deshalb die Zutaten einer entzündungshemmenden Kost skizzieren (wer den *Ernährungskompass* kennt, dem wird das eine oder andere vertraut vorkommen, aber selbst für die Eingeweihten gibt es neue Erkenntnisse). Auf dieser Basis kann sich jeder seine Ernährung dann so gestalten, dass damit nicht bloß schädliche Entzündungsprozesse eingedämmt werden, sondern dass sie einem auch möglichst gut schmeckt. All das dürfte dann auch unserer Stimmung zugutekommen.

Omega-3, Safran & Kurkumin

Fangen wir mit den bereits in Kapitel 1 erwähnten Omega-3-Fettsäuren an. Wie wir wissen, können sie dazu beitragen, Depressionen zu lindern – und das vermutlich in erster Linie, indem sie Entzündungsprozesse lindern. Omega-3-Fette kommen unter anderem in Lein- und Chiasamen vor, die beide sehr schmackhaft und empfehlenswert sind, zum Beispiel über ein Joghurt gestreut, das mit seinen Milchsäurebakterien ebenfalls Entzündungsprozesse hemmt. Leinöl ist auch eine gute Quelle und senkt Entzündungswerte,[58] ist aber aufgrund seines dominanten Eigengeschmacks, wie ich finde, nicht ganz so vielseitig einsetzbar. Walnüsse und Rapsöl enthalten ebenfalls viel Omega-3.

Die beste Omega-3-Quelle jedoch ist fettreicher Fisch wie Lachs, Hering, Makrele, Sardine und Forelle. Im *Ernährungskompass* empfehle ich ein- bis zweimal Fisch pro Woche. Die Daten unterstützen diese Empfehlung nach wie vor. Was dem zunehmend entgegensteht, ist das Problem der Überfischung und Verschmutzung unserer Ozeane (Stichwort: Plastikmüll). Solange wir dieses nicht in den Griff bekommen, rate ich dazu, vermehrt auf Omega-3-Kapseln als Fischersatz zurückzugreifen, zum Beispiel in Form von Algenöl. Wenn wir von der plausiblen Annahme ausgehen, dass auch Fische leidensfähig sind, ist Algenöl außerdem die eindeutig ethisch bessere Wahl. Natürlich ist das letztlich eine Sache, die jeder selbst mit seinem Gewissen ausmachen muss, ich jedenfalls nehme fast täglich ein bis zwei Omega-3-Kapseln.

Zu den spektakulärsten Entdeckungen der Ernährungsforschung der letzten Jahre gehört für mich die Beobachtung, dass Omega-3-Fettsäuren nicht einfach nur »Kalorienbomben« sind und uns mit ihrem Fett jede Menge Energie liefern. Nein, Omega-3-Fettsäuren haben über ihren Kaloriengehalt hinaus die erstaunliche Fähigkeit, unserem Körper in einer Art Molekularsprache Botschaften zukommen zu lassen, wie ein pharmakologischer Wirkstoff. Nahrung kann also auch eine Form von Information darstellen.

So hat man herausgefunden, dass es auf der Oberfläche vieler Zellen unseres Körpers eigens Omega-3-Sensoren gibt. Sobald eine Omega-3-Fettsäure aus dem Lachsfilet, das man verzehrt hat, an einen solchen Sensor andockt, setzt das eine chemische Kaskade in der Zelle in Gang, die über eine Veränderung der Genaktivität dazu führt, dass Entzündungsprozesse heruntergefahren werden.

Immer nur den ganzen Tag drinnen sitzen, keine Natur, keine Sonne, keine Bewegung, zu wenig Schlaf, dafür jede Menge Stress und dazu dann noch Junkfood – die chronischen Entzündungsprozesse, die unser hochgradig unnatürlicher Lebensstil hervorruft, können auf das Gehirn übergreifen, man spricht von »Neuroinflammation«. So gesehen, könnte man ein Stimmungstief oder eine Depression auch als eine Form von »entzündetem Gehirn« beschreiben, wobei bezeichnenderweise speziell der Präfrontalcortex sowie der Hippocampus von den Entzündungsprozessen betroffen sind (siehe zum Thema, was bei einer Depression im Kopf passiert, die Seiten 35–41).[59] Untersucht man das Gehirn von Menschen, die unter schweren Depressionen gelitten und sich umgebracht haben, findet man häufig klare Anzeichen von Neuroinflammation in just diesen beiden Hirnregionen, die so entscheidend für die Regulierung unserer Gefühle und Gedanken sind.[60]

Immunanregende Zytokine können zudem die Bildung neuer Neuronen im Hippocampus direkt unterbinden. Das heißt, Entzündungsprozesse könnten zu jenem geschrumpften Hippocampus beitragen, der sich bei depressiven Patienten typischerweise beobachten lässt. Indem Omega-3-Fettsäuren die Entzündungsprozesse herunterfahren, können sie umgekehrt die Neurogenese im Hippocampus und eventuell auch über diesen Weg die Stimmung ankurbeln.[61]

Eine zweite, schmackhafte Quelle anti-entzündlicher Wirkstoffe ist Olivenöl, und zwar ein hochwertiges, eines, das im Hals kratzt. Dazu gibt es eine interessante Entdeckungsgeschichte: So war einem Forscher einst aufgefallen, dass das entzündungshemmende Schmerzmittel Ibuprofen ganz ähnlich im Hals kratzt wie so manches Olivenöl. Als der Wissenschaftler der Sache nachging, entdeckte er, dass eine im Olivenöl enthaltene Substanz namens Oleocanthal in unserem Körper die gleichen molekularen Entzündungssignalwege wie Ibuprofen hemmt, wenn auch auf weitaus sanftere Weise: 50 Gramm, also ein kleines Glas kaltgepresstes Olivenöl, entsprechen etwa 10 Prozent der Wirkung einer üblichen Ibuprofen-Pille.[62] Die depressionslindernde Kraft der mediterranen Kost könnte somit nicht zuletzt vom heilsamen Olivenöl unterstützt werden.

Oleocanthal gehört chemisch zu den Polyphenolen, einer Gruppe von bioaktiven Stoffen, mit denen Pflanzen sich unter anderem gegen Attacken allerlei Art wehren. Die Olive schützt sich mit ihren vielen Polyphenolen etwa gegen aggressive Sonnenstrahlung oder gegen Pilzbefall. Es handelt sich bei den Polyphenolen also um Schutzstoffe, und eine Theorie besagt, dass der Schutz dieser Stoffe von der Pflanze auf unseren Körper übergehen kann, wenn wir uns die pflanzlichen Substanzen einverleiben. Ihre Wirkung könnte auch daher rühren, dass sie leicht giftig sind und auf diese Weise die Abwehrkräfte unseres Körpers mobilisieren, nach dem Motto: »Was mich nicht umbringt, stärkt mich« (ein Prinzip, das man in der Wissenschaft als »Hormesis« bezeichnet, siehe dazu auch Kapitel 4).

Polyphenole sind jedenfalls – neben den Vitaminen, Mineralien und Ballaststoffen – der wesentliche Grund, warum gerade Obst und Gemüse, aber auch Vollkornprodukte oder Kräuter und Gewürze so gesund sind. Diese Lebensmittel sind schlichtweg das Gesündeste, was man essen kann. Viele der Polyphenole entfalten zudem eine stark entzündungshemmende Wirkung. Die Basis einer anti-entzündlichen Ernährungsweise bilden deshalb pflanzliche Lebensmittel in weitgehend unverarbeiteter Form.

In den letzten Jahren haben Wissenschaftler immer mehr einzelne Nährstoffe und Lebensmittel auf ihr anti-entzündliches Potenzial hin untersucht. Es gibt eine Vielzahl von Einzelstudien, in denen man zum Beispiel ergründet, ob der Verzehr von Tomaten oder von Tee mit erhöhten oder gesenkten Entzündungswerten einhergeht. Fasst man diese Einzelerkenntnisse zusammen, ergibt sich eine Art »Entzündungsranking« der unterschiedlichsten Nahrungsmittel, das uns einen Eindruck davon vermittelt, welche Stoffe und Lebensmittel Entzündungsprozesse antreiben oder, umgekehrt, dämpfen.

Inzwischen gibt es mehrere solcher Rankings. Die beiden wichtigsten gebe ich auf den nächsten Seiten in je einer Grafik wieder. Das erste Ranking basiert auf Hunderten von Studien und konzentriert sich auf einzelne Nährstoffe.[63] Das zweite wurde anhand der Daten von über 600 Testpersonen erstellt und hebt eher ganze Lebensmittel hervor. Außerdem wurden in diesem Fall auch Lebensstilfaktoren, wie Übergewicht und Bewegung, erfasst.[64] Kombiniert man beide Rankings miteinander, kann man sich seine persönliche anti-entzündliche Diät noch ein ganzes Stück konkreter zusammenstellen. Die Highlights beider Rankings lauten wie folgt:

- Als hochgradig entzündungsdämpfendes Gemüse erweisen sich Tomaten sowie Gemüse und Obst mit oft gelb- und orangefarbigen Polyphenolen (man bezeichnet diese Polyphenole als Flavone und Isoflavone), wie zum Beispiel Karotten, Cantaloupe-Melone, Pfirsiche, Mandarinen und Orangen.
- Linsen, Kichererbsen und Bohnen, vor allem Sojabohnen, enthalten ebenfalls jede Menge Isoflavone. Petersilie ist zwar nicht gelb, enthält jedoch so mit die meisten Flavone überhaupt, aber auch Sellerie, Brokkoli, Rosmarin und Thymian sind gute Quellen.

Weiterhin zu empfehlen sind: Äpfel, Birnen und Beeren, wie Blau-, Erd- und Himbeeren sowie Kirschen.

- Zucker ist ein starker Entzündungstreiber.
- Sehr entzündungsfördernd sind außerdem gesättigte Fettsäuren, die fast ausschließlich in tierischen Lebensmitteln vorkommen, wie in rotem Fleisch, Milch, Wurst und Butter (Vitamin B12 fällt im ersten Ranking fälschlich in die entzündungsfördernde Kategorie, weil dieses Vitamin praktisch nur in tierischen Lebensmitteln, wie Leber und Rindfleisch, vorkommt, weshalb Vegetarier und insbesondere Veganer unbedingt Vitamin B12 als Nahrungsergänzungsmittel brauchen. Vitamin B12 an sich, also losgelöst von diesen tierischen Lebensmitteln, wirkt entzündungshemmend). Wie wir in Kapitel 1 gesehen haben, empfiehlt Felice Jacka mehrmals pro Woche moderate Mengen unverarbeitetes rotes Fleisch von grasgefütterten Tieren. Im Gegensatz zum üblichen »Industriefleisch« enthält dieses Fleisch zwar wie erwähnt etwas mehr Omega-3. Fettreicher Fisch jedoch hat noch mehr Omega-3 zu bieten und ist nach meiner Einschätzung auch die eindeutig gesündere Wahl.[65]
- Überhöhter Alkoholkonsum ist bekanntlich schädlich und feuert Entzündungsprozesse an (nebenbei gesagt hemmt er die Neurogenese und lässt so den Hippocampus schrumpfen[66]). Die gute Nachricht aber ist: Täglich nicht mehr als ein bis maximal zwei Gläschen scheinen entzündungshemmend zu sein.
- Tee ist ausgesprochen entzündungshemmend, vor allem Grüntee und Kamillentee, aber zum Beispiel auch Pu-Erh-Tee.[67] Pu-Erh ist ein rotbrauner, mitunter jahrelang gereifter Tee aus China, der bei der Fettverbrennung und beim Abnehmen hilft.[68] Mein persönlicher Eindruck ist, dass er leider mehr nach Medizin als nach Tee schmeckt (wer mutig ist und ihn probieren möchte, sollte aufgrund möglicher geringfügiger Toxine den ersten Aufguss wegschütten und die dann nassen Teeblätter für einen zweiten Aufguss verwenden, wie es in China Brauch ist[69]). Wer nicht auf Tee

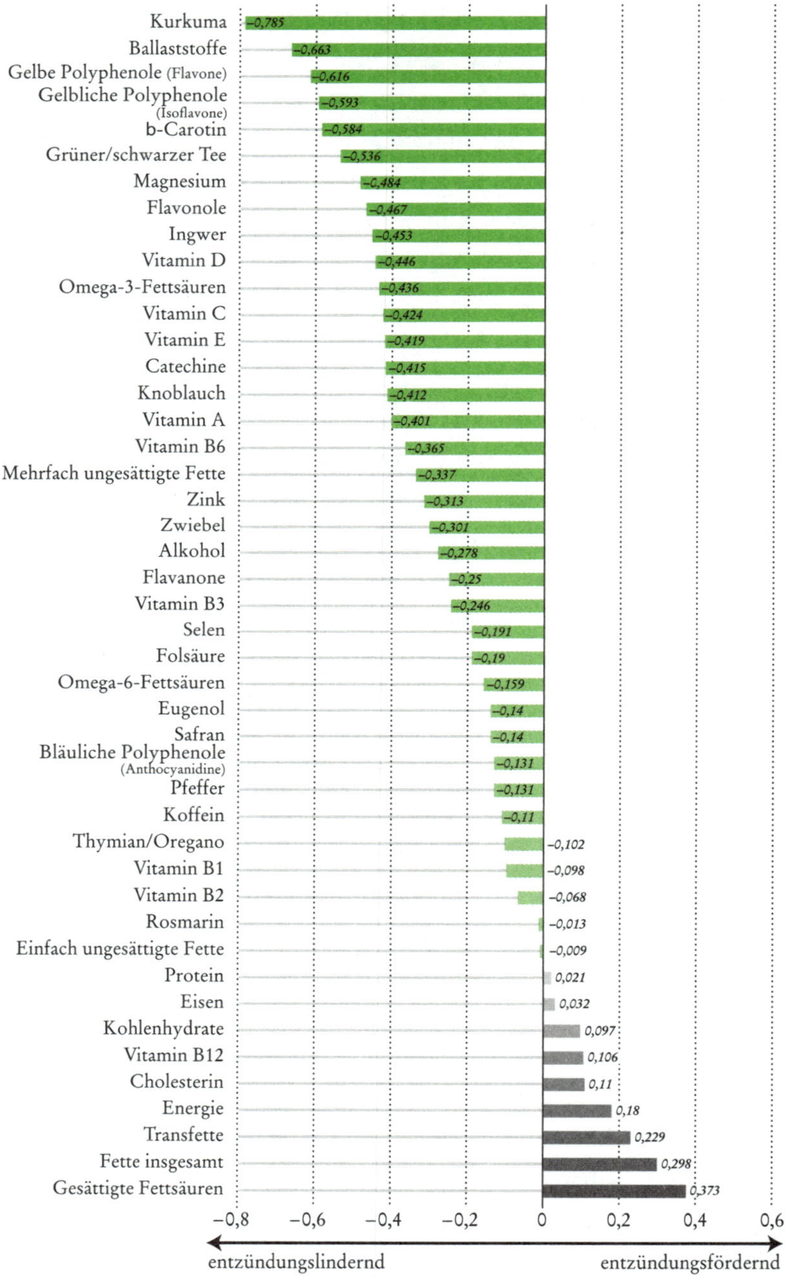

Kurkuma –0,785
Ballaststoffe –0,663
Gelbe Polyphenole (Flavone) –0,616
Gelbliche Polyphenole (Isoflavone) –0,593
b-Carotin –0,584
Grüner/schwarzer Tee –0,536
Magnesium –0,484
Flavonole –0,467
Ingwer –0,453
Vitamin D –0,446
Omega-3-Fettsäuren –0,436
Vitamin C –0,424
Vitamin E –0,419
Catechine –0,415
Knoblauch –0,412
Vitamin A –0,401
Vitamin B6 –0,365
Mehrfach ungesättigte Fette –0,337
Zink –0,313
Zwiebel –0,301
Alkohol –0,278
Flavanone –0,25
Vitamin B3 –0,246
Selen –0,191
Folsäure –0,19
Omega-6-Fettsäuren –0,159
Eugenol –0,14
Safran –0,14
Bläuliche Polyphenole (Anthocyanidine) –0,131
Pfeffer –0,131
Koffein –0,11
Thymian/Oregano –0,102
Vitamin B1 –0,098
Vitamin B2 –0,068
Rosmarin –0,013
Einfach ungesättigte Fette –0,009
Protein 0,021
Eisen 0,032
Kohlenhydrate 0,097
Vitamin B12 0,106
Cholesterin 0,11
Energie 0,18
Transfette 0,229
Fette insgesamt 0,298
Gesättigte Fettsäuren 0,373
–0,8
–0,6
–0,4
–0,2
0
0,2
0,4
0,6
entzündungslindernd
entzündungsfördernd

Abb. 2.1 Das Entzündungsranking in dieser Grafik basiert auf Hunderten von Studien.[70] Hier ein paar Erläuterungen zu einigen nicht ganz so geläufigen Nährstoffen: Transfette können entstehen, wenn Öle künstlich gehärtet werden, wie es früher bei Margarine der Fall war. Da man inzwischen weiß, wie giftig Transfette sind, werden sie heutzutage bei der Nahrungsverarbeitung weitgehend gemieden, können jedoch noch in Pommes, Chips, (frittiertem) Fastfood, Fertigpizzas oder gewissen Süßigkeiten (Kekse, Donuts) vorkommen. Bei Anthocyanidinen handelt es sich um meist bläuliche Farbstoffe, wie sie zum Beispiel in Blau-, Brom- und Himbeeren und Kirschen vorkommen, aber auch in Rotkohl (beziehungsweise Blaukraut). Eugenol findet sich in Gewürznelken, Zimt und Pfeffer, wie auch in Basilikum, dessen Geruch interessanterweise an Nelken erinnert. Omega-6 gehört zu den mehrfach ungesättigten Fettsäuren und steckt in vielen Nüssen, Samen und Ölen, wie zum Beispiel Sonnenblumenöl. Flavanone geben Zitrusfrüchten ihren Geschmack, eine gute Quelle sind Zitronen und Orangen. Catechine befinden sich unter anderem in Nektarinen, Pflaumen, Pfirsichen, roten Trauben und Erdbeeren, Kakao und dunkler Schokolade sowie Rotwein. Das berühmteste Catechin ist wohl Epigallocatechingallat (EGCG), das besonders viel vorkommt in einem japanischen Grüntee namens Sencha Uchiyama, der köstlich ist und den ich täglich genieße. Flavonole (beispielsweise in Form der Polyphenole Quercetin und Kaempferol) sind ebenfalls in Tee, aber auch in Kapern, Zwiebeln, Grünkohl und Safran enthalten. β-Carotin färbt Karotten orange. Zu den Isoflavonen und Flavonen mehr im Haupttext.

oder nach Arznei schmeckende Flüssigkeiten steht, darf Kaffee trinken: Der gehört nämlich ebenfalls zu den entzündungshemmenden Getränken.

- Was die Mineralien betrifft, sticht Magnesium als entzündungshemmend hervor, was aber teils auch einfach daran liegen mag, dass eine gesunde Ernährung fast immer reich an Magnesium ist. Magnesium kommt unter anderem viel vor in Spinat, Bohnen, Vollkornprodukten und Tofu. Die – für mich – leckersten Quellen aber sind Cashewkerne und dunkle Schokolade.
- Die entzündungshemmende Kraft von Safran mag zwar beim Blick auf die erste Grafik bescheiden wirken, tatsächlich jedoch gibt es mehrere Experimente, die zeigen, dass eine Safran-Kur (typischerweise 30 Milligramm Safranextrakt täglich für einige

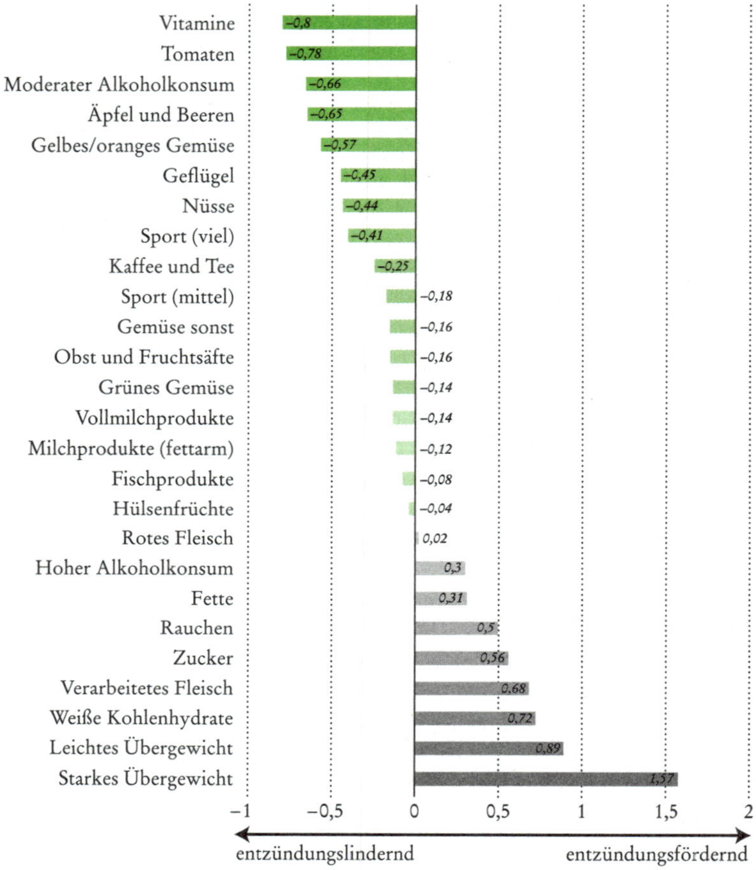

Abb. 2.2 Die Daten dieser Grafik beruhen nur auf einer einzigen Studie mit mehr als 600 Testpersonen, was sie weniger verlässlich macht als das Ranking oben. Dafür berücksichtigt diese Analyse auch Lebensstilfaktoren, wie Übergewicht, Sport und Rauchen, die ebenfalls eine Rolle bei Entzündungsprozessen spielen. Meines Erachtens wird das entzündungslindernde Potenzial von omega-3-haltigem Fisch unterschätzt durch die allzu grobe Kategorie »Fischprodukte«, zu denen auch ungesunde Fischstäbchen gezählt werden. Die Fette-Kategorie ist ein Mix aus gesättigten (z. B. Butter) und ungesättigten Fettsäuren (z. B. Pflanzenöle). Zu den »weißen Kohlenhydraten« zählen nicht nur Brot, weißer Reis, Nudeln und Kartoffeln, sondern auch Pommes, Chips, Kekse, Pfannkuchen, Waffeln, Kuchen, Gebäck und Donuts, was erklärt, warum sie als stark entzündungstreibend eingestuft werden.[71]

Wochen) nicht nur gegen Depressionen hilft, sondern auch bei Nicht-Depressiven die Stimmung hebt.[72]

- Vitamin D ist ein entzündungshemmendes Vitamin, das in unserer Ernährung kaum vorkommt. Unter anderem deshalb empfehle ich je nach Jahreszeit und persönlicher Situation 1000 bis 2000 Internationale Einheiten Vitamin D3 täglich, was 25 beziehungsweise 50 Mikrogramm entspricht. Wer im Sommer öfters draußen ist, kommt mit weniger aus, im Winter brauchen wir alle eine etwas höhere Dosis, und übergewichtige, dunkelhäutige sowie ältere Menschen sollten generell etwas mehr zu sich nehmen.[73]
- Alle diese entzündungslindernden Stoffe und Lebensmittel werden allerdings von einem Gewürz in den Schatten gestellt, das sich als größter Inflammationskiller schlechthin herausgestellt hat: Kurkuma. Dazu unten etwas mehr.

Kurkuma ist ein Wurzelgewächs, es gehört zu den Ingwergewächsen, ist aber von einem intensiven Goldgelb, weshalb es manchmal auch als »gelber Ingwer« bezeichnet wird. Kurkuma enthält das rundum heilsame Power-Polyphenol Kurkumin, ein herrliches Gewürz. Es passt zum Beispiel gut in Falafel oder in einer Karottensuppe. Currypulver besteht zu einem großen Teil aus Kurkumin, angereichert mit Ingwer- und Knoblauchpulver.

Die heilsame Kraft von Kurkumin ist so ausgeprägt, dass die Substanz es von der Wirkung her, wie Omega-3 und ein hochwertiges Olivenöl, mit so manch herkömmlicher Medizin aufnehmen kann. Bei betagten Ratten etwa bringt Kurkumin das Gedächtnis auf Trab, indem es der Neurogenese im Hippocampus neues Leben einhaucht.[74] Ratten, die man wiederholt stresst, werden zunehmend ängstlicher und legen ein depressives Verhalten an den Tag. Im Gehirn geht das mit chronischen Entzündungsprozessen im Hippocampus einher, wo die Neurogenese gestoppt ist. Bekommen die Ratten jedoch reichlich Kurkumin, kehrt sich das Bild komplett um: Die Hippocampus-Entzündung wird heruntergefahren, die Neurogenese angeregt und das ängstliche und depressive Verhalten verschwindet.[75] Auch bei depressiven Patienten kann Kurkumin eine Linderung der Verstimmung bewirken.[76] In einem Experiment stärkte zweimal 90 Milligramm Kurkumin täglich über einen Zeitraum von 18 Monaten das Gedächtnis und die Stimmung von nicht-depressiven Menschen im Alter zwischen 50 und 90 Jahren.[77]

Schädliche Inflammation? Auf die Art von Stress kommt es an

Wenn man bedenkt, dass es sich bei Nährstoffen, wie Omega-3 und Kurkumin – im Vergleich zu pharmakologischen Wirkstoffen –, ja um eine reichlich »sanfte Medizin« handelt, und wenn man sich zudem vor Augen führt, dass Nahrung im Großen und Ganzen nicht als Einzelstoff, sondern synergistisch, im Konzert mit Tausenden von Nährstoffen ihre gesamte heilsame Wirkung entfaltet, dann finde ich es umso bemerkenswerter, dass sich bereits die schlichte Gabe von Omega-3, Kurkumin oder auch Safran klar messbar auf die Gemütsverfassung auswirken kann. Kaum vorstellbar, was da eine breit angelegte, anti-entzündliche Kost bewirken könnte!

Eine Einschränkung sollte man an dieser Stelle machen: Eine entzündungsdämpfende Ernährung wirkt vor allem oder vielleicht nur dann stimmungsaufhellend, wenn die Entzündungsprozesse in unserem Körper auch tatsächlich hochgefahren sind. Das ist sicherlich nicht bei jedem von uns der Fall. Woher weiß ich also, ob ich mir Gedanken machen sollte? Die möglichen Symptome chronischer Inflammation sind recht unspezifisch, darunter – neben Stimmungstiefs – Müdigkeit, Muskel- und Gelenkschmerzen, Gewichtszunahme,

Kopfschmerzen, Darmbeschwerden wie Verstopfung und Durchfall, bis hin zu Hautausschlägen.[78] Eine etwas verlässlichere Auskunft geben Entzündungsmarker im Blut, allen voran das c-reaktive Protein, CRP, ein Eiweiß, das bei Entzündungen vermehrt von der Leber gebildet wird. Im Internet kann man CRP- oder hsCRP-Tests bestellen (hs steht für hochsensitiv), sie können einen ersten Hinweis geben, aber natürlich keinen Arztbesuch ersetzen, weil ein erhöhter Wert alles Mögliche bedeuten kann.

Insgesamt ist es bei unserem heutigen Lebensstil allerdings nicht ganz unwahrscheinlich, dass man von einer wenn auch vielleicht nur leichten Form von chronischer Inflammation betroffen ist. Das gilt insbesondere mit zunehmendem Alter und bei Übergewicht sowie für jene, die rauchen und reichlich Alkohol trinken, sich wenig bewegen und unter ständigem Stress leiden. Übrigens, viele Raucher haben zwar das Gefühl, die Zigarettenpausen würden ihnen dabei helfen, Stress abzubauen, und im Moment selbst mag das zutreffen. Belegt aber ist auch: Wer mit dem Rauchen aufhört, fühlt sich nach einem Jahr deutlich weniger gestresst als zuvor.[79] Wie Studien darüber hinaus ergeben haben, hebt es langfristig die Stimmung und das Wohlbefinden, wenn man nicht mehr raucht.[80]

Bei alledem spielt ebenfalls eine große Rolle, welcher Art von Stress wir ausgesetzt sind. In der Steinzeit war Stress üblicherweise wohl eher etwas Akutes und Körperliches: Man wurde von einem Säbelzahntiger bedroht oder verletzt und musste um sein Leben rennen oder – was natürlich cooler ist – kämpfen. Also fuhr der Körper prophylaktisch die Abwehrkräfte hoch, für den Fall, dass man sich eine Wunde zuziehen würde, die sich dann infizieren könnte. Zuweilen machte auch ein Grippe-Erreger die Runde in der Jäger-Sammler-Gruppe, was das Immunsystem auf den Plan rief. War der Säbelzahntiger oder die Infektion besiegt, konnte das Immunsystem wieder herunterfahren. Das alles war nicht schädlich, im Gegenteil: Kurzfristiger Stress ist sogar günstig, weil das Immunsystem auf diese Weise lernen kann, wie es sich selbst wieder herunterreguliert. Es übt sich in Flexibilität. Vorübergehender Stress, wie ein Work-out oder zum Beispiel eine Präsentation vor Kollegen, belebt außerdem die Psyche.

Ein Problem ist dagegen, wenn der Stress kein Ende nimmt, wie heutzutage für viele von uns ja schon fast Normalität. Im Büro-Dschungel ist aus dem gelegentlichen Kampf mit wilden Tieren oder den sonstigen körperlichen Herausforderungen in der Wildnis ein immer voller, überquellender Terminkalender geworden. Wir sind rund um die Uhr erreichbar, ringen mit einer kaum zu bewältigenden Informationsflut oder sind vom ständigen Jonglieren zwischen Job und Familie überfordert. Anders gesagt, aus dem Säbelzahntiger ist ein mentaler Tiger geworden, der sich von der Ursavanne in den eigenen Kopf verlagert hat. Dort terrorisiert er uns mehr oder weniger pausenlos. Die Folge ist ein Immunsystem, das nie zur Ruhe kommt und durchgehend in Alarmbereitschaft ist.[81]

Unser Gehirn registriert diese Alarmstimmung und denkt, wir seien verletzt oder krank, und legt uns verständlicherweise ebenjenes evolutionär bewährte »Krankheitsprogramm« nahe: Wir fühlen uns müde und schlapp, ziehen uns zurück und fallen in ein Stimmungstief, das aber nicht mehr adaptiv ist, sondern die Sache in der Regel nur noch schlimmer macht. Denn sich abzukapseln beseitigt die Ursache für das Stimmungstief im modernen Leben ja meist nicht. Stattdessen nehmen unsere Probleme noch zu, wenn wir angesichts der zahllosen Sachen, die es zu erledigen gilt, mit einer depressiven Verstimmung oder gar handfesten Depression reagieren: Wir haben keine Energie, fühlen uns gelähmt, während die To-do-Liste wächst und wächst. Ein paar Tage oder einige wenige Wochen Ruhe können zweifellos erholsam oder sogar notwendig für die Regenerierung eines allzu gestressten Gehirns sein. Aber wenn daraus viele Wochen und Monate werden, ist der Schaden größer als der Nutzen, und man leidet in der Isolation zunehmend vor sich hin.

Eine heilsame Ernährung ist zwar nur *ein* Faktor, mit dem wir uns aus diesem Teufelskreis befreien können. Sie bildet aber eine gute Basis. Bei einigen von uns, bei denen die Entzündungsprozesse hauptsächlich aufgrund von allzu viel Junkfood hochgefahren sind, wird eine anti-entzündliche Ernährungsweise das Übel gleich an der Wurzel packen und beseitigen. Bei vielen jedoch werden, selbst wenn wir von einer chronischen Inflammation betroffen sind, die Ursachen nicht einfach bloß ernährungsbedingt sein, sondern eben auch oder vornehmlich von anhaltendem Stress herrühren.

Wir müssen uns also nach Mitteln umsehen, unseren Stress besser in den Griff zu bekommen. Eine der einfachsten, schnellsten und effizientesten Methoden, Stress abzubauen und zugleich die Stressresilienz zu stärken, stelle ich im nächsten Kapitel vor: Es dreht sich um die Frage, warum Bewegung und Sport – über die körperlichen Segen hinaus – auch unserer mentalen Fitness so guttun können.

KAPITEL 3

Bewegung

Sport ist die beste Stressmedizin

Dass Sport die Stimmung hebt, dürfte an sich keine allzu große Offenbarung sein. Interessant aber ist, dass Sport und Bewegung die Fähigkeit unseres Gehirns steigern, Stress und negative Gedanken besser zu kontrollieren. Bewegung und Sport erweisen sich so geradezu als eine Form von *mind control training*, man könnte auch sagen als eine Form von Therapie. Bei einer klassischen Psychotherapie erreicht die Therapeutin oder der Therapeut unser Gehirn und unsere Psyche über unser Ohr, indem wir mit ihr oder ihm reden, natürlich auch über die Augen, indem wir sehen, wie sie mit uns spricht, was wiederum unser Gehirn und unsere Psyche verändert. Wenn wir Sport treiben, passiert etwas Ähnliches – in diesem Fall sind es nur unsere Muskeln und Knochen, die anfangen mit unserem Gehirn zu »reden«. So merkwürdig es klingen mag: Diese physiologische »Redekur« entfaltet ebenfalls eine seelenstärkende Wirkung. Wie das funktioniert, sehen wir uns jetzt genauer an.

Trainiere deine Resilienz

Wenn ich gestresst oder frustriert bin und meine Joggingschuhe anziehe und loslaufe, dauert es meist noch eine ganze Weile, bis ich meinen Frust losgeworden bin. Das Herz pocht, Adrenalin schießt durch die Adern, und meine Gedanken rasen – durch den Stress des Joggens, wie mir scheint – sogar noch intensiver, noch unkontrollierter als zuvor. Es wird alles erstmal schlimmer!

Doch je länger ich laufe, desto mehr merke ich, wie die negativen Gedanken allmählich an Kraft verlieren. Sie werden mit den Kilometern, die ich zurücklege, leiser, treten in den Hintergrund. Mit jedem Schritt komme ich etwas mehr aus meinem Kopf heraus und schlüpfe zunehmend in meinen Körper hinein. Auch wenn es fast zu schön klingt, um wahr zu sein: Wenn ich eine Dreiviertelstunde später zuhause ankomme (und spätestens nach der Dusche), ist oft nicht mehr allzu viel von der Verstimmung, mit der ich losgejoggt bin, zu spüren.

Tatsächlich ist Sport zunächst einmal ein Stressor für den Körper: Neben dem Adrenalin schnellt der Blutdruck in die Höhe, das Herz rast. Erst nach dem Sport stellt sich umso mehr Entspannung ein: Der Blutdruck sinkt nicht einfach bloß, er kann sogar unter sein übliches Niveau fallen. Es ist, als würde der Körper auf den physischen Stress mit einem Anti-Stress-Wellnessprogramm reagieren, um wieder so etwas wie ein physiologisches Gleichgewicht herzustellen. Fällt dann der Stressor weg, bleibt nur noch das Wellnessprogramm übrig, und es stellt sich Erholung pur ein. So betrachtet ist Sport eine Art von Stresstraining.[82]

Ein Versuch von Forschern der Berliner Charité untermauert dies eindrucksvoll und wirft darüber hinaus ein erstes Licht darauf, wie Sport unser Gehirn und unsere Psyche verändert. In dem Experiment sollte eine Hälfte der Testpersonen zunächst eine halbe Stunde locker auf einem Laufband joggen. Die Kontrollgruppe durfte während der Zeit lediglich leichte Dehnübungen machen oder auch mal den Fuß kreisen lassen – Hauptsache, man verausgabte sich nicht.

Nach einer Pause kamen sämtliche Testpersonen in einen Kernspintomographen. Jetzt nahm man die armen Versuchskaninchen richtig in die Mangel, indem man sie aufforderte, so rasch wie möglich Rechenaufgaben im Kopf zu lösen, wobei der unwirsch auftretende Versuchsleiter sie freundlicherweise auch noch darauf hinwies, wie schwach sie bei dieser Übung abschnitten.

Für die Testpersonen mag der Versuch unangenehm gewesen sein – für die Wissenschaft war er ein Gewinn: Es zeigte sich nämlich, dass sich die Jogger während der ganzen Prozedur nicht einfach bloß besser fühlten. Sie schütteten beim Kopfrechnen im Hirnscanner auch weniger von dem Stresshormon Cortisol aus – ganz so, als würde man sich nach einer Joggingrunde von einer belastenden Übung nicht mehr so stark unter Druck setzen lassen.

Der Blick ins Gehirn offenbarte, was dabei im Kopf geschah: Wer gelaufen war, bei dem wurde während des stressigen Kopfrechnens vermehrt der Hippocampus aktiviert. Wie wir wissen, gehört es zu den Aufgaben des Hippocampus, die Stressreaktion im Zaum zu halten. Da der Hippocampus durch körperliche Bewegung angeregt wird, kann er seine stressregulierende Funktion nach einer Runde Sport wahrscheinlich besser ausüben.[83]

Sport unterstützt also die Fähigkeit unseres Gehirns, Stress aktiv herunterzufahren. Da Sport selbst ein Stressor ist, ist er ein besonders gutes Mittel, mit dem wir so etwas wie Stresskontrolle oder, noch etwas weitergefasst, Kontrolle über unsere negativen Gefühle gezielt einüben können. Der große Vorteil dabei ist, dass uns eine Joggingrunde eben nicht aus heiterem Himmel überfällt und damit überwältigt, wie die unverschämte Bemerkung eines Kollegen oder eine dieser schlechten Nachrichten, die sich irgendwie immer den ungünstigsten Moment aussuchen, um uns zu erreichen. Nein, beim

Sport können wir uns den Stress wie auch das Stresslevel selbst aussuchen, und zwar so, wie es uns passt. Wir laufen, strampeln, schwimmen oder stemmen halt so lange die Gewichte, wie wir selber wollen. Bis es uns zu viel wird und wir genug haben.

Wenn wir uns umgekehrt mehr körperlichen Stress, mehr Belastung, mehr Schmerzen zutrauen: kein Problem – wir ziehen einfach das Tempo an oder drehen noch eine Extrarunde. Sport wird so zu einer Art Spielwiese, auf der wir unsere Stressregulation auf selbstkontrollierte und bewusst dosierte Weise schulen können. Dieses Training kommt uns dann zugute, wenn wir in eine Situation geraten, in der uns eine stressige Situation »hinterrücks« überfällt: Wenn wir es also nicht selbst sind, die uns stressen, sondern das Leben.

Wer sich bewegt, bekommt die eigenen Gefühle besser in den Griff

Sollte an diesen Überlegungen etwas dran sein, dann müssten vor allem jene Menschen von einer Runde Sport profitieren, die im Alltag besonders stark mit Stress und anderen negativen Gefühlen zu kämpfen haben. Um herauszufinden, ob das der Fall ist, hat ein Team von Harvard-Forschern eine Serie von äußerst aufschlussreichen Experimenten gemacht.

Zunächst klopften die Wissenschaftler mit einer Batterie von Fragen ab, wie sehr sich ihre Testpersonen mit Statements wie »meine Gefühle überwältigen mich« oder »ich glaube, es gibt nichts, was ich tun kann, um mich besser zu fühlen« identifizieren konnten. Wie sich herausstellte und wie man sich ja auch denken kann, bereitet es manchen von uns einfach mehr Mühe als anderen, der eigenen Emotionen Herr zu werden.

Die Harvard-Forscher teilten ihre Testpersonen wie üblich in zwei Gruppen. Die eine Hälfte sollte eine halbe Stunde joggen, die andere machte während der Zeit Dehnübungen. Danach bekamen alle zuerst einen melodramatischen Filmausschnitt zu sehen, der die Probanden zuverlässig in eine traurige Stimmung versetzte. Um zu beobachten, wie gut sich die Teilnehmer wieder aus der gedrückten Gemütsverfassung herausholen ließen, durften sie sich anschließend einen Ausschnitt aus dem heiteren, lustigen Streifen *Harry und Sally* anschauen. Währenddessen checkte man immer wieder die Gefühlslage der Testpersonen.

Die Resultate haben es in sich. Genauer als je zuvor geben sie uns einen Einblick darin, über welchen psychologischen Mechanismus Sport unsere Stimmung hebt. Man könnte denken, dass Sport uns vor allem deshalb gut fühlen lässt, weil er Stresshormone abbaut und weil körpereigene Opiate (»Endorphine«) für ein biochemisches Hoch sorgen. Das mit den Endorphinen hat sich übrigens als nicht ganz richtig herausgestellt. Stattdessen sind es wohl eher cannabisähnliche Stoffe (»Endocannabinoide«, gewissermaßen von unserem Körper selbst hergestelltes Marihuana), die das berühmte *Runner's High* hervorrufen.[84] Aber so oder so interpretiert man damit die Wirkung von Sport in erster Linie als körperlichen Entspannungs- und Wohlfühleffekt. Das Faszinierende jedoch ist, dass weitaus mehr und psychologisch Subtileres dahintersteckt, wie der Harvard-Versuch nahelegt.

So zeigte sich, dass sich jene Testpersonen, die sich schwerer taten mit ihrer Gefühlsregulierung, von dem traurigen Filmausschnitt – wenig überraschend – besonders stark beeinflussen ließen und in eine entsprechend gedrückte Stimmung gerieten. Bemerkenswert aber ist, wie sich diese Niedergeschlagenheit im Laufe des Experiments entwickelte. Die Traurigkeit hielt nämlich bei jenen, die lediglich ein paar Dehnübungen gemacht hatten, bis zum Ende an, selbst dann noch, nachdem die Teilnehmer den erheiternden Harry-Sally-Clip gesehen hatten. Exakt das – jemand bleibt in seinem Kummer stecken und findet nicht aus seiner depressiven Stimmung heraus – würde man ja auch von einer Person erwarten, die ihre Gefühle nur schwer in den Griff bekommt.

Die entscheidende Entdeckung des Versuchs war, dass dieses Verharren im Tief bereits durch eine einzige Joggingrunde deutlich gebessert werden konnte. Joggen half dabei vor allem jenen Testpersonen, die Probleme mit der Emotionssteuerung hatten. Schon die halbe Stunde auf dem Laufband hatte ihre Gefühlskontrolle erheblich gesteigert. Anfangs hatten auch sie sich von dem Filmausschnitt mitreißen und in eine deprimierte Stimmung versetzen lassen – dank Joggingrunde jedoch, und das ist der springende Punkt, blieben sie nicht in dieser Gemütsverfassung gefangen: Die halbe Stunde auf dem Laufband hatte ihre emotionsregulierenden Kräfte aktiviert, und so fühlten sie sich am Ende des Experiments, nach der Harry-Sally-Szene, besser als jene, die nicht gelaufen waren.[85]

In weiteren Experimenten haben die Harvard-Forscher dieses »Laborergebnis« bis ins echte Leben hinein verfolgen können. Die Wissenschaftler haben zum Beispiel eine Gruppe von Testpersonen mit einer Handy-App ausgestattet, die die Teilnehmer tagelang immer wieder danach befragte, ob sie gerade Sport getrieben hätten und wie sie sich fühlten. Der Befund: Wer Sport treibt, erlebt im Alltag genauso viele negative Gefühle wie sonst auch. Das Leben verwandelt sich mit Sport nicht in ein Märchen. Was sich aber ändert, ist die Fähigkeit, negative Gefühle zu »überwinden«. Wer sich bewegt, bleibt, wie auch diese Studie der Harvard-Forscher ergab, schlichtweg weniger lang in einer schlechten Stimmung haften.[86]

Ein Grund dafür könnte sein, dass man dank Sport – denn auch das haben Versuche ergeben – weniger ins Grübeln verfällt. Man verliert sich weniger in das, was man als Rumination bezeichnet und was bekanntlich eine wesentliche Ursache für Stimmungstiefs und Depressionen ist. Sport verändert somit sowohl unsere Gefühls- als auch unsere Gedankenwelt, wobei das eine wie wir wissen eng mit dem anderen verbunden ist. Kurzum, Sport macht uns mental beweglicher und stimmt uns auch über diesen psychologischen Weg ausgeglichener.[87]

Don't wish for less problems, wish for more skills

Sobald wir anfangen, uns zu bewegen, sobald unsere Muskeln in Schwung kommen, fangen die Muskeln ihrerseits an, mit den restlichen Organen unseres Körpers zu »reden«. Muskeln können zwar kein Deutsch, beherrschen dafür aber umso mehr eine Sprache, die man als »myokinesisch« bezeichnen könnte: Sie kommunizieren mit Hilfe von Molekülen, »Myokine« genannt (aus dem Griechischen *mys*, was für Muskel steht, sowie *kinema* für Bewegung).

Es gibt Hunderte solcher Myokine, eines davon ist Cathepsin B. Während du ins Schwitzen gerätst, schütten deine Muskeln, ohne dass du es bemerken würdest, unter anderem Cathepsin B aus, das bis in dein Gehirn vordringt, und zwar bis in den Hippocampus.[88]

Zur gleichen Zeit rütteln die Muskeln deine Knochen wach. Man könnte die Knochen für starre, leblose Gebilde halten, in Wahrheit jedoch sind sie erstaunlich aktiv und dynamisch. Bei Bewegung bilden sie zum Beispiel vermehrt ein Hormon namens Osteocalcin, das ebenfalls den Hippocampus erreicht.[89]

Hier, im Hippocampus, führen Cathepsin B wie auch Osteocalcin dazu, dass BDNF gebildet wird. BDNF steht für Brain-Derived Neurotrophic Factor, was sich übersetzen lässt mit »vom Gehirn stammender Nervenwachstumsfaktor«.

BDNF ist eine Art Dünger für Nervenzellstrukturen. Antidepressiva, auch solche, die das Serotonin anreichern, entfalten neuen

Analysen zufolge ihre stimmungsaufmunternde Wirkung oft zu einem wesentlichen Teil, indem sie BDNF aktivieren.[90] BDNF schützt die Gehirnzellen und kurbelt zum Beispiel ihre Verästelungen (»Dendriten«) zum Sprießen an. Das Gehirn formt sich regelrecht neu, wächst wie ein Muskel.

Die Neubildung ganzer Nervenzellen im Hippocampus wird ebenfalls von BDNF stimuliert. Haben Mäuse in ihrem Käfig ein Laufrad, auf dem sie sich austoben können (was Mäuse lieben, sie legen in einer Nacht locker ein paar Kilometer zurück), steigt in ihrem Hippocampus der Wachstumsfaktor BDNF und die Neurogenese läuft auf Hochtouren.[91]

Bei uns Menschen lässt sich etwas Ähnliches beobachten. Dabei frischt körperliche Bewegung über die Ausschüttung von BDNF genau jene Hirnregionen auf, die bei depressiven Patienten typischerweise verkümmert sind, also neben dem Hippocampus auch den Präfrontalcortex.[92]

In einer Studie verordnete man Senioren ein halbes Jahr lang dreimal pro Woche eine Stunde zügiges Gehen. Das Resultat: In diversen Regionen des Gehirns nahm das Volumen nicht – wie sonst üblich im Alter – ab, sondern zu, und die größte Volumenzunahme fand im vorderen Hirnbereich statt, wozu auch der Präfrontalcortex gehört.[93] Dreimal die Woche Nordic Walking oder Gymnastik entfalten einen ähnlichen Effekt.[94]

Außerdem vergrößert sich unter dem Einfluss körperlicher Aktivität der Hippocampus. Normalerweise schrumpft der Hippocampus im Alter um rund 1 bis 2 Prozent jährlich. Ein einfacher Spaziergang von 40 Minuten, dreimal die Woche, genügt jedoch, um diesen Abbau zu verhindern, wie eine weitere Studie ergab. Mehr noch, nach einem Jahr regelmäßiger Spaziergänge dieser Art hatte das Hippocampus-Volumen der Studienteilnehmer im Alter von Ende 60 um rund 2 Prozent *zugenommen*.[95]

Besonders ermutigend sind die Ergebnisse einer Untersuchung, in der ein deutsches Psychiater-Team eine Gruppe von teils schizophrenen Patienten, teils ganz »normalen« Testpersonen drei Monate lang dreimal die Woche zu einer halben Stunde Indoor-Cycling anregen konnte. Nach nur drei Monaten hatte das Hippocampus-Volumen stark zugenommen, bei den Patienten im Schnitt um 12 Prozent, bei den »Normalos« um 16 Prozent. Bei einem der Teilnehmer stieg das Volumen des Hippocampus um sage und schreibe 20 Prozent an – so sehr, dass der Unterschied praktisch mit dem bloßen Auge zu erkennen war.[96]

Müsste man all diese Ergebnisse in einem Satz zusammenfassen, könnte man sagen: Körperliche Bewegung stärkt unsere Seele, indem sie Regionen unseres Gehirns auffrischt, die uns dabei helfen, Stress und negative Gefühle in Schach zu halten und herunterzufahren.

Ich finde diese Erkenntnisse auch deshalb so wertvoll, weil es im Leben ja nicht darum gehen kann, allem Negativen aus dem Weg zu gehen. »Don't wish for less problems, wish for more skills«, wie man im Englischen so treffend sagt.[97] Leben heißt ja nicht zuletzt, sich den Problemen des Lebens zu stellen, ja diese Probleme bis zu einem gewissen Grad sogar herauszufordern, indem man auch mal ein Risiko eingeht und dabei keine übertriebene Angst davor haben muss, dass die Sache schiefgehen könnte. Wenn wir bei der Verfolgung unserer Ziele auf ein Hindernis stoßen, wollen wir ja nicht sofort einknicken und aufgeben. Unsere Lebenszufriedenheit resultiert schließlich zu einem nicht unbeträchtlichen Teil daraus, dass wir uns solchen Herausforderungen stellen und uns dabei hoffentlich auch das eine oder andere gelingt.

Körperliche Fitness hilft uns dabei, weil die damit einhergehende erhöhte Widerstandsfähigkeit heißt, dass wir weniger Angst vor Risiken, Hürden und den zwangsläufigen Niederlagen, die das Leben für uns bereithält, haben müssen. Ja, wir werden scheitern, klar werden wir das, immer wieder. Würden wir das nicht, würde das darauf hindeuten, dass wir uns immer bloß unter der Grenze unserer Fähigkeiten bewegen und uns nie darüber hinauswagen. Nur wer gelegentlich einen Misserfolg hat, weiß, dass er sich bis an den Rand seiner Fähigkeiten vorgewagt hat. Kinder halten sich bekanntlich besonders gern in dieser Gefahrenzone auf, und eine wesentliche Aufgabe von uns Eltern besteht darin, dass unsere Kinder bei ihren tollkühnen Erkundungen nicht gleich ihr Leben aufs Spiel setzen. Andererseits lernen sie wohl genau deshalb so viel und leben so intensiv, weil sie ständig Grenzen ausloten und überschreiten.

Indem Sport unser Gehirn stressresilienter macht, sind wir den Herausforderungen des Lebens besser gewachsen, und das bedeutet: Wir können es wagen, frei zu leben, wir können es wagen, so zu leben wie einst als Kind. Wir können uns den Herausforderungen des Lebens stellen und uns auf Dinge einlassen, die wir uns sonst – ohne die sportliche Stärkung unserer Widerstandskraft – nicht getraut hätten.

Tritt in Kontakt mit deiner jahrmillionenalten Natur

So viel zu den guten Nachrichten. Leider gibt es auch eine schlechte: Die meisten von uns nutzen das Potenzial der Bewegung erschreckend wenig, und manche nutzen es gar nicht. Aktuelle Daten offenbaren, dass 43 Prozent der Deutschen schlichtweg keinerlei Sport treiben. Stattdessen verbringen Millionen und Abermillionen von uns den lieben langen Tag im Sitzen, unterbrochen lediglich von der Nacht, in der wir uns im Liegen vom Sitzen erholen.[98] Womöglich ist auch noch eine chronische Inflammation zu konstatieren, zu der Bewegungsmangel ja beiträgt, und der Körper denkt fortwährend, wir hätten uns verletzt oder seien krank, und legt uns einmal mehr – statt Bewegung – Erholung und Bettruhe nahe.

Was uns in gewissem Maße vordergründig oft sogar entgegenkommt. Viele von uns, auch ich gehöre dazu, können schließlich nicht nur problemlos überleben, indem sie an einem Durchschnittstag bloß ein paar zaghafte Schritte tun. Nein, wir verbringen den Tag – aus Sicht der Arbeitswelt – *gerade dann* am produktivsten, wenn wir möglichst lange, möglichst ununterbrochen am Schreibtisch sitzen. Jeder Stress, den wir dabei erfahren, ist rein mental induziert, meist chronisch und bekommt kaum jemals die Chance, körperlich abgebaut zu werden.

Das steht in krassem Gegensatz zu jenem Lebensstil, für die unser Körper und unser Gehirn geschaffen wurden. In der afrikanischen Ursavanne blieb einem gar nichts anderes übrig, als praktisch täglich auf Jagd zu gehen oder Nahrung zu sammeln. Unsere genetische Ausstattung, an der sich seit der Steinzeit wenig verändert hat, erwartet für ein normales Funktionieren schlichtweg ein Mindestmaß an Bewegung.

Diese Erwartung läuft im modernen Leben Tag für Tag ins Leere. Jeden Morgen, wenn wir uns wieder hinter unseren Bildschirm klemmen und dabei auf der einen Seite sehr produktiv sind, enttäuschen wir auf der anderen Seite die stille Erwartungshaltung unseres Körpers, mit der Folge, dass unser Körper und auch unsere Psyche irgendwann darunter zu leiden beginnen.

Die wenigen Jäger-Sammler-Gruppen, die es heute noch vereinzelt auf der Welt gibt, sind wie ein Fenster in jene Vergangenheit, die unsere erbliche Ausrüstung über Millionen von Jahren geformt hat. Sie offenbaren uns, wie viel Bewegung unser Körper tatsächlich von uns verlangt.

Der US-Anthropologe Kim Hill von der Arizona State University zum Beispiel hat fast 30 Jahre seines Lebens Jäger-Sammler studiert, hat mit ihnen gelebt, gejagt und gesammelt, vor allem mit einer Gruppe namens »Aché«, die im tropischen Regenwald Paraguays lebt. Seine Beobachtung: Die Aché sind ständig auf Achse. Und das müssen sie auch sein, weil sie Hunger haben und es weder einen Supermarkt um die Ecke noch Lieferando gibt.

Jeden Tag, an dem es nicht regnet, gehen die Männer auf Jagd. Dabei legen sie üblicherweise gut 10 Kilometer in moderatem Tempo zurück, allerdings bewegen sie sich über dichtes, sperriges Dschungelgelände fort, was anstrengend ist. Meist rennen sie zusätzlich einen Kilometer oder zwei, wenn die Verfolgung an Fahrt aufnimmt. War die Jagd an einem Tag ausgesprochen mühsam, gönnen sie sich am nächsten Tag Ruhe.

Jäger-Sammler-Frauen sind ebenfalls ununterbrochen auf den Beinen, um Gemüse, Früchte, Nüsse, Beeren, Vogeleier usw. zu sammeln. Teils jagen auch sie kleinere Tiere oder bringen die erlegte Beute zum Lager. Sie schaffen Wasser und Holz herbei und tragen ihre Kinder, selbst beim Sammeln, und zwar durchschnittlich bis die Kinder vier Jahre alt sind, was heißt, dass sie ein einzelnes Kind mitunter über insgesamt Tausende von Kilometern vor der Brust oder auf dem Rücken haben.

Übrigens hocken sich Jäger-Sammler abends, nach einem ohnehin schon bewegten Tag, eher selten vor die Glotze, um sich die neueste Netflix-Serie anzusehen. Oft tanzen sie. Gemeinsam, mehrmals pro Woche, was gut und gerne ein paar Stunden dauern kann.

Unser Körper ist es also eigentlich gewohnt, von morgens bis abends immer wieder auf unterschiedliche Weise in Bewegung zu sein. Die heutige »Normalität« in Form von stundenlangem Sitzen ist für unseren Körper der totale Ausnahmezustand. Wenn ich Sport mit einer Psychotherapie vergleiche, ist das somit genau genommen falsch. Richtig ist, dass, wer anfängt, sich in unserer unnatürlichen Kultur der Trägheit zu bewegen, zu einem ursprünglichen Normalzustand zurückkehrt.[99] Wir treten in Kontakt mit einer jahrmillionenalten Natur, einem stark vernachlässigten und doch wesentlichen Teil unseres Selbst, und indem wir das tun, bringen wir unseren Körper und unsere Seele ins Gleichgewicht.

Tennis fordert den Hippocampus heraus

Die Erinnerung an den Lebensstil unserer Vorfahren relativiert meines Erachtens auch den zuweilen etwas albern geführten Streit um die Frage, wie viel und wie oft wir uns denn nun am besten bewegen sollten. Die kurze Antwort ist einfach: Jedes bisschen ist gut, und mehr ist in der Regel besser.

Was die spezifische Wirkung von Sport auf das psychische Wohlbefinden betrifft, so hat ein Forscherteam der Universität Oxford in Großbritannien sowie der Yale University in den USA einige praktische Erkenntnisse herausgearbeitet, die uns bei dieser Frage eine grobe Orientierung geben können. Die Wissenschaftler analysierten die Daten von weit mehr als einer Million Menschen, danach befragt, wie es um ihre seelische Verfassung bestellt sei, und zwar konkret mit Blick auf Stress, Depressionen sowie Problemen mit den Emotionen generell. Zugleich erfasste man die sportliche Aktivität der Teilnehmer.

Zuerst das Erwartbare: Wer sich viel bewegt, darf mit weniger psychischen Problemen rechnen. In seelischer Hinsicht am besten – und hier wird es interessant – schneidet ab, wer drei- bis fünfmal die Woche ungefähr eine Dreiviertelstunde trainiert (irgendwo zwischen 30 und 60 Minuten liegt das Optimum).

Und noch ein bemerkenswertes Ergebnis der Studie: Jede Form von Bewegung hilft, Sportarten aber wie Badminton, Basketball, Tennis, Fußball, Handball, Volleyball, Squash und auch Tischtennis und Frisbee, die man zu mehreren betreibt, gehen ganz besonders mit einer ausgeglichenen Gemütsverfassung einher.[100] Die naheliegende Erklärung dafür ist, dass Sport zusammen mit anderen ausgeübt oft einfach am meisten Spaß macht und motiviert und begeistert. Schon allein das Socializing in einem entspannten Kontext tut gut.

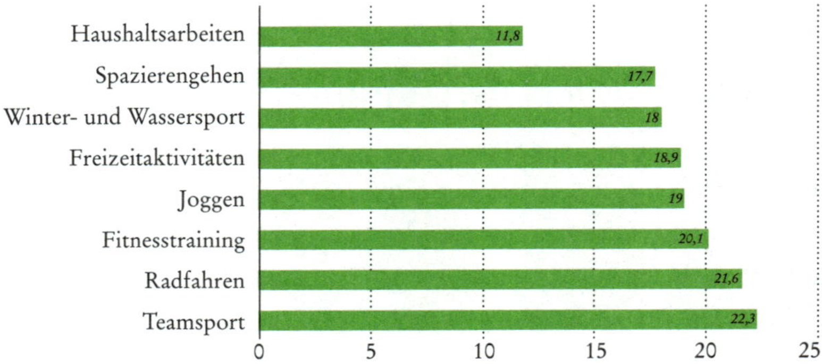

Reduktion von Stress, Depressionen und emotionalen Problemen in Prozent

Es gibt aber noch eine andere, nicht ganz so offensichtliche Erklärung. Interessant ist nämlich die Tatsache, dass der Hippocampus nicht bloß durch Bewegung, sondern auch durch geistige Anregung, konkret: durch Lernen, aktiviert wird. Aus Sicht des Hippocampus ist es in höchstem Maße anregend, wenn zusätzlich zur körperlichen Aktivität auch noch unser Grips bemüht wird, zum Beispiel, weil neue Bewegungen oder Techniken eingeübt werden oder weil man immer wieder auf seine Position relativ zur Position der anderen Teammitglieder achten muss. Auch beim Jagen und Sammeln in der afrikanischen Ursavanne waren gruppenkoordinierte Bewegungsabläufe gefordert, man musste auf Gefahren achten, Spuren lesen, seinen Weg durch unübersichtliches Gelände finden und sich auf einer Fläche von mehreren Quadratkilometern merken, wo man bereits gewesen war.

Hinzu kommt, dass für unser Gehirn das Prinzip gilt: *use it or lose it*. Entweder du benutzt deine neuronalen Verbindungen, oder sie werden bald wieder von der Bildfläche verschwinden, weil das Gehirn keine kostbaren Ressourcen verschwendet. Das trifft auch auf den Hippocampus und dessen Neurogenese zu: Die körperliche Bewegung regt zwar zur Neubildung frischer Nervenzellen an. Diese müssen dann aber auch – durch eine geistige Herausforderung – »gebraucht« werden. Erst und nur dann festigen sich die neuen Neuronen-Netzwerke im Kopf.[101]

Kommen wir zu einem Fazit: Versuch dich im Alltag so viel wie möglich zu bewegen. Wenn ich weiß, dass mir ein längeres Telefonat bevorsteht, nehme ich das Telefon mit nach draußen und gehe. Beim Wandern kommen eh die besten Gedanken! Wir empfinden Sport häufig als etwas, wofür wir keine Zeit haben, und mir selbst geht es nicht anders. Also sollte man versuchen, die Bewegung so gut wie möglich in den Alltag zu integrieren, und zwar am besten so, dass sie zum Bestandteil des Alltags wird. Wenn es auf dem Weg zur Arbeit eine Treppe gibt, nimm die Treppe, nicht den Fahrstuhl. Wenn auf einer kurzen Strecke das Fahrrad genauso schnell ist wie das Auto, nimm das Rad. Und warum nicht auch mal ein Meeting bei einem Spaziergang abhalten?

Etwa dreimal die Woche jogge ich mindestens eine halbe Stunde. Außerdem habe ich ein paar Hanteln sowie einige »Kettlebells« (Kugelhanteln), mit denen ich mehrmals die Woche trainiere. Ein Freund von mir ist von Natur aus ziemlich bewegungsfaul, hat aber so viel Spaß daran, mit seinen Kumpels Fußball zu spielen, dass er über diesen Weg – und durch feste Verabredungen – zu mindestens so viel Bewegung kommt wie ich. Andere, die ich kenne, motivieren sich mit einer Schrittzähler-App, die es teils sogar gratis gibt, zu ein paar Tausend Schritten am Tag. Bei mir funktioniert es nur, wenn ich gar nicht groß anfange, darüber nachzudenken, ob ich jetzt trainiere oder nicht, sondern einfach meinen Kopfhörer mit meiner Workout-Musik aufsetze und loslege. Sobald ich zögere, fallen mir auf Anhieb lauter Gründe ein, es lieber sein zu lassen (zu schlechtes oder zu gutes Wetter, die Arbeit, die ruft, keine Lust auf die Quälerei etc.).

Wenn ich mich trotzdem länger nicht bewegt und mir wieder einmal zu lange eingeredet habe, dass mir »einfach die Zeit fehlt«, rufe ich mir zur Motivation gern eine Studie vor Augen, die Folgendes erbracht hat. Wie US-Forscher berechnet haben, ist der Effekt von

Sport auf die Gesundheit so groß, dass man statistisch gesehen für jede Stunde, die man joggt (und wahrscheinlich gilt dies nicht nur fürs Joggen), mit 7 Stunden extra Lebenszeit rechnen darf.[102] Da man bekanntlich nicht unsterblich wird, wenn man ununterbrochen rennt, sollte man solche Hochrechnungen nicht bierernst nehmen, aber sie geben uns einen Eindruck von der Kraft der Bewegung. Mein Vorschlag also: Mach das, was ich jetzt auch mache – eine Pause. Klapp das Buch zu, dreh eine Runde und kehre dann mit etwas mehr Lebenszeit und Lebenslust zurück.

KAPITEL 4

Fasten, kalte Duschen & Sauna

»Hormesis« oder Was mich nicht umbringt, stärkt mich

In unserer heutigen Wohlstandsgesellschaft erfahren Körper und Psyche in der Regel eine geradezu gegensätzliche Behandlung: Unsere Psyche steht oft unter Dauerdruck – durch Reizüberflutung, Arbeitsstress, Rund-um-die-Uhr-Erreichbarkeit usw. Jede Form *körperlicher* Strapaze dagegen haben wir weitgehend eliminiert. Deshalb tut Sport uns ja so gut: Endlich stressen wir mal den Körper und bekommen den Kopf frei!

Wohlstand, könnte man sagen, heißt bis zu einem gewissen Grad eben dies: dass uns das Leben körperlich so wenig wie möglich belastet – während die Psyche ständig unter Strom steht. Psychische Überforderung bei körperlicher Unterforderung. Dieses Ungleichgewicht schlägt uns auf Dauer aufs Gemüt.

Sport ist ein Beispiel dafür, hier mit einer Art Gegenprogramm für etwas mehr Balance zu sorgen. Allerdings stehen uns noch weitere Mittel zur Verfügung, unseren Körper phasenweise herauszufordern, mit teils sehr schnellen und positiven Auswirkungen auch auf die Seele.

Vorübergehende, gezielte Stresserfahrungen katapultieren unseren Körper aus seinem Schlummerzustand und mobilisieren die Abwehrkräfte. Dabei gehen wir physisch, aber eben häufig auch psychisch gestärkt aus der »abhärtenden« Stress-Episode hervor. In der Wissenschaft bezeichnet man dieses Abhärtungsphänomen als »Hormesis« (griechisch für Anregung). Es ist ein bisschen wie bei Nietzsches Motto: »Was mich nicht umbringt, macht mich stärker.«[103] Auf den folgenden Seiten sehen wir uns drei »hormetische« Stressoren an, die, wie Sport, unsere Seele beleben und unser Wohlbefinden heben können.

Stressor Nr. 1: Fasten

Ein denkbar einfacher Stressor, der uns jederzeit gratis zur Verfügung steht, ist Fasten. Das kann, muss aber nicht ein tagelanges Wasserfasten sein. Es geht auch sanfter, angenehmer, etwa in Form von Intervallfasten, indem man lediglich eine oder zwei Mahlzeiten zu sich nimmt und den Rest des Tages auf Nahrung verzichtet. Oder man isst nur in einem Zeitfenster von ungefähr 8 Stunden am Tag, die übrigen 16 Stunden fastet man.

Schon kurze Fastenperioden verändern die Physiologie unseres Körpers radikal. Sobald wir 10 bis 14 Stunden nichts gegessen haben, sind die Zuckervorräte der Leber aufgebraucht. Die Leber speichert nicht mehr als 700 bis 900 Kalorien in Form von langen Glukoseketten namens Glykogen, wobei Glukose jener Einfachzucker ist, den man auch als Traubenzucker bezeichnet. Ist dieser in der Leber gespeicherte Zucker alle, muss der Körper auf eine andere Energieressource zurückgreifen: Fett.

Unsere Fettzellen fangen nun also an, einen Teil ihrer Fettsäuren abzugeben. In der Leber werden diese Fettsäuren unter anderem in

Moleküle namens Beta-Hydroxybutyrat und Acetoacetat umgewandelt. Diese Moleküle bezeichnet man auch als »Ketonkörper«.

Statt Glukose nutzt das Gehirn jetzt abgebaute Fettsäuren in Form von Ketonkörpern als Energiequelle, und dieser alternative Treibstoff verändert so einiges in unserem Oberstübchen: Beta-Hydroxybutyrat etwa wirkt anti-entzündlich und aktiviert den Nervenwachstumsfaktor BDNF (Brain-Derived Neurotrophic Factor, wie in Kapitel 3 beschrieben), was einmal mehr die Nervenzellbildung im Hippocampus ankurbelt.

Dieser metabolische Umschaltprozess von Glukose auf Ketonkörper lässt sich mit Hilfe von Sport übrigens stark beschleunigen: Wer eine Stunde joggen geht, was grob 600 Kalorien verbraucht, bei dem wird die Ketonkörperproduktion bereits vier Stunden nach der letzten Mahlzeit hochgefahren.[104] Die Kombination von Sport und Fasten kann so noch um ein Vielfaches effektiver sein!

Fasten mag nicht jedermanns Sache sein. Viele aber, die sich dazu überwinden können, berichten mitunter begeistert davon, dass sie sich geistig klarer fühlen, sie empfinden mehr innere Ruhe und sind nicht selten sogar besser gelaunt. Ja, bei so manchem hebt sich sowohl das körperliche als auch das emotionale Wohlbefinden (ich persönlich spüre diese Effekte leider erst, wenn ich endlich wieder essen darf).[105] Wie einige Studien zeigen, steigen auch im Ramadan, dem Fastenmonat der Muslime, bei dem von Sonnenaufgang bis Sonnenuntergang auf Nahrung verzichtet wird, sowohl die Energie als auch die Stimmung der Fastenden.[106]

Langzeitstudien kommen zu einem ähnlichen Ergebnis. In einer Untersuchung teilte man mehr als 200 Testpersonen per Zufallsverfahren in zwei Gruppen: Die einen sollten für die nächsten zwei Jahre (!) täglich 25 Prozent weniger Kalorien zu sich nehmen als üblich, die anderen aßen sich ganz normal satt. Der erstaunliche Effekt am Ende des Experiments: Im Vergleich zur Kontrollgruppe hatte sich die Stimmung jener Menschen, die Tag für Tag ihre Kalorienaufnahme zurückgeschraubt hatten, deutlich aufgehellt – die Teilnehmer fühlten sich weniger angespannt und berichteten über einen besseren Schlaf.[107]

Auch wenn man es natürlich nicht ganz so weit treiben muss: Wenn ein Stimmungstief droht, halte ich es als Faustregel für eine gute Idee, nicht einfach nur passiv abzuwarten, in der Hoffnung, dass sich die dunklen Wolken schon von selbst verziehen. Nein, sobald man merkt, dass die Stimmung kippt, sollte man das als Aufforderung zum Handeln verstehen, bevor die Sache ausufert und man keine Kraft mehr hat, um überhaupt noch etwas zu unternehmen. Fasten kann eine mögliche Strategie sein. Für jene, die schon allein bei dem Gedanken, die nächsten Stunden auf einen Snack verzichten zu müssen, zuverlässig schlechte Laune bekommen, bieten sich zum Glück aber noch ein paar weitere schnelle hormetische Stressoren an.

Stressor Nr. 2: Kalte Duschen

Eine andere Möglichkeit nämlich, den Körper wachzurütteln, besteht darin, diese immerwährende, mittlere Wohlfühltemperatur von guten 20 Grad, in der wir uns unnatürlicherweise den gesamten Tag – und nicht selten mehr oder weniger das ganze Jahr – über aufhalten, zeitweilig zu verlassen und den Körper mit einer ungewohnten Kälte- oder Hitzeerfahrung zu konfrontieren. Beides kann die Stimmung aufhellen.

Jeder, der schon einmal in kaltes Wasser gesprungen ist, kennt den Reflex: Rein körperlich hat der Kälteschock, den wir dabei erleben, eine gewisse Ähnlichkeit mit einer Panikattacke. Wir meinen, kaum Luft zu bekommen, wir erstarren, fangen an zu keuchen und hyperventilieren, das Herz rast, Stresshormone schießen durch die Adern, und der Blutdruck steigt.[108] All das stimuliert bereits die Gemüter. Nicht umsonst hielt schon der griechische Arzt Hippokrates Wassertherapie für ein Mittel gegen Lethargie, also einen Zustand körperlicher und psychischer Trägheit.

Der Punkt bei alledem ist: Allmählich gewöhnen wir uns an die Kälte, es gelingt uns, wieder einigermaßen durchzuatmen, wir beruhigen uns. Es ist, als würden wir unsere »Panikattacke« in den Griff bekommen. Die Kälte könnte so, wie eine Joggingrunde oder ein Work-out, unsere Stressreaktion trainieren: Wir üben uns mit Hilfe des Kältestressors in Stressresilienz. Was heißt, dass uns der nächste Schock, sei er nun körperlicher oder vielleicht auch psychischer Natur, nicht mehr ganz so stark aus der Bahn werfen wird.[109]

So weit zur Theorie. Leider gibt es nur wenig handfeste Untersuchungen dazu, ob vorübergehende »Kälteschocks« unsere Emotionsregulation tatsächlich stärken. Fragt man Outdoor-Schwimmer, die sich regelmäßig im Meer, in einem See oder Fluss bewegen, so schwören jedoch viele von ihnen gerade auch deshalb auf die Runden in der Kälte, weil sie ihrer eigenen Einschätzung zufolge gegen ihre Depressionen und Ängste wirksam sind.[110]

Dazu gehört auch der wohl weltweit bekannteste Outdoor-Schwimmer und Kälteliebhaber, der niederländische Extremsportler Wim Hof, von manchen als *Iceman* bezeichnet. Schon als Jugendlicher hatte Wim Hof seine Liebe zu kaltem Wasser entdeckt. Später, nach dem tragischen Selbstmord seiner ersten Ehefrau, der Liebe seines Lebens, mit der er vier Kinder hat, halfen ihm die Natur und die Kälte, Stück für Stück ins Leben zurückzufinden. »Das kalte Wasser hat mich geheilt«, schreibt er in seinem 2021 erschienenen Buch *Die-Wim-Hof-Methode*. Bis heute fühlt er sich besonders erquickt, nachdem er eine Stunde in einer Tonne mit Eiswasser meditiert hat.

Wim Hofs Empfehlung für uns Kälte-Novizen lautet: Schließe deine übliche warme Dusche zunächst mit 15 Sekunden kalter Dusche ab. Nach einer Woche schaffst du locker 30 Sekunden und noch eine Woche später eine Minute. »A cold shower a day keeps the doctor away!«, lautet sein Credo.[111] Ich folge seinem Rat und dusche mehrmals die Woche kalt, meist nach einem Saunagang. Und es stimmt: Man gewöhnt sich an die Kälte und hält sie besser aus. Was mich betrifft, beleben kalte Duschen und Bäder definitiv mein Gemüt.

Auch wenn größere Studien fehlen – vereinzelt tauchen in der Fachliteratur ermutigende Fallgeschichten auf, die den stimmungsaufhellenden Effekt von kaltem Wasser bestätigen. So berichtet ein britisches Forscherteam von einer 24-jährigen Frau, die seit dem Teenageralter unter Depressionen litt, ebenso wie ihr Bruder und Vater. Weder Medikamente noch Psychotherapien konnten daran fundamental etwas ausrichten.

Erst als die junge Frau unter Betreuung der Wissenschaftler ein- bis zweimal die Woche in einem kalten See schwimmen ging, besserte sich ihr Zustand. »Obwohl ich die Kälte am Anfang nicht gerade genoss, war es, als würde mir eine Last von den Schultern genommen«, erzählt sie. Die Kältetherapie schlug bei ihr so gut an, dass sie nach vier Monaten völlig auf Medikamente verzichtete. »Das Schwimmen im Freien funktioniert für mich, es bringt mich an die frische Luft und hellt meine Stimmung auf. Manchmal fühle ich mich zwar immer noch down, das hat aber dann eher mit den Herausforderungen des Lebens zu tun, und nicht so sehr mit diesem Zustand, in dem ich mich früher befand.«[112]

Stressor Nr. 3: Sauna

Es mag zwar sein, dass uns kaum etwas so belebt wie ein Sprung ins kalte Wasser – trotzdem werden die meisten von uns die umgekehrte Richtung auf dem Thermometer bevorzugen und sich, wenn überhaupt, lieber einem vorübergehenden Hitzeschock aussetzen. Eben weil wir Wärme mögen und es daher an Saunafans nicht mangelt, stehen uns in diesem Fall auch erheblich mehr Studien zur Verfügung. Sie legen nahe, dass regelmäßige Hitzestress-Episoden sowohl unserem Körper als auch unserer Psyche ausgesprochen guttun können.

Ein gebräuchlicher (finnischer, also relativ trockener) Saunagang mit einer Temperatur zwischen 80 und 90 Grad lässt unsere Körpertemperatur von 37 Grad auf ungefähr 39 Grad klettern. Das Herz wird gestresst, als würden wir eine Runde Sport treiben, der Herzschlag erhöht sich, unser Herzmuskel pumpt mehr Blut in den Kreislauf, der Blutdruck steigt.

Das Blut fließt dabei vermehrt zur Haut, was uns ins Schwitzen bringt. So verliert man bei einem Saunagang typischerweise gut einen halben Liter Flüssigkeit. Das allein ist heilsam, weil der Körper über diesen Weg deutlich mehr Leicht- und Schwermetalle loswird als sonst über den Urin (knapp viermal so viel Aluminium und 17-mal so viel Blei, um nur zwei Beispiele zu nennen).

Während wir schwitzen, steigen auch Entzündungsmarker, wie Interleukin-6 (IL-6), abermals ähnlich wie beim Sport. IL-6 jedoch aktiviert den anti-entzündlichen Immunbotenstoff IL-10. Nach dem Sauna-Stress normalisieren sich so die Entzündungswerte wieder und der Blutdruck fällt – einmal mehr wie nach einem körperlichen Training – unter Normalniveau. Vermutlich ist es kein Zufall, dass sich bei Saunagängern im Allgemeinen niedrigere Entzündungswerte und ein niedrigerer Blutdruck beobachten lassen.[113]

All dies ist gesund fürs Herz und für den Körper überhaupt. Größere Untersuchungen aus Finnland offenbaren, dass bei Männern, die zwei- bis dreimal die Woche saunieren, das Sterblichkeitsrisiko aufgrund einer Herz-Kreislauf-Erkrankung um 27 Prozent gesenkt ist im Vergleich zu Männern, die nur einmal die Woche die Sauna aufsuchen. Wer sich wöchentlich vier- bis siebenmal in die Sauna begibt, dessen Sterblichkeitsrisiko aufgrund einer Herz-Kreislauf-Erkrankung verringert sich sogar um 50 Prozent.[114]

Auch die Psyche profitiert. In einer Studie brachten US-Forscher mit Hilfe eines Infrarot-Ganzkörperwärmegeräts die Körpertemperatur einer Gruppe von depressiven Patienten vorübergehend auf 38,5 Grad. Eine Session dauerte im Schnitt gute anderthalb Stunden. Wie sich herausstellte, half schon eine einzige Hitze-Sitzung dabei, die Depression wochenlang zu lindern, auch wenn der Effekt nicht so stark war, wie man ihn bei Medikamenten für gewöhnlich sieht.[115]

Das allerdings lässt sich mit mehreren Sitzungen erreichen. In einer weiteren Untersuchung jedenfalls sollten depressive Patienten zweimal die Woche ein bis zu 30 Minuten langes, 40 Grad heißes Bad nehmen. Nach dem Bad wurden sie in warme Decken eingewickelt, wobei zwei heiße Wasserflaschen für zusätzliche Wärme sorgten. Auf diese Weise verbrachten die Teilnehmer noch zusätzlich mindestens eine halbe Stunde in der Wärme, erneut mit dem Ziel, die Körpertemperatur zu erhöhen. Die Wirkung: Bereits nach vier Sitzungen minderten sich die Symptome der Depression (unter anderem besserten sich die Stimmung wie auch der Schlaf), und der Effekt fiel in diesem Fall selbst etwas stärker aus als bei einer Behandlung mit Medikamenten.[116] Inzwischen gibt es ein halbes Dutzend Studien dieser Art, die allesamt in eine ähnliche, positive Richtung weisen.[117] Ein möglicher Wirkmechanismus ist auch hier der Nervenwachstumsfaktor BDNF, der vermehrt gebildet wird, wenn wir ein heißes Bad nehmen.[118]

Zum Schluss noch ein Tipp für einen besseren Schlaf (mehr Schlaftipps gibt es in Kapitel 6): am besten am frühen Abend saunieren oder baden. Schon allein das anschließende Absinken des Blutdrucks lässt uns schön runterkommen und wohlig schlapp werden. Darüber hinaus hilft die Hitze – auch wenn es zunächst etwas paradox klingt – dabei, unsere Körpertemperatur zu senken. Dadurch nämlich, dass das Blut vom Innern des Körpers zur Haut und zu den Händen und Füßen fließt, gibt der Körper auch lange nach dem Saunagang oder Bad noch jede Menge Hitze an die Umgebung ab, wobei unser Körper abkühlt. Das unterstützt den Schlaf-Wach-Rhythmus, weil unsere Körpertemperatur am späten Abend sinkt und nachts ihren Tiefpunkt erreicht. So führt ein heißes Bad oder eine heiße Dusche rund anderthalb Stunden vor dem Zubettgehen dazu, dass man schneller einschläft.[119]

KAPITEL 5

Naturerfahrung

Ein Wirkstoff namens Wald

Nachdem ich lange Jahre in einem Kuhdorf verbracht habe, lebe ich endlich wieder in Berlin und liebe es. Aber sosehr ich Städte und Metropolen mag: Es dürfte kein Zweifel daran bestehen, dass die Großstadt als Lebensraum auch eine Zumutung ist für ein Gehirn, das sich in den Weiten der kargen, reizarmen Savanne Afrikas entwickelt hat.

Dafür gibt es bemerkenswerte experimentelle Belege: Stresst man zum Beispiel Städter im Hirnscanner, leuchtet ihr Mandelkern stärker auf im Vergleich zu Dorfbewohnern – und je größer die Stadt ist, in der man lebt, desto ausgeprägter ist dieser Effekt. Es ist, als sei die neuronale Alarmzentrale des Großstädters empfindlicher eingestellt, wahrscheinlich weil die Stadt uns stärker beansprucht und man in ihr einfach mehr auf der Hut sein muss.[120] Umgekehrt fährt bereits ein Waldspaziergang von einer Stunde, nicht aber ein Spaziergang durch eine Einkaufsstraße in der Stadt, die Aktivität des Mandelkerns deutlich herunter.[121]

Während die Natur uns beruhigt, bombardiert die Stadt unser Gehirn geradezu mit Reizen. Man könnte sagen: Der einzige Grund, weshalb unser Gehirn in der Stadt nicht durchdreht, liegt darin, weil es verdammt gut darin ist, irrelevante Reize auszublenden. Es gibt eine Art intelligenter Filter in unserem Kopf, der alles Überflüssige (ununterbrochener Hintergrundlärm, Reklameschilder etc.) »abfängt«

und lediglich das ans Bewusstsein – gewissermaßen an uns – weiterleitet, was wirklich wichtig ist.

Wenn alles gut läuft, bekommen wir von der Filtertätigkeit unseres Gehirns nichts mit, und so tun wir uns schwer damit, sie zu würdigen. Es gibt aber Ausnahmesituationen, in denen sich die unbewusste Arbeit offenbart. Das berühmteste Beispiel dafür ist wohl das, was man als den »Cocktailparty-Effekt« bezeichnet. Stell dir vor, du bist auf einer Party, um dich herum stehen lauter Menschengrüppchen, die sich jeweils miteinander austauschen. Auch du unterhältst dich mit ein paar Leuten. Dabei konzentrierst du dich so auf die Konversation, dass du die Nachbargespräche außer Acht lässt. Dann aber hörst du plötzlich, wie in einem der Grüppchen neben dir dein Name fällt: Mit einem Mal bist du ganz Ohr und richtest deine Aufmerksamkeit auf das Gespräch deiner Nachbarn.

Wie ist es möglich, dass du deinen Namen hören konntest, wenn du doch die benachbarten Gespräche gar nicht beachtet hast? Eine Erklärung ist, dass dein Gehirn auf einer unbewussten Ebene sehr wohl mitgehört hat, Wort für Wort für Wort. Nur hat es all diese Störreize dermaßen effizient für dich ausgeblendet, dass du dich ganz auf deine Unterhaltung konzentrieren konntest – bis dein Name fiel, der umgehend ans Bewusstsein weitergeleitet wurde. Der Cocktailparty-Effekt demonstriert, wie sehr das Gehirn im Verborgenen schuftet.[122] Und je mehr da draußen los ist, desto mehr Arbeit muss es leisten.

Eine Großstadt ist, im Vergleich zur Natur, wie eine Riesen-Cocktailparty. Im Getümmel merkt man oft gar nicht, wie stark die Filterarbeit unser Gehirn fordert. Irgendwann ist man einfach erschöpft und will nach Hause! Tatsächlich kostet das Filtern und aktive Steuern unserer Aufmerksamkeit auf die wichtigen Reize jede Menge Kraft in Form von mentaler Energie (im Englischen heißt es »to *pay* attention«, man *zahlt* Aufmerksamkeit), die irgendwann schlichtweg aufgebraucht ist. Bildhaft formuliert könnte man sagen, dass das Gehirn in einer Großstadt einerseits ständig Gas gibt, was die wichtigen Inputs betrifft, dann aber auch immer wieder auf die Bremse treten muss, um alles Nebensächliche auszublenden. Dieses Stop-and-Go verbraucht besonders viel »geistiges Benzin«.[123]

Eine Vermutung – sie geht zurück auf den amerikanischen Harvard-Psychologen William James, der von 1842 bis 1910 lebte – ist, dass wir genau diese Kraft, die wir brauchen, um die Störreize in der Außenwelt wegzufiltern und unsere Aufmerksamkeit immer wieder auf das Wesentliche zu lenken, auch für »Störreize« unserer Innenwelt benötigen.[124] Man kennt das Phänomen zum Beispiel aus dem Berufsleben, in dem wir uns ja einigermaßen höflich verhalten wollen beziehungsweise müssen. Geht etwas schief oder gibt es einen Kollegen, den man nicht ausstehen kann, kann man seinem Ärger oder dem Impuls, etwas Unverschämtes zu sagen, nicht völlig freien Lauf lassen, zumindest nicht, wenn man seinen Job mag und ihn gerne noch eine Weile behalten würde. Auch in diesem Fall müssen wir auf die innere Bremse treten und die Aufmerksamkeit auf eine sozial halbwegs angebrachte Reaktion umlenken. Wie wir alle wissen, kann das gerade bei manchen Kollegen ziemlich viel Kraft kosten, die irgendwann alle ist, üblicherweise am Ende des Tages, wenn wir nach Hause zu unserem nichts ahnenden, unschuldigen Lebenspartner fahren. Kurz auf den Punkt gebracht: Laut William James speisen die Aufmerksamkeitssteuerung auf äußere Stimuli sowie die Kontrolle unserer inneren (oft negativen) Gedanken und Gefühle ihre Kraft aus *ein und derselben mentalen Energiequelle.*

Wenn das wirklich zutreffen sollte, würde das nicht nur ein erhellendes Licht auf die Psyche des Großstädters werfen, sondern auch darauf, warum gerade das heutige Online-Leben uns geistig so schlauchen kann: Ununterbrochene Arbeit am Computer, viel zu viele, meist belanglose Mails, die dennoch geprüft werden müssen, Google, Facebook, Twitter, Instagram, ständige Nachrichten, die uns locken, häufig jedoch einfach nur ablenken, während wir versuchen, uns auf unseren eigentlichen Arbeitsprozess, eine Exceltabelle oder einen wenig faszinierenden Text zu fokussieren – all das verbraucht extrem viel Aufmerksamkeitskraft.[125]

Kürzlich hat man herausgefunden, dass sich bei stundenlanger Konzentrationsarbeit Botenstoffe im Präfrontalcortex ansammeln, die in hohen Dosen nachgerade giftig für die Hirnzellen sind und ihre Funktionen beeinträchtigen – subjektiv scheinen wir diese zunehmende »Vergiftung« als mentale Erschöpfung zu empfinden.[126] Da der Präfrontalcortex so etwas wie der »Sitz unserer Selbstkontrolle« ist und unter anderem über eine Hemmung des Mandelkerns allzu ausufernde Gefühle in Schach halten kann, kommt uns im Falle einer vorübergehenden Vergiftung des Präfrontalcortex der Griff auf unsere Gefühle sowie unsere Impulskontrolle abhanden. Bei einer Depression ist der Präfrontalcortex ja wie beschrieben oft ebenfalls geschwächt. So könnte Konzentrationsarbeit über viele Stunden hinweg uns irgendwann auch regelrecht depressiv stimmen.

Es gibt allerdings, und darauf soll der Fokus in diesem Kapitel liegen, ein von uns stark unterschätztes Erholungsmittel für das überbeanspruchte Gehirn, eine Kur für unser Aufmerksamkeitssystem – eine Umgebung, von der man nicht umsonst sagt, dass sie unsere »Batterien« wieder auflädt: eben die Natur.

In den Weiten der Natur kann sich das Gehirn gehen lassen. Im Wald, in den Bergen oder an einem sanft dahinplätschernden Fluss gibt es idealerweise keine Störreize. Im Gegenteil, hier wollen wir die Reize, die uns umgeben, geradezu in uns aufsaugen. Das Gehirn muss weder filtern noch auf die Bremse treten. Es kann sich entspannen. Die Aufmerksamkeit muss nicht dauernd aktiv von uns gesteuert und umgesteuert werden, sondern wird gewissermaßen ohne Mühe unsererseits von den Reizen gelenkt. Auf diese Weise tankt unsere erschöpfte Aufmerksamkeit – und mit ihr unsere Seele – in der Natur neue Kraft.

Die Natur heilt und macht weniger aggressiv

Die Natur kann uns sogar heilen – oder doch wenigstens zum Heilprozess beitragen. Das klingt schon fast etwas esoterisch, kein Wunder also, dass diese Idee von der Wissenschaft lange Zeit nicht ernst genommen wurde.

Das änderte sich erst 1984, als ein Forscher namens Roger Ulrich eine aufsehenerregende Studie im renommierten US-Wissenschaftsmagazin *Science* veröffentlichte. Wenn du in deiner Zahnarztpraxis – so wie ich – auf einen Flachbildschirm mit eindrucksvollen Videos von Ozeanen und Wüsten und tauchenden Pinguinen starrst, hast du diesen Blick im Liegestuhl Ulrichs Studie zu verdanken.

Als Teenager hatte Roger Ulrich über Jahre hinweg wiederholt unter schmerzhaften Nierenentzündungen gelitten, viele Wochen verbrachte er zu Hause im Bett. Was ihm allerdings half, die Krankheitstage halbwegs durchzustehen, war der Anblick eines großen Kieferbaums, den er durch sein Fenster sehen konnte.[127]

Und so kam ihm später als junger Wissenschaftler folgende Idee: Er verglich die Krankenhausdaten von zwei Gruppen von stationär aufgenommenen Patienten, denen man die Gallenblase entfernt hatte. Je nachdem, welches Zimmer gerade frei war, hatten einige Patienten einen Raum mit Sicht auf eine braune Hausmauer zugeordnet bekommen, während andere sich über ein Zimmer mit Blick auf Laubbäume freuen durften. Ansonsten waren sowohl die Zimmer als auch die Behandlung so gut wie identisch.

Die Analyse der Patientendaten ergab ein bemerkenswertes Ergebnis. Bei jenen Patienten, die eine Aussicht auf etwas Natur genossen, schritt die Heilung schneller voran. Ihren Krankenschwestern zufolge waren sie körperlich wie psychisch in besserer Verfassung, brauchten weniger starke Schmerzmittel und konnten früher wieder nach Hause entlassen werden.[128] Und das alles nur aufgrund eines Fensterblicks!

Der Forscher Ulrich vermutete vor allem Stress beziehungsweise Stressreduktion hinter dem Effekt, und sicher spielt die Tatsache, dass der Blick auf Natur uns entspannt, eine Rolle. Bei näherer Betrachtung jedoch – und wie viele weitere Studien offenbaren – stellt sich heraus, dass auch unser Aufmerksamkeitssystem beteiligt ist.

In einem Fall interviewten zwei US-Forscher 145 Frauen einer sozial benachteiligten Bevölkerungsschicht in Chicago. Die Frauen im Alter von durchschnittlich Mitte 30 hatten Unterkunft in einem Sozialbau der Stadt bekommen, die jeweilige Wohnung war ihnen per Zufall zugewiesen worden.

Auch hier blickten manche Frauen vorwiegend auf Beton und Asphalt, während sich bei anderen eine Sicht auf eine Rasenfläche mit Bäumen eröffnete. Mit Fragebögen versuchten die Wissenschaftler die Aggressionsneigung der Teilnehmerinnen zu ergründen, etwa wie oft man auf Familienmitglieder (Kind, Partner) schimpfte oder diese ignorierte – bis hin zu regelrechten Prügeleien oder sogar Waffendrohungen.

Wie sich herausstellte, neigten die Frauen ohne Naturblick erheblich häufiger zu Aggressionen und Gewalt. Die Forscher fahndeten in diesem Fall auch nach einem möglichen Mechanismus, der den Zusammenhang zwischen dem Blick aufs Grüne und der Gewaltbereitschaft erklären könnte. So testeten sie zusätzlich die Aufmerksamkeitsspanne der Frauen mit einer simplen Übung. Dabei liest der Versuchsleiter eine Reihe von Zahlen laut vor, etwa »2, 5, 1 …«, und die Aufgabe besteht darin, diese Zahlen in umgekehrter Reihenfolge wiederzugeben (»1, 5, 2 …«). Je mehr Zahlen man fehlerfrei hinbekommt, desto besser die Aufmerksamkeitsspanne.

Es zeigte sich: Jene Frauen mit Wohnungen, die einen Blick auf Rasen und Bäume boten, neigten nicht bloß weniger zur Gewalt, sie verfügten auch über eine größere Aufmerksamkeitsspanne. Mehr noch, je besser die Aufmerksamkeitsspanne war, desto geringer fiel die Tendenz zur Gewalt aus. Statistische Analysen legten dabei nahe, dass sich die mehr oder weniger starke Aggressionsneigung der Frauen komplett mit Hilfe ihrer mehr oder weniger gut ausgeprägten Aufmerksamkeitsspanne erklären ließ. Anders gesagt, je geschwächter unser Aufmerksamkeitssystem ist, desto aggressiver werden wir, oder vielleicht genauer: Desto mehr lassen wir unseren Aggressionen freien Lauf. Wir haben uns nicht mehr im Griff.[129]

Ich fasse zusammen: Unsere Aufmerksamkeit wird vom zunehmend geistig fordernden Charakter unserer Arbeit, vom Multitasking-Leben – und verstärkt noch vom Leben in der Großstadt, fern der Natur – dermaßen strapaziert, dass wir chronisch unter einer »mentalen Müdigkeit« leiden, wie es die Forscher der Chicago-Studie formulieren. Das wiederum führt dazu, dass wir keine mentale Kraft mehr übrig haben, um innere Impulsen, die wir lieber noch einmal überdenken sollten bevor wir ihnen hemmungslos nachgeben, zu kontrollieren.

Wir kommen also erschöpft nach Hause, und der Nachbar lärmt mal wieder, woraufhin wir sofort ausrasten. Oder die (gemeinsame) Bude ist ein Chaos, und im Nu sind wir auf 180: »Schon wieder hat er den Müll nicht weggeräumt!« Mit einer frisch aufgeladenen inneren Batterie kann man diese Art von Wutgedanken, die in jedem von uns immer mal wiederauftauchen, erst einmal in Ruhe sacken lassen und die Aufmerksamkeit dann vielleicht auf eine, mit Blick auf das langfristige Liebesglück, diplomatischere Reaktion lenken. Nicht so an einem Tag, an dem jegliche geistige Bremskraft verbraucht ist. So betrachtet, können Bäume sogar unsere Beziehung retten!

Eine Wanderung im Grünen hilft gegen Grübeln

An dieser Stelle könnte man sich fragen: Aber wieso gerade Bäume? Weshalb Natur? Warum nicht einfach den Fernseher oder die Playstation einschalten? Wenn ich fernsehe, sauge ich auch alle Reize in mich hinein! Ich muss nicht auf die mentale Bremse treten und kann mich herrlich entspannen …

Das stimmt zwar, und nichts gegen einen gemütlichen Fernseh- oder Spieleabend, allerdings gibt es da einen fundamentalen Unterschied zum Ausflug in die Natur: Fernsehbilder sind meist extrem hektisch. Wir nehmen die flimmernden Bilder in uns auf, ja, aber üblicherweise haben wir es auch hier wieder mit einer krassen Reizüberflutung zu tun, die so in der Realität kaum vorkommt.

Die Natur dagegen übt eine »sanfte Faszination« auf unser Gehirn aus, wie der US-Psychologe Stephen Kaplan von der University of Michigan in Ann Arbor sagt, der diese Theorie von der Natur als »aufmerksamkeitsrestaurierende« Kraft entwickelt hat. Ein Park, ein See, in dem die Sonne glitzert, das Meer: All das stimuliert die Sinne, ist aber nicht überstimulierend wie ein Actionfilm oder Videospiel.

Die Reize der Natur bleiben oft gleich oder wiederholen sich mit leicht spielerischen Variationen wie zitternde Laubblätter im Wind oder Meereswellen. Die sanfte Berieselung wirkt wie eine Massage auf unseren Aufmerksamkeitsmuskel, der alles andere als überfordert, sondern geradezu verwöhnt wird. Es tut sich was, und das ist auch angenehm, es tut sich aber nicht so viel, dass es auch nur im Geringsten anstrengend wirken würde.

In einer Studie schickte man eine Gruppe von Testpersonen für ein paar Tage in einen Backpacker-Wilderness-Urlaub, während andere

Gruppen Urlaub fernab der Wildnis oder gar keinen Urlaub machten. Davor und danach mussten alle Teilnehmer einen Text Korrektur lesen. Es zeigte sich: Die Backpacker schnitten am Ende besser ab als zuvor – sie fanden nach dem Ausflug mehr Fehler, während die anderen sich sogar verschlechtert hatten. Anscheinend hatte die Naturerfahrung einmal mehr die Aufmerksamkeit geschärft.[130]

Dieser Effekt stellt sich selbst dann noch ein, wenn man den Testpersonen lediglich Bilder mit Naturszenen zeigt: Schon allein das Betrachten solcher Fotos steigert anschließend ihre Fähigkeit, eine Zahlenfolge in umgekehrter Reihenfolge wiederzugeben, während sich nach der Präsentation von urbanen Fotos in der Hinsicht nichts tut.[131] Ein Film mit ruhigen Naturszenen dürfte somit, im Gegensatz zum hektischen Spielfilm, ebenfalls einigermaßen erholsam für unser Aufmerksamkeitssystem sein.

Wenn unsere Aufmerksamkeit nachlässt, wenn wir mental müder und müder werden, heißt das verhängnisvollerweise nicht, dass unsere Gedanken oder Gefühle schwächer werden würden. Nein, sie sprudeln weiter aus dem Unbewussten hervor. Das, was nachlässt, ist unsere Fähigkeit, diese Impulse frühzeitig zu erkennen und dann so aufmerksam zu sein, dass wir ihnen nicht ungehemmt nachgeben. Sind wir geistig erschöpft, folgt auf einen Reiz (die Bude ist ein Chaos) fast zwangsläufig die entsprechende Reaktion (Wutausbruch). Nur wenn man selbst so geistesgegenwärtig ist, dass man seinen Ärger in sich aufkeimen spürt, bekommt man die Chance, diesem Impuls nicht sklavisch zu folgen, sondern ihn verrauchen zu lassen.

In einer geistig erschöpften Verfassung dagegen werden wir – nicht zuletzt aufgrund des geschwächten Präfrontalcortex – schnell zu einem nicht mehr sehr wehrhaften »Opfer« unserer Gedanken und Gefühle. Indem die Natur unser Aufmerksamkeitssystem regeneriert, erhöht sie unsere Geistesgegenwart, und damit stärkt sie zum Beispiel auch die Kontrolle über unsere Sorgen und Ängste. Eine Sorge führt jetzt nicht mehr automatisch gleich zur nächsten, bis wir uns vollends in ein Stimmungstief hineingegrübelt haben.

Tatsächlich erweisen sich Spaziergänge in der Natur damit auch als gutes Mittel gegen jenes gedankliche Wiederkäuen namens Rumination, das so kennzeichnend ist für Depressionen, wie ein Forscherteam der Stanford-Universität herausgefunden hat. Die Wissenschaftler teilten ihre Versuchskaninchen wie üblich in zwei Gruppen. Die einen sollten anderthalb Stunden durch die Stadt spazieren, die anderen machten in dieser Zeit eine Naturwanderung.

Vorher und nachher legte man den Teilnehmern einen »Ruminationsfragebogen« vor, mit Statements wie »meine Aufmerksamkeit ist häufig auf Gedanken von mir fokussiert, von denen ich mir wünschte, dass ich sie auch mal abschalten könnte«. Außerdem schob man sämtliche Testpersonen nach dem Spaziergang in einen Kernspintomographen, um die Effekte des Spaziergangs auf ihren Gehirnzustand auch bildlich auszuloten.

Der Befund: Jene Teilnehmer, die kurz zuvor anderthalb Stunden in der Natur verbracht hatten, litten nach eigener Auskunft – erfasst mit dem Ruminationsfragebogen – weniger unter unangenehmer Grübelei. Zugleich war bei ihnen die Aktivität in einem Areal im frontalen Hirn heruntergefahren, den man mit gedanklichem Wiederkäuen in Verbindung bringt.[132]

Unterm Sternenhimmel schrumpft unser Ego

Bisher bin ich vor allem auf den Aspekt der Aufmerksamkeitsregeneration eingegangen, dabei ist die Natur bekanntlich mehr als eine Tankstelle für mentalen Treibstoff. Ein Grund, weshalb wir in der Natur seelisch aufatmen, rührt ja auch daher, dass wir beim Anblick des Atlantiks oder auf einer Bergspitze inmitten der Alpen mit unserem ganzen Organismus spüren, dass wir »nur« ein winziger Teil von etwas unfassbar Großem sind.

Unsere Probleme werden in Relation gerückt, unsere Sorgen abgeschwächt. Unter einem Sternenhimmel gerät man typischerweise weniger in ein gedankliches Wiederkäuen, eher in ein philosophisches Staunen und Reflektieren. Unser Tunnelblick weitet sich. Das Ego mit seinen Problemchen und Kränkungen schrumpft. Angesichts des unermesslichen Kosmos, der uns umgibt, fühlt sich unser eigenes Ich weniger gewichtig, weniger schwer an, und es kann sogar sein, dass diese nagende Stimme in unserem Kopf, die uns normalerweise ständig nervt, für einen Moment verstummt vor lauter Ehrfurcht: Es ist, als würde es uns mental den Atem verschlagen, und das hat etwas Entlastendes.

Auch wenn es schwierig sein mag, ein derart komplexes Phänomen wissenschaftlich zu erfassen, ohne es zu verflachen, so gibt es doch einige Erkenntnisse, die diese Überlegungen untermauern und noch etwas konkretisieren. Zeigt man zum Beispiel Testpersonen im Kernspintomographen Videos von imposanten Landschaften, von Bergen, Ozeanen, Zugvögeln oder Wasserfällen, lässt sich eine relative Aktivitätsabnahme in einem Gehirnnetzwerk namens »Default Mode Network« oder »Ruhenetzwerk« beobachten (im Vergleich zu anderen Videos, wie beispielsweise von einem Traktor).[133]

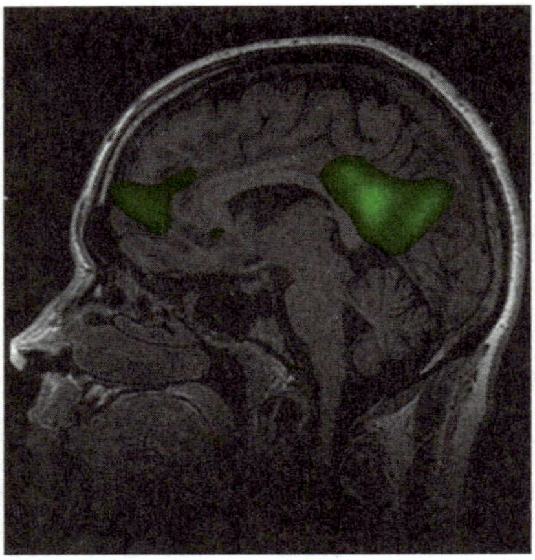

Abb. 5.1 Das Bild zeigt einen Längsschnitt durch Kopf und Gehirn, links ist das Gesicht, rechts der Hinterkopf. Die beiden grün markierten Bereiche stellen zwei wichtige Regionen des sogenannten Default Mode Network oder Ruhenetzwerks dar. Die Region links vorne ist der Teil des Präfrontalcortex, der mittig im Gehirn liegt und deshalb als medialer Präfrontalcortex bezeichnet wird. Beim Areal rechts handelt es sich um den sogenannten posterioren cingulären Cortex. Das Ruhenetzwerk wird vor allem dann aktiv, wenn wir unsere Aufmerksamkeit von der Außenwelt abziehen und uns unserer inneren Welt zuwenden, unseren Plänen, Fantasien oder Grübeleien. Versetzen uns Naturbilder in Ehrfurcht, scheint sich das Ruhenetzwerk, das manche mit unserem Ego in Verbindung bringen, herunterzufahren.

Dieses Ruhenetzwerk, das sich aus mehreren Hirnregionen zusammensetzt, die in einem regen Austausch miteinander stehen, wurde vor Jahren entdeckt, als ein Forscher folgenden Geistesblitz hatte: Üblicherweise konfrontiert man Testpersonen im Kernspintomographen ja mit einer bestimmten Aufgabe, um dann zu ergründen, wie sich die Hirnaktivität dabei verändert. Was aber tut das Gehirn eigentlich, wenn die Aufgabe zu Ende ist? Was geschieht in unserem Kopf in den Pausen zwischen den Aufgaben?

Wie sich herausstellt, macht das Gehirn selbst dann keineswegs eine Pause. Stattdessen schlägt die Stunde des Default Mode Network: Unsere Fantasie blüht auf, wir schmieden Pläne oder machen uns Sorgen um etwas, das uns bevorsteht. Erst wenn uns die Außenwelt mit ihren Problemen in Ruhe lässt, können wir uns endlich wieder den Problemen im Kopf zuwenden! So geraten wir ins Grübeln und Ruminieren.

Wie man sich vorstellen kann, ist das Ruhenetzwerk bei depressiven Menschen hyperaktiv:[134] Die Gedanken kreisen beständig um das eigene Ich, darum, was man alles verbockt hat im Leben, wo man überall versagt hat und wie wertlos man doch ist.

Kurz und sehr vereinfachend gesprochen: Wenn sich so etwas wie ein Ego im Gehirn ausfindig machen lässt, dann kommt das Default Mode Network dem einigermaßen nahe.[135] Und ebendieses Hirnnetzwerk beruhigt sich beim Anblick von Ehrfurcht einflößenden Naturbildern. Es ist, als hätte Natur – wenn sie sich uns in ihrer ein-

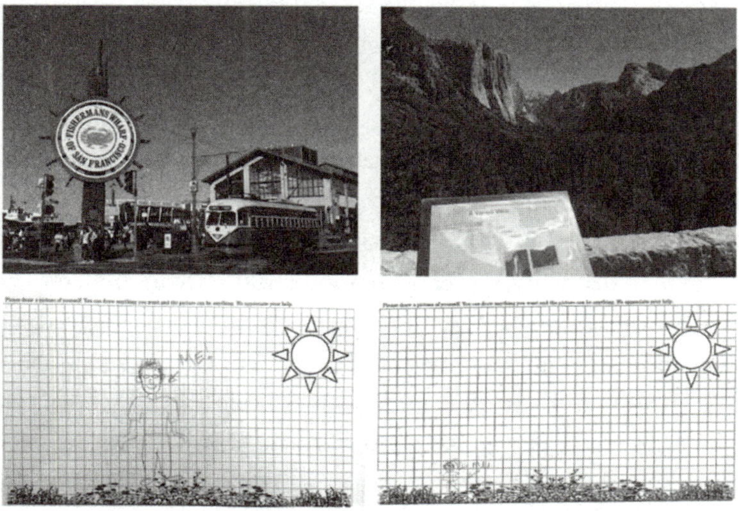

Abb. 5.2 Menschen malen sich selbst kleiner inmitten einer imposanten Naturlandschaft. Das Praktische am Rautenpapier, das die Forscher für ihre Studie benutzten, ist, dass man bei der Auswertung nur die Quadrate zählen muss, die mit der Zeichnung der Person (oder dem Wort »Ich«) gefüllt sind. So kann man leicht einen quantitativen Vergleich zwischen der Selbstzeichnung in der Stadt und in der Natur vornehmen.[136]

drucksvollen Größe präsentiert – die Kraft, unser Ich mitsamt seinen Alltagsängsten in den Hintergrund rücken zu lassen, was die Stimmung heben kann.

In einem Versuch baten Wissenschaftler eine Gruppe von Touristen, sich selbst zu zeichnen, wobei die Touristen sich einmal in einem Hafenviertel von San Francisco befanden, während andere sich im imponierenden Yosemite-Nationalpark in Kalifornien aufhielten, umringt von weitläufigen Waldflächen und gewaltigen Granitfelsen. Wie sich zeigte, zeichnen Menschen sich selbst in einer eindrucksvollen Naturlandschaft kleiner als in einer Stadt. Aufgefordert, die Zeichnung mit »Ich« zu kennzeichnen, schreiben sie auch das in kleinerer Schrift: Unser Ich fühlt sich in der Natur buchstäblich kleiner an – kleiner nicht im Sinne von wertlos, sondern als Teil eines großen Ganzen.[137]

Und da das Ich auch eine Last sein kann, insbesondere, wenn man sich selbst als negativ wahrnimmt (»ich bin ein Versager«), kann die Natur selbst Depressionen bis zu einem gewissen Grad lindern. Jedenfalls wirkt zum Beispiel eine Psychotherapie durchgeführt in einer Waldumgebung nachweisbar besser als in einem Krankenhaus.[138]

Fragt man depressive Patienten, was eine Therapie in der Natur für sie so angenehm macht, tauchen häufig Sätze auf wie: Die Natur ist, wie sie ist, sie urteilt nicht, sie lässt mich so sein, wie ich bin.[139] Gerade in depressiven Menschen tobt ja oft – wie in milderer Form in vielen von uns – ein Kampf mit sich selbst, mit diesem inneren Kritiker, der uns Schuldgefühle einredet oder ein Gefühl von Wertlosigkeit vermittelt. Es ist ein Kampf, den es in der Natur schlicht nicht gibt. Die Natur ist ruhig, robust, resilient. Man könnte sagen: Die Natur akzeptiert sich so, wie sie ist. Sie ist mit sich im Einklang und nimmt auch jeden Sturm stoisch hin. Diese »Haltung« der Stärke, Gelassenheit und Akzeptanz färbt womöglich auf uns ab, wenn wir uns in die Natur begeben.

Aber auch jenseits von Depressionen kann man sagen: Jeder von uns atmet im Freien auf, wir fühlen uns ausgeglichener, wohler. Ein britischer Forscher namens George MacKerron hat dies überzeugend nachgewiesen, und zwar anhand von Millionen von Datenpunkten, die er mit Hilfe einer Handy-App (»Mappiness-App«) sammelte. Wer die App installiert hat, der oder die bekommt einmal oder mehrmals täglich einen Ton zu hören, woraufhin man aufgefordert wird, ein paar Fragen zu beantworten, zum Beispiel, ob man sich momentan drinnen oder draußen aufhält und wie man sich gerade fühlt. Zugleich wird per GPS erfasst, wo man sich befindet.

Wie die Auswertung des immensen Datensatzes zeigt, sind wir Menschen nirgends so glücklich wie draußen in der Natur. Unser Glück hängt eben nicht nur davon ab, ob wir einer sinnvollen Tätigkeit nachgehen oder ob wir mit guten Freunden zusammen und halbwegs gesund sind, sondern auch von der schlichten Frage, *wo* wir uns aktuell aufhalten. Sind wir von Natur umgeben, ist unser Wohlbefinden konsistent am größten, am allergrößten übrigens – MacKerrons App-Studien zufolge – in Küstenregionen.[140]

Ist das Aufmerksamkeitsdefizit-Syndrom ein Naturdefizit-Syndrom?

Wie bei der Bewegung tut sich allerdings auch beim Thema Natur eine Kluft auf zwischen dem, was wir wissen, und dem, wie wir handeln. Es ist, als würden wir die Erkenntnisse der Forschung im Alltag dann doch nicht so richtig ernst nehmen. Etwas in uns empfindet es als eine Art von Luxus oder Zeitverschwendung, wenn wir uns am helllichten Tag eine halbe Stunde auf eine Parkbank setzen, um dem Zwitschern der Vögel oder dem Rascheln der Blätter zu lauschen. Lieber verbringen wir unsere gesamte Zeit in (nicht selten schlecht beleuchteten) Büros oder den vier Wänden unserer Wohnung.

Vor allem für Kinder ist diese Entwicklung verhängnisvoll. Es gibt Regionen in Asien, wo Kinder und junge Menschen so wenig an die frische Luft kommen, dass bereits mehr als 90 Prozent der Teenager unter Kurzsichtigkeit leiden. In Seoul zum Beispiel, der Hauptstadt Südkoreas, sind sage und schreibe 96,5 Prozent der 19-jährigen Männer kurzsichtig.[141] Die Netzhaut braucht eine Mindestmenge Sonnenlicht als Stimulation, damit das Auge – unter dem Einfluss des Botenstoffs Dopamin – nicht unkontrolliert wächst und sich im Laufe der Entwicklung richtig formen kann (Kurzsichtigkeit beschleunigt sich im Winter). Aber viele Kinder und Jugendliche in einigen asiatischen Ländern sehen die Sonne so gut wie nie, aus Sicht ihrer Augen herrscht ewiger Winter.[142] Hinzu kommt, dass sie über Stunden hinweg auf Bücher, Texte, Smartphones, iPads und andere Bildschirme starren. Ihren Augen fehlt nicht nur das Licht, sondern auch der Blick ins Weite. Die künstliche Lebenswelt, die wir erschaffen und in die wir uns zunehmend zurückgezogen haben, zieht eine Störung nach sich, die wir dann mit Brillen künstlich wieder korrigieren müssen.

Etwas Vergleichbares triff auf die Psyche zu. Wir halten unsere Kinder in beträchtlichem Maße von der Natur fern und haben sie in Klassen- und Kinderzimmer hineinversetzt, wo sie möglichst stillsitzen und sich auf geistigen »Stoff« konzentrieren sollen. Selbstverständlich hat all das seinen Sinn und Zweck, und doch ist sonderbar, dass wir uns angesichts der künstlichen Welt, in der sich unsere Kinder tagein, tagaus befinden, über so etwas wie Aufmerksamkeitsdefizite und Hyperaktivität wundern und dann im Grunde so tun, als seien es die Kinder, die »gestört« sind.

Der Umstand, dass Aufmerksamkeitsdefizit-Störungen in den vergangenen Jahrzehnten um sich gegriffen haben,[143] ist in Zusammenhang mit unserer Entfernung und Entfremdung von der Natur vermutlich besonders relevant. Denn Kinder mit ADHS (Aufmerksamkeitsdefizit-Hyperaktivitätsstörung) haben vor allem ein Problem mit der aktiven Steuerung ihrer Aufmerksamkeit auf für sie eher langweilige oder anstrengende Materie wie eben Lernstoff. Drückt man denselben Kindern ein Tablett mit *Minecraft* in die Hand, können sie sich plötzlich phänomenal gut konzentrieren. Es ist, als sei bei diesen Kindern jener innere Akku, dessen Energie wir für das mühevolle Umlenken der Aufmerksamkeit auf das »Wesentliche« brauchen, von Anfang an nur halbvoll. Interessanterweise haben ADHS-Kinder nicht selten auch Schwierigkeiten mit der Impulskontrolle und neigen vermehrt zu Aggressionen. Wie also wäre es mit etwas mehr Natur? Würde das nicht gerade diesen Kindern guttun?

Doch, würde es. In einer Studie untersuchte man Kinder zwischen 7 und 12 Jahren mit einer ADHS-Diagnose. Mal ging man 20 Minuten mit ihnen durch einen Park, mal (eine Woche später) durch die Innenstadt oder die Gegend, in der die Kinder wohnten. Das Resultat: Nur der Spaziergang durch den Park führte dazu, dass auch die ADHS-Kinder bei der bereits mehrfach erwähnten Zahlenaufgabe besser abschnitten. Der Effekt war so ausgeprägt, dass die Kinder nach dem Parkspaziergang nicht mehr von anderen, »normalen« Kindern zu unterscheiden waren. Er glich von der Größenordnung jenem, den man auch bei der Gabe des gängigen Medikaments Ritalin sieht, dessen Wirkstoff Methylphenidat ist, eine den Amphetaminen chemisch verwandte Substanz.[144]

Es ist wie bei den kurzsichtigen Kindern in Teilen Asiens: Aus Sicht unserer Entwicklungsgeschichte betrachtet, haben wir unsere Kinder von der Savanne in eine artifizielle Umgebung fern der Natur umgesiedelt, was zu einer »Störung« führt, die wir mit Hilfe eines Medikaments wieder ins Lot zu bringen versuchen. Wir doktern an den Symptomen herum, ohne die wahre Ursache zu beheben.

Tatsächlich werfen die Befunde den Verdacht auf, dass es sich bei der Aufmerksamkeitsdefizit-Störung zumindest teils auch um eine »Naturdefizit-Störung« handelt.[145] Wir verabreichen Ritalin, obwohl der Grund für mangelnde Konzentrationsfähigkeit ja wohl kaum auf ein allgemeines, plötzlich aufgetauchtes Ritalindefizit in den Köpfen unserer Kinder zurückzuführen ist. Statt Sonnenlicht gibt es relative Dunkelheit und Brillen. Statt Natur Innenräume und Ritalin. Es geht mir nicht darum, Ritalin oder die »böse« Pharmaindustrie in Bausch und Bogen zu verteufeln. Natürlich ist eine Brille praktisch, und Ritalin hilft zweifellos vielen Kindern. Eventuell wäre es jedoch auch eine Überlegung wert, bei alledem die eigentliche Ursache der Probleme nicht ganz aus dem Auge zu verlieren.

Konkret heißt das: Wir sollten mehr rausgehen. Wieder Verbindung aufnehmen mit jener Welt, die uns einst hervorgebracht hat. Die Natur ist kein Luxus, wie nicht zuletzt die oben genannten Beispiele nahelegen. Nein, die Natur ist eher umgekehrt das Elementarste überhaupt. Auf Wiesen spielen, auf Bäume klettern, Natur erfahren, den Wald erleben mit Haut und Haar (*shinrin-yoku*, wie man in Japan sagt, »Waldbaden« oder »die Atmosphäre des Walds in sich aufnehmen«) – das ist nicht entbehrlich. Es ist lebensnotwendig.

Für Kinder sowieso, doch auch für uns Erwachsene. Man könnte nämlich sagen, dass wir Online-Stadtneurotiker uns im Laufe des Tages nach und nach in nichts anderes verwandeln als in vorübergehende ADHS-Patienten. Wir brauchen zwar (meist) kein Ritalin, dafür aber unser Koffein. Und klar steigert Koffein kurzfristig unsere Konzentration, sie bringt unsere ausgelaugte Aufmerksamkeit für ein paar Stunden auf Trab und hilft uns zu fokussieren. So richtig entgiften und erholen aber tut sich unser strapaziertes Gehirn davon nicht. Im Gegenteil, am Ende des Tages fühlen wir uns nur noch erschöpfter. Irgendwann können wir uns trotz Kaffee nicht mehr konzentrieren, lassen uns von allem ablenken und werden zunehmend gereizt und irritiert.

Wir sollten also rausgehen, wann auch immer es die Situation zulässt. Wie bei der Bewegung ist dabei die Frage nach der exakten Naturdosis, die optimal für unser körperliches und seelisches Wohlbefinden wäre, schwer und vielleicht gar nicht zu beantworten. Es hängt ja sehr von der persönlichen Situation ab: Ist meine Aufmerksamkeit gerade besonders gefordert und erschöpft? Gehöre ich zu den eher Hyperaktiven? Befinde ich mich in einem Stimmungstief? Dennoch: In einer Studie kam ein internationales Forscherteam anhand der Daten von fast 20000 (erwachsenen) Menschen zu dem Schluss, dass zwei Stunden Draußensein die Woche eine gute, grobe Minimaldosis darstellt.[146]

Es gibt aber auch differenziertere Empfehlungen. So haben einige Forscher damit angefangen, so etwas wie »Naturpyramiden« zu erstellen – in Anlehnung an die bekannten Ernährungspyramiden.[147] Ganz unten, im Sockel einer solchen Pyramide, landet das, was man im Alltag häufig »zu sich nehmen« sollte: Also jeden Tag sollte man einfach mal in den Garten, in einen Park oder auf eine Wiese gehen, wahrscheinlich reicht auch schon ein Platz mit einem Springbrunnen. Es geht darum, in Kontakt mit den Elementen zu treten, Verbindung zur Natur aufzunehmen und unserem Aufmerksamkeitssystem eine kurze Verschnaufpause zu genehmigen.

Auf der nächsthöheren Stufe kommen die wöchentlichen Aktivitäten wie ein Ausflug zum See, oder man gönnt sich ein längeres Waldbad. Ganz an der Spitze der Pyramide kämen dann die großen Urlaube: ein- oder zweimal im Jahr der Reizüberflutung mal so rich-

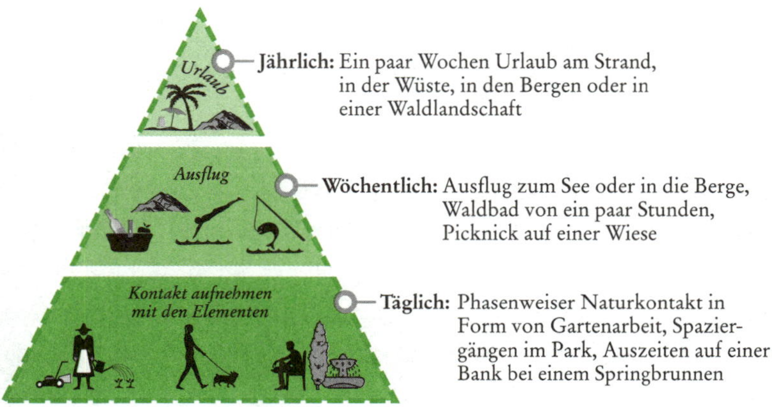

Urlaub
Jährlich: Ein paar Wochen Urlaub am Strand, in der Wüste, in den Bergen oder in einer Waldlandschaft
Ausflug
Wöchentlich: Ausflug zum See oder in die Berge, Waldbad von ein paar Stunden, Picknick auf einer Wiese
Kontakt aufnehmen mit den Elementen
Täglich: Phasenweiser Naturkontakt in Form von Gartenarbeit, Spaziergängen im Park, Auszeiten auf einer Bank bei einem Springbrunnen

tig den Rücken kehren und sich in die Berge, in den Wald oder ans Meer zurückziehen. Herrlich!

Ich weiß, all das ist wie immer einfacher gesagt als getan. Ich denke, letztlich hängt die Frage, ob wir im Alltag wirklich ins Handeln kommen, davon ab, wie überzeugt wir davon sind, dass wir uns mit dem, was wir uns da vornehmen, auch wirklich etwas Gutes tun. Was mich betrifft, scheint das in diesem Fall recht klar zu sein.

Ich habe durch die Beschäftigung mit dem Thema die Natur neu wertschätzen gelernt – zum Beispiel die große, mächtige Linde, die ich von meinem Arbeitszimmer aus sehen kann, oder die Waldabschnitte auf dem Fußweg zur Schule meines Sohns. Ich nehme die Natur aufmerksamer wahr, nehme mir mehr Zeit, in sie »einzutauchen«, und bin fasziniert von ihrer Schönheit und Stille. Wahrscheinlich spielt dabei auch eine Rolle, dass mir, wie den meisten von uns, gerade in den vergangenen Jahren noch einmal eindringlicher als je zuvor bewusst geworden ist, wie sehr wir die Natur mit Füßen treten und sehenden Auges zerstören, als sei sie nichts wert oder selbstverständlich. Und rührt diese verhängnisvolle Geringschätzung nicht auch daher, dass wir uns im modernen Leben so weit von den Elementen entfernt haben? Würde es uns gelingen, wieder mehr Nähe zur Natur herzustellen, würden wir täglich mit ihr in Kontakt treten, dann würden wir wohl auch unmittelbarer spüren, dass wir mit unserer Rücksichtslosigkeit nicht bloß etwas »da draußen«, sondern einen Teil von uns selbst, von unserem eigenen seelischen Wohlbefinden zerstören.[148]

In der Natur erholt sich unsere strapazierte Aufmerksamkeit, regeneriert und schöpft frische Energie. Wie wir gesehen haben, rührt der Erholungs- und Erfrischungseffekt dabei nicht zuletzt daher, dass die übliche Reizbombardierung, mit der uns die Großstadt und das multimediale Leben konfrontiert, in der Natur verschwindet.

Noch radikaler wird die Reizreduzierung bei jenem wohl effizientesten Erholungsmittel überhaupt, mit dem wir unseren Körper und

Geist jede Nacht eine regenerierende Verschnaufpause gönnen: dem Schlaf. Gerade wenn wir uns im Schlaf gegenüber den Reizen der Außenwelt in hohem Maße abschotten, kann die Innenwelt im Kopf aufblühen, wie es im Traum geschieht. Beides, sowohl der Schlaf wie auch der Traum, können tatsächlich so heilsam für unser Seelenleben sein, dass sie einer Art Psychotherapie über Nacht gleichkommen – Thema des nächsten Kapitels.

KAPITEL 6

Schlaf & Träume

Psychotherapie über Nacht

Kaum etwas verdirbt uns so zuverlässig die Stimmung wie Schlafmangel. Unausgeschlafen zu sein ist ja fast ein Synonym für schlechte Laune. Wir kennen es von uns selbst, und wem es auf wundersame Weise doch fremd sein sollte, der muss nur darauf warten, bis das erste Kind da ist. Nun werden wir gleich doppelt damit konfrontiert: Nicht nur, dass wir selbst chronisch unausgeschlafen sind, als Bonus verwandelt sich auch unser zuckersüßer Nachwuchs regelmäßig in ein nicht wiederzuerkennendes Monster, bloß weil der Mittagsschlaf einen Hauch zu kurz ausfiel. Schlaf ist für unser Wohlbefinden so elementar, dass Schlafentzug bekanntlich sogar als Folterinstrument eingesetzt werden kann. Dass Schlaf und seelische Ausgeglichenheit zusammenhängen, ist somit klar. Aber warum ist das so? Wie bewirkt ausreichend Schlaf diesen stimmungsaufhellenden Effekt?

Natürlich gibt es dafür zunächst eine sehr naheliegenden Erklärung, die direkt an das Thema des letzten Kapitels anschließt: Im Schlaf erholen sich Körper, Gehirn und Geist. Wir tanken – wie in der Natur – neue mentale Kraft. Unsere Aufmerksamkeitsbatterien sind nach einer guten Nacht wieder voll aufgeladen, was dazu führt, dass wir zum Beispiel weniger schnell zum Spielball unkontrollierter Impulse und Gedanken werden.

Wie man neuerdings weiß, können im Schlaf außerdem Gifte, die sich tagsüber im Gehirn angesammelt haben, geradezu aus dem Gehirn herausgespült werden, was vermutlich ebenfalls zur geistigen Erfrischung beiträgt.[149]

Darüber hinaus verarbeitet das Gehirn während des Schlafs aufwühlende oder belastende Ereignisse des Tages, die uns dann am nächsten Tag, nachdem wir eine Nacht drüber geschlafen haben, bereits etwas weniger schwer auf der Seele liegen. So zeigte beispielsweise der US-Schlafforscher Matthew Walker von der Universität von Kalifornien in Berkeley in einem Versuch Testpersonen im Kernspintomographen emotionale Bilder von Haien, Schlangen oder einem Mann, der mit einer Pistole direkt auf den Betrachter zielt. Zwölf Stunden später bot er dieselben Bilder noch einmal dar.

Es gab zwei Gruppen. Die eine Hälfte sah die Bilder morgens und dann zum zweiten Mal abends. Die andere Hälfte der Teilnehmer betrachtete die Bilder abends, legte sich schlafen, und erst am nächsten Morgen folgte Runde zwei.

Der Befund: Jene, die tagsüber wach geblieben waren, reagierten beim zweiten Durchgang noch genauso heftig auf die Bilder – es war, als hätte bei ihnen kaum eine emotionale Verarbeitung stattgefunden. Der Mandelkern schlug bei der zweiten Darbietung ebenso kräftig Alarm wie bei der ersten, und auch an den unangenehmen Gefühlen der Teilnehmer hatte sich nichts verändert. Ganz anders die Testpersonen, die geschlafen hatten: Als sie die emotionalen Bilder am Morgen zum zweiten Mal sahen, fielen bei ihnen sowohl die Reaktion des Mandelkerns wie auch die unangenehmen Gefühle erheblich sanfter aus.[150]

Nicht zuletzt unsere Träume spielen bei der Verarbeitung emotionaler Ereignisse eine entscheidende Rolle. Wenn unser Gehirn im Traum die Erlebnisse des Tages oder auch länger zurückliegende emotionale Erfahrungen noch einmal rekapituliert, kommen Mandelkern und Hippocampus auf Hochtouren.[151] Es ist, als würde das Gehirn versuchen, bewegende Ereignisse, die wir erlebt haben, in ein Gesamtbild, in die Geschichte unseres Lebens, einzuordnen, wobei der Hippocampus als neuronaler Geschichtenerzähler bekanntlich eine wichtige Rolle spielt. Die Gefühle können dabei auch ein Stück weit von der puren Erinnerung an dem Ereignis entkoppelt und gelöst werden, so dass irgendwann selbst einst erschütternde Erfahrungen oder Traumata ihre überwältigende Intensität verlieren.[152]

Ob allerdings der Traum diese heilsame Wirkung entfaltet, hängt entscheidend von der Art des Traums ab, wie eine Chicagoer Schlafforscherin namens Rosalind Cartwright entdeckt hat. Die Wissenschaftlerin untersuchte unter anderem die Träume von Frauen, die aufgrund einer schwierigen Trennung von ihren Ehepartnern in eine Depression geraten waren. Wie man sich denken kann, träumten die Frauen regelmäßig von ihrem Partner.

Diese Träume erwiesen sich jedoch als sehr unterschiedlich. So waren die Träume mancher Frauen eher kurz und erstaunlich kühl, unemotional. »Ich träumte von meinem Mann, der mit dieser Frau ausging, mit der er arbeitete. Das ist alles, woran ich mich erinnern kann«, beschrieb zum Beispiel eine Frau einen ihrer typischen Träume.

Andere Frauen träumten weitaus intensiver, komplexer. Sie waren in ihren Träumen nicht lediglich passive Beobachterinnen, sondern handelten aktiv, und die Trennung von ihrem Mann mischte sich häufig mit Bildern aus der Vergangenheit und wurde so in einen größeren Kontext eingebettet. Eine Frau schilderte beispielsweise ausführlich eine Party, die im Haus stattfand, in dem sie aufgewachsen war, und zu der viele ihrer alten Klassenkameraden gekommen waren. Als sie herausfand, dass auch ihr Ex auf der Party war, ging sie beherzt auf ihn zu, woraufhin der sich vor allen entblößte. Die Frau schämte sich, spürte aber zugleich, dass diese Scham nicht sie betraf, nein, sie schämte sich für ihren Ex-Mann und verließ dann relativ gelassen den Schauplatz. Es war, als würde ihr der Traum dabei helfen, sich emotional von ihrem ehemaligen Mann zu distanzieren.

Die Forscherin Cartwright stand über viele Monaten mit den Frauen in Kontakt. Schließlich fiel ihr bei ihren Analysen der Träume ein Muster auf: Bei jenen Frauen, in deren Träumen eine aktive und intensive Auseinandersetzung mit der Trennung stattfand und bei denen die aktuelle Situation mit alten Erinnerungen verknüpft wurde, legte sich die Depression nach einigen Monaten. Bei den Frauen mit den passiven, eindimensionalen, emotional flachen Träumen war das nicht der Fall. Mit anderen Worten, anhand der Träume ließ sich vorhersagen, welche Frauen sich mit der Zeit gewissermaßen selbst von der Depression befreien würden und welche Frauen dazu Hilfe in Form therapeutischer Betreuung benötigten.[153]

Manche Träume könnten somit – falls wir es hier mit einem ursächlichen Zusammenhang zu tun haben – eine regelrecht psychotherapeutische Funktion für uns übernehmen. Das Gehirn spielt das belastende Erlebnis in einer Phase, in der wir uns in einem Zustand größtmöglicher Entspannung befinden, durch. Dabei wird das Ereignis in unsere Biographie eingeflochten und verliert allmählich jene unmittelbare emotionale Wucht, die es beim Erleben selbst hatte.

Man kann diese nächtlichen Therapiesitzungen auch am Tag unterstützen, was sich als hilfreich erwiesen hat, wenn man unter wiederkehrenden Albträumen leidet. Nacht für Nacht denselben Albtraum zu erleben, könnte man aus dieser Sicht als ein Zeichen dafür interpretieren, dass selbst der Schlaf das, was auch immer uns zu schaffen macht, nicht »in den Griff« bekommt: Die nächtliche Therapiesitzung verfehlt aus irgendeinem Grund ihre Wirkung.

Statt nun den Albtraum tagsüber so schnell wie möglich zu vergessen oder zu verdrängen, kann es nützen, sich – umgekehrt – ihm gezielt zuzuwenden und ihm dabei seine bedrohliche Kraft zu nehmen. Beispielsweise kann man ihn aufschreiben und dabei ins Positive umdeuten, etwa indem man den Traum gut enden lässt. Alternativ kann man sich den Albtraum vor Augen rufen und dabei versuchen, sich körperlich zu entspannen. Anfangs wird man natürlich noch ziemlich aufgewühlt sein, nach und nach aber, je mehr man sich in den Traum hineinentspannt, werden die verstörenden Bilder und heftigen Gefühle an Kraft verlieren, sie verpuffen allmählich, so dass einen der Traum irgendwann nachts hoffentlich nicht mehr heimzusuchen braucht.

Mehrere Untersuchungen haben ergeben, dass diese Methoden tatsächlich sehr wirksam sein können. In einer Studie etwa konnte sich eine 34-jährige Frau, die seit ihrem vierten Lebensjahr unter beinahe täglichen Albträumen litt, auf diese Weise bereits nach nur drei Tagen von ihren chronischen Albträumen befreien. Bei einer 40-jährigen Frau, die seit 13 Jahren zwei- bis dreimal wöchentlich von Albträumen geplagt wurde, verschwanden diese immerhin nach wenigen Wochen. Ihr Fazit: »Ich schlafe jetzt friedlich und habe keine Angst mehr davor, ins Bett zu gehen.«[154]

Meine Frau hat sich übrigens mit einer ähnlichen Herangehensweise von einem wiederkehrenden Albdruck kuriert. Sie hatte im Traum das Gefühl, direkt hinter ihr würde ein Wesen mit einer Axt stehen, jederzeit bereit, zuzuschlagen. Eines Tages beschloss meine Frau, etwas dagegen zu unternehmen: Sie legte sich hin und versuchte, sich bewusst zu entspannen, bis sie in eine Art Halbschlaf geriet. Dann hielt sie sich das ominöse Wesen vor Augen: stellte sich vor, wie es mit der Axt hinter ihr stand. Das tat sie mehrmals, und das Überraschende war: Sooft sie das Wesen auch heraufbeschwor – es schlug nie zu. Es tat einfach nichts. Es erwies sich als harmlos, leblos, starr, irreal. Als meiner Frau das klar wurde, lösten sich ihre Albträume in nichts auf.

Von Coldplay bis zum Duft der Liebe: Tipps für einen guten Schlaf

1 Die wichtigste Regel für guten Schlaf lautet, mit einem Wort: Rhythmus. Gehirn und Körper beruhigen sich, wenn alles wie gehabt verläuft, so, wie unser Organismus das erwartet. Wir sollten also möglichst stets zur gleichen Zeit ins Bett gehen und zur gleichen Zeit aufstehen, am besten auch am Wochenende. Mittagsschläfchen sollte man sich nur dann gestatten, wenn man von sich weiß, dass sie auch wirklich nicht den nächtlichen Schlaf beeinträchtigen.

Wenn es so sein sollte, dass man abends längere Zeit im Bett wachliegt, bevor man einschläft, hilft es, mehr Schlafdruck aufzubauen, indem man ein paar Tage früher aufsteht als üblich, sagen wir um 6 Uhr. Nun ist man abends so müde, dass man wahrscheinlich zur gewünschten Zeit relativ rasch einschläft. Bei dieser Methode heißt es zwar, einige Tage lang die Zähne zusammenzubeißen. Sobald man aber seinen Rhythmus gefunden hat, kann man anfangen, nach und nach wieder etwas später aufzustehen – bis zu dem kritischen Punkt, an dem man merkt, dass es abends erneut zu Einschlafschwierigkeiten kommt (woraufhin man zurückrudert und abermals etwas früher aufsteht). Auf diese Weise lässt sich in einen Rhythmus hineinfinden, der dem individuellen Schlafbedarf gerecht wird. Den sollte man möglichst beibehalten, und zwar auch dann, wenn man mal eine Nacht schlecht geschlafen hat.

Wie man inzwischen auch weiß, neigen Nachteulen mehr zu Depressionen als frühe Lerchen.[155] Wer als Nachteule von einem Stimmungstief geplagt wird, für den lohnt es sich, einmal auszuprobieren, was passiert, wenn er oder sie eine Zeitlang früher ins Bett geht und dafür auch früher aufsteht. In einer kleinen experimentellen Studie jedenfalls führte das bei den Testpersonen zu weniger Niedergeschlagenheit und Stressgefühlen (die Teilnehmer gingen drei Wochen lang zwei Stunden früher ins Bett).[156] Früheres Zubettgehen und Aufstehen könnte außerdem das Risiko, von einer Depression heimgesucht zu werden, senken. Ein möglicher Grund ist, dass man auf diese Weise tagsüber mehr Sonnenlicht abbekommt.[157]

2 Abendliche Zubettgehrituale signalisieren Körper und Geist, dass es auf den Schlaf zugeht. Einschlafen ist ein Prozess, der idealerweise beginnt, bevor wir im Bett liegen. Ein Bad, eine Meditation, ein Schlummertrunk oder Snack, ein paar Dehnübungen, ein Hörbuch, einen Podcast oder Musik hören, in den Schlafanzug schlüpfen, Zähneputzen: Hauptsache, die Aktivität entspannt, und man hält sich dabei an jene bewährte Routine, die unser Organismus kennt, die ihn herunterfährt und sanft in den Schlaf hinübergleiten lässt.[158]

3 Alles, was auf physiologischer Ebene den Tag-Nacht-Rhythmus stützt, hilft auch dem Schlaf, sprich: Essen und Action am Tag, Fasten und Ruhe in der Nacht. Kaffee am Morgen ist prima, am späteren Nachmittag aber hält er den Körper künstlich wach, was das Einschlafen und/oder den Tiefschlaf stören kann. Alkohol mag beim Einschlafen helfen, stört den Schlaf aber insgesamt. Außerdem empfehlenswert: sich nicht mit voller Wampe ins Bett zu legen, sondern das Abendessen ein paar Stunden vor dem Einschlafen zu sich zu nehmen und auch das zu relativ festen Zeiten. Sport ist auf lange Sicht für den Schlaf gut, stresst und aktiviert allerdings den Körper, daher also nicht allzu spät und idealerweise ebenfalls zu ähnlichen Uhrzeiten.[159] Ein heißes Bad rund anderthalb Stunden vor dem Zubettgehen verkürzt wie erwähnt die Einschlafzeit, weil es hilft, den Körper auf die tiefere nächtliche Betriebstemperatur herunterzukühlen.[160] Deshalb ist auch ein kühles Schlafzimmer sehr ratsam.

4 Licht und Dunkelheit zur rechten Zeit sind sowohl für die Stimmung als auch für den Schlaf von kritischer Bedeutung. Häufig sind wir – nicht nur mit unserer üblichen Beleuchtung, sondern auch mit unseren Riesenfernsehbildschirmen, Handys und sonstigen elektro-

nischen Geräten – bis tief in die Nacht von allzu viel Licht umgeben, was dazu führt, dass die Bildung und Ausschüttung des Schlafhormons Melatonin in unserem Gehirn unterdrückt wird. Der Körper denkt, es sei nach wie vor Tag, was uns wachhält und unseren Tag-Nacht-Rhythmus durcheinanderbringt. Das wiederum nagt an unserer Stimmung. Vor dem Schlafengehen sollte man das Licht also frühzeitig auf romantisches Niveau herunterdimmen. Das gilt genauso für die leuchtenden Elektrogeräte, alternativ schaltet man zum Beispiel auf Podcasts um. Auch das Schlafzimmer sollte man gut abdunkeln beziehungsweise sich eine Schlafmaske zulegen.

Umgekehrt ist zu wenig Licht ebenfalls oft ein Problem. Viele von uns können ein trauriges Lied davon singen, wie sich bei ihnen recht zuverlässig im Oktober oder spätestens November die Stimmung mehr und mehr einzutrüben beginnt, was in eine Winterdepression ausarten kann. In diesem Fall wird unter anderem das Schlafhormon Melatonin aufgrund der Dunkelheit auch am Morgen noch weiter gebildet, was uns müde stimmt – der Körper denkt, es sei nach wie vor Nacht, obwohl der Tag längst begonnen hat. Entsprechend schlecht steht es um unsere Energie bestellt.

Eine Lichttherapie kann da hilfreich sein.[161] Selbst bei »üblichen« Depressionen entfaltet Licht am Tag eine segensreiche Wirkung, vermutlich weil bei Depressionen häufig sowohl der Tag-Nacht-Rhythmus als auch der Schlaf gestört sind. In einer Studie zum Beispiel teilte man depressive Patienten in mehrere Gruppen, von denen manche eine Lichttherapie bekamen, andere ein Standardmedikament, während eine dritte Gruppe in den Genuss beider Therapieformen kam: Lichttherapie plus Medikamente. Bei der Lichttherapie sollte man sich jeden Morgen – am besten gleich nach dem Aufstehen – eine halbe Stunde einer Tageslichtlampe mit einer Beleuchtungsstärke von 10 000 Lux aussetzen (was ziemlich hell ist und auf mich wie eine Art zweiter Kaffee wirkt). Das Resultat nach acht Wochen: Die Lichttherapie linderte die depressiven Symptome recht stark, sogar mehr als das Standardmedikament. Noch eine Spur wirksamer jedoch war die Kombination von Medikament plus Lichttherapie.[162] Als Alternative zur künstlichen Lichtdusche empfiehlt sich ein morgendlicher Spaziergang, und wenn sich die Möglichkeit bietet, ein Arbeitsplatz in einem hellen Raum oder an einem großen Fenster.

5 Das Schlafzimmer sollte – außer dunkel – ein Raum der Entspannung sein. Dazu kann auch ein Liebespartner beitragen. Im Idealfall beruhigt uns unser Partner und gibt uns ein Gefühl der Sicher- und Geborgenheit (übrigens gilt das auch für den geliebten Hund, der ebenfalls den Schlaf verbessert, wenn man mit ihm das Bett teilt[163]). Testpersonen schlafen schon allein dann besser, wenn man ihnen ein T-Shirt um ihr Kissen gewickelt hat, das zuvor von ihrem Partner getragen wurde und so dessen Körperduft verströmt – der Effekt auf die Schlafeffizienz ist von ähnlicher Größenordnung wie der des Schlafhormons Melatonin.[164] Zuweilen kursiert der Rat, es sei rein mit Blick auf die Schlafqualität besser, getrennt vom Partner zu schlafen, was vereinzelt sicher zutreffen mag, etwa wenn der Partner schnarcht wie ein Holzfäller. Insgesamt jedoch belegen aktuelle empirische Befunde, dass man mit dem Partner sowohl schneller einschläft als auch mehr schläft. Tagsüber leidet man konsequenterweise weniger unter Müdigkeit. Außerdem geht das gemeinsame Bett mit weniger Ängsten, Depressionen und Stress einher, dafür mit mehr Zufriedenheit mit dem Beziehungsleben sowie dem Leben insgesamt.[165] Insider munkeln, es handele sich um das schönste Schlafmittel überhaupt, das noch dazu rezeptfrei zu haben ist.

6 Was uns in vielen Fällen schließlich doch am Einschlafen hindert, ist die innere Stimme, die uns mit Problemen, die es zu später Stunde »unbedingt« zu lösen gilt, auf Trab hält. Das ist auch kein Wunder, denn im Bett fallen mit einem Mal all jene Ablenkungen weg, mit denen wir tagsüber unseren Geist beschäftigen und unsere Sorgen vertreiben. Zwei Strategien bieten sich hier an:

- Erstens: die »Braindump-Methode«. Man kann sich die Sorgen vor dem Schlafengehen von der Seele schreiben, nach dem Motto: raus aus dem Kopf, rauf aufs Papier. Studien zeigen, dass Testpersonen schneller einschlummern, wenn sie sich vor dem Zubettgehen fünf Minuten Zeit nehmen, um die To-do-Liste der nächsten Tage zu notieren.[166] Damit kommt man den Sorgen im Kopf insofern entgegen, als man gewissermaßen sagt: »Liebe Stimme, ich habe dich gehört! Ist alles protokolliert, vielen Dank – und nun gute Nacht.«
- Zweitens: Ablenken mit Hilfe von entspannender Musik. Hier gilt es ein bisschen zu experimentieren und auf den Bauch zu hören, denn mit Musik können wir natürlich auch unsere Emotionen anstacheln und das Gedankenkarussell überhaupt erst so richtig in Fahrt bringen. Umgekehrt kann eine beruhigende Musik beim Entspannen helfen, Ängste lindern[167] und vor allem: unseren Geist von bedrückenden Gedanken weglenken.[168] Die beliebtesten Musiker zum Einschlafen sind übrigens, jedenfalls einer großen Umfrage britischer Forscher zufolge, in dieser Reihenfolge: Bach, Ed Sheeran, Mozart, Brian Eno (extrem einschläfernd), Coldplay und Chopin.[169] Mehr zum Thema Musik und dazu, warum sie uns so gut trösten und sogar bei Heilungsprozessen unterstützen kann, nun im anschließenden Intermezzo.

INTERMEZZO

Musik

Ein Waldbad für die Ohren

Gerade wenn wir frustriert oder traurig oder umgekehrt in Feierlaune sind, kurz: Immer dann, wenn wir von unseren Emotionen übermannt werden und nicht wissen, wohin mit ihnen, wollen wir nicht allein sein. Wir wollen unsere Gefühle teilen, wollen jemanden in unserer Nähe haben, der oder die unseren Schmerz oder unser Glück versteht.

Da kommt die Musik ins Spiel. Denn in gewisser Weise ist Musik die einfühlsamste Freundin, die es überhaupt gibt. Warum kann uns traurige Musik trösten und sogar glücklich stimmen? Ist das nicht paradox? Nicht unbedingt, wenn man annimmt, dass Musik auf unsere Psyche tatsächlich wie eine Art Freund oder Freundin wirkt, und zwar eine, die unsere Gefühle nicht wegdiskutiert oder sagt: »Ach komm, das wird schon wieder.« Nein, Musik ist eine Freundin, die mitfühlt, sich mitfreut oder mitleidet, und das auf eine so zutiefst bewegende, ästhetische Weise, dass selbst unsere Trauer nicht mehr ganz so bedeutungslos erscheint (natürlich hat nicht nur die Musik diese tröstende und sinnstiftende Kraft, das gilt genauso für die Literatur oder Filme, ja überhaupt die Kunst).

Musik kann es uns auch leichter machen, uns gegenüber schwierigen Gefühlen zu öffnen, und Gefühle, die wir vielleicht sonst zu vermeiden versuchen, wirklich zu *empfinden*. Das wiederum könnte, ähnlich wie bei einer Konfrontationstherapie oder dem Wiedererwecken eines Traumas, eine heilsame kathartische Wirkung entfalten: Endlich unterdrücken wir die Gefühle nicht mehr, sondern durchleben sie und können sie vielleicht sogar irgendwann annehmen. Das trifft übrigens auch und besonders bei psychedelischen Trips zu: Unter dem Einfluss von Psychedelika bekommt man nicht selten das Gefühl, man würde die emotionale Sprache, in der Musik zu uns spricht, wie nie zuvor auf eine unmittelbare Weise verstehen (mehr dazu in Kapitel 10).

Dabei gibt es kaum ein Gefühl, das Musik nicht begleiten könnte. Sind wir melancholisch, steht uns eine schier unendliche Palette musikalischer Freunde in cis-Moll zur Verfügung (wie der Beginn von Beethovens *Mondscheinsonate*), die unsere Melancholie mit uns teilen. Bei Frust versteht uns niemand so gut wie Linkin Park. Wenn wir sauer sind, verleiht Eminem uns eine Stimme, und über den Liebeskummer hilft uns eine jener zahllosen Schnulzen hinweg, die wir nur heimlich hören können, weil es sonst einfach zu peinlich wäre.[170] Kein Wunder also, dass Menschen überall auf der Welt, egal welcher Kultur und Altersgruppe, Halt in der Musik suchen, wenn ihnen ein Stimmungstief zu schaffen macht – eine Strategie, die nachweisbar wirkt.[171]

In psychologischen Experimenten hat man dabei noch etwas Aufschlussreiches entdeckt: Wenn unser Stimmungstief daher rührt, dass wir unter Beziehungsstress leiden, wenden wir uns bevorzugt an einfühlsame Freunde, die uns emotional stützen.[172] In solchen Situationen haben wir keine Lust auf die Ulknudel, die mit zwanghaft guter Laune versucht, uns aus unserem Tief herauszuholen. Freunde dieses Typus finden wir allerdings sehr wohl hilfreich, wenn wir mit einem eher unpersönlichen Pech hadern – sagen wir, wir haben unser Handy verloren, unser Auto geschrottet oder eine berufliche Niederlage erlitten.

Was das mit Musik zu tun hat? Nun, bemerkenswerterweise spiegelt sich dieses unterschiedliche Bedürfnis in unserer Musikvorliebe wider: Bei Liebeskummer oder einem zwischenmenschlichen Verlust bevorzugen Testpersonen als Trost Musik, die ihrem momentanen Gefühl entspricht: traurige Songs, Stücke in Moll, Balladen, herzzerreißende Liebesschnulzen. Geht der Verdruss dagegen darauf zurück, dass man zum Beispiel eine berufliche Herausforderung nicht gemeistert oder ein Examen versaut hat, ist einem mehr nach heiteren, aufmunternden Liedern zumute, die – wie die Ulknudel – die schlechte Stimmung vertreiben: Statt Mitgefühl suchen wir in diesem Fall Ablenkung und Aufmunterung. Einmal mehr legt diese Parallele zwischen der Wahl der Freunde und der Musik eine psychologische Verwandtschaft nahe.[173] Musik als virtuelle Freundin, die jederzeit auf Abruf für uns da ist: Dazu passt auch die Beobachtung, dass Musik ein wirksames Mittel gegen Einsamkeit ist.[174]

Wenn ich allein in meinem Zimmerchen sitze und an meinem Buch arbeite, leistet mir Musik so gut wie immer Gesellschaft. Manchmal, wenn ich erschöpft oder niedergeschlagen bin, lege ich mich hin, schließe die Augen und höre eine halbe Stunde beruhigende Musik. Gerade eine entspannte Musik kann dabei jene »sanfte Faszination« auf unsere Sinne ausüben, die uns angenehm stimuliert, nicht aber überfordert, so dass sich unser Aufmerksamkeitssystem wie in der Natur erholen kann. Musik als Waldbad für die Ohren.

Musik kann darüber hinaus – auch das ähnlich der Natur – bei Krankheit den Heilungsprozess unterstützen, wie man unter anderem bei Schlaganfallpatienten beobachtet hat. In einer Studie zum Beispiel half tägliches Musikhören für mindestens eine Stunde in den Monaten nach dem Schlaganfall nicht bloß gegen depressive Verstimmungen, auch die Gedächtnisleistung sowie die fokussierte Aufmerksamkeit besserten sich dadurch (und zwar mehr als im direkten Vergleich mit Hörbüchern).[175]

Mit Musik kann man unter Umständen sogar eine gedrückte Stimmung gezielt in eine halbwegs gute Laune verwandeln. Zeigt man zum Beispiel Testpersonen traurige Filmclips und gibt ihnen unmittelbar im Anschluss daran die Möglichkeit, Musik zu hören, dann wählen sie in den ersten Minuten schwermütige Songs (was sie nicht tun, nachdem sie zum Beispiel eine eher gefühlsneutrale Doku über Tiere gesehen haben). Nach ein paar Minuten jedoch wenden sich die Testpersonen zunehmend fröhlicheren Musikstücken zu: Es ist, als bräuchten sie zuerst die einfühlsame Freundin, die sie versteht und in ihren Gefühlen bestätigt. Danach sind sie bereit für eine Aufmunterung. Wie sich – wenig überraschend – zeigt, brauchen Menschen mit einem Hang zur Rumination dabei länger (sprich: mehr traurige Songs), bis sie für die heiteren Lieder empfänglich sind. Vermutlich aber ist es gerade auch für sie eine gute Idee, irgendwann die Kurve zu kriegen, um nicht im Tief steckenzubleiben oder immer weiter darin zu versinken. Es könnte sich also lohnen, eine kleine Playliste zusammenzustellen, die von Moll nach Dur verläuft und die unserer Seele zur Seite steht, wenn sie in Not ist – und gerade niemand ein offenes Ohr für uns hat.[176]

Psyche

KAPITEL 7

Meditation

Wie du deinen Geist befreist

Willkommen im zweiten Teil des Buchs, in dem, wenn man so will, ein etwas anderer Wind weht, auch wenn wir weiterhin dasselbe Ziel verfolgen: seelisches Wohlbefinden. Wir werden jetzt nur keine »Umwege« mehr über Körper und Sinne nehmen, sondern uns direkt der Psyche selbst zuwenden und tief in sie hineintauchen.

Sogar wenn wir die körperlich-sinnlichen Strategien beherzigen und in der Hinsicht alles halbwegs richtig machen – von der Ernährung über die Bewegung und die »hormetischen« Erlebnisse, die Erholung in der Natur bis hin zu einem ausgewogenen Schlaf –, wird uns all das allein noch nicht zur inneren Balance verhelfen, wenn uns unsere Psyche im engeren Sinne zu schaffen macht. Da wir unsere Psyche *sind*, sollte uns daran gelegen sein, uns mit ihr anzufreunden.

Dazu müssen wir sie erst einmal kennenlernen. Ich persönlich finde, es gibt kaum etwas Faszinierenderes als die menschliche Psyche, weil sie so vielschichtig und unergründlich ist und weil es so starke Kräfte in ihr gibt, die uns wenig oder nicht bewusst sind und die uns doch steuern, ja, die unser Lebensgefühl bestimmen. In diesem Teil des Buchs werden wir uns jene halb- oder unbewussten Kräfte, die für unser Wohlbefinden essenziell sind, näher ansehen.

Das an sich ist interessant und wichtig, aber für die psychisch orientierten Strategien, um die es von nun an gehen soll, gilt das dasselbe wie für die körperlichen auch: Sie wirken erst dann, wenn man sie in die Praxis umsetzt. Oft brauchen wir in diesem Fall eher noch mehr Anleitung oder Hilfestellung von außen als bei den körperlichen Faktoren. Es lohnt sich jedoch, sich darauf einzulassen, denn nach meiner Erfahrung und nach allem, was wir von den wissenschaftlichen Befunden her wissen, können die Methoden und Mittel, die ich in diesem zweiten Teil des Buchs vorstelle, nicht einfach bloß dazu beitragen, dass wir uns ausgeglichener fühlen: Sie können unser Leben und unseren Blick auf das Leben wirklich auf grundlegende, tiefgehende Weise bereichern.

Übung zum Mitmachen: Die Aufmerksamkeit fokussieren

Fangen wir also gleich mit einer kleinen Übung an. Die Übung mag auf den ersten Blick schlicht erscheinen, und doch hat sie das Leben von unzähligen Menschen positiv verändert, auch meines. Es ist also gut möglich, dass sie auch dein Leben zum Guten verändern wird. Ich hoffe, du machst wirklich mit, denn sonst ist es ein bisschen so, als würde ich auf den folgenden Seiten versuchen, einem Farbenblinden einen Regenbogen zu beschreiben. Bloß darüber zu lesen reicht nicht.

Bist du bereit? Dann setz dich bequem auf einen Stuhl oder im Schneidersitz auf ein Sitzkissen. Sorge dafür, dass du schön aufrecht sitzt. Schließe die Augen und nimm erstmal zwei, drei tiefe Atemzüge. Tief einatmen und beim Ausatmen die Spannung loslassen …

Los geht's. Richte die Aufmerksamkeit auf deinen Atem. Überlass deinen Atem seinem natürlichen Fluss. Es geht nicht darum, über den Atem nachzudenken, nimm ihn einfach wahr. Am besten, du wählst eine Körperstelle, an der du deinen Atem besonders klar spürst. Das kann die Nase sein, wo du die Luftströmung an der Nasenspitze oder in den Nasenhöhlen fühlst, oder es ist die Bauchdecke, die sich vor- und zurückdehnt.

Richte die Aufmerksamkeit auf die körperlichen Empfindungen. Es ist nicht nötig, innerlich auf den Atem zuzugehen, empfange die Eindrücke einfach, sie kommen ganz von selbst. Sei bei deinem Atem vom ersten Moment des Luftzugs bis zu dem Augenblick, wenn die gesamte Luft aus der Lunge entwichen ist. Dann nimm den Beginn des neuen Atemzugs wahr, als sei es der erste Atemzug, den du tust.

Mache das fünf oder sogar zehn Minuten lang. Alles klar? Viel Erfolg!

Ach so, eins noch: Falls du während der Übung merken solltest, dass deine Aufmerksamkeit auf Wanderschaft gegangen ist und du irgendwelchen Gedanken nachhängst, dann ist das überhaupt kein Problem. Sobald du das bemerkst, lenke deine Aufmerksamkeit ruhig und behutsam zu deinem Atem zurück.

Zwei unterschiedliche Wege zum Wohlbefinden

Da bist du wieder. Wie ist es gelaufen? Wenn es bei dir so war, wie es bei mir jeden Morgen (okay, gut, *fast* jeden Morgen) ist, seit ich mit der Arbeit an diesem Buch begonnen habe, dann hast du soeben eine fundamentale Entdeckung über deine eigene Psyche gemacht. Es klingt so simpel, nicht? Einfach mit der Aufmerksamkeit beim Atem bleiben … Das kann ja wohl nicht so schwer sein!

Und doch, wenn man es versucht, stellt man überrascht – womöglich auch irritiert oder frustriert – fest: Es gelingt nicht, nicht einmal eine Minute lang, und zwar (eventuell von ein paar erleuchteten Ausnahmen abgesehen) niemandem. Wir können vielleicht eine Minute lang die Luft anhalten, nicht aber unsere Gedanken. Ist das nicht bemerkenswert? Schon allein das zeigt uns, mit was für einer »Urkraft« wir es hier zu tun haben: Es ist, als wäre das Abschweifen in Gedanken für unser Überleben ungefähr so wichtig wie Sauerstoff. Was ja schon mal rätselhaft erscheint. Was steckt dahinter?

Eigentümlich ist auch: Wir merken gar nicht, *wie* uns die Aufmerksamkeit abhandenkommt. Irgendwann stellen wir einfach fest, dass sie sich davongestohlen hat. Plötzlich ertappen wir uns dabei, dass wir, statt beim Atem bei der Arbeit sind, wir lösen irgendein Problem, erstellen im Kopf die To-do-Liste des Tages oder spielen noch einmal den Streit durch, den wir heute Morgen mit unserer besseren Hälfte hatten (dabei sind uns noch ein paar richtig gute Argumente eingefallen, die uns klargemacht haben, dass wir *doch* recht hatten, aber keine Sorge, die wird er oder sie noch zu hören bekommen …).

Bis es »klick!« macht. Auf einmal sind wir wieder »da«, wieder präsent. Wir sind aus diesem hypnotischen, traumartigen Zustand des Denkens »erwacht« und können die Aufmerksamkeit zurück zum Atem steuern. In spirituellem Kontext ist oft von »Erwachen« die Rede, und im Kern ist damit genau dieses Erwachen der Aufmerksamkeit aus dem halbbewussten, gedankenverlorenen Zustand gemeint, in dem wir uns so häufig befinden. So gesehen hattest du gerade mehrere spirituelle Erlebnisse.

»Spirituelle Erlebnisse, wie bitte? Meine Gedanken waren halt abgedriftet, was soll's? Was ist schon dabei? Was ist denn so spektakulär daran, wenn ich das bemerke?« So ungefähr ließe sich die Haltung beschreiben, mit der wir in unserer westlichen Gesellschaft traditionell auf diesen Zustand der Geistesverlorenheit reagieren. Eigentlich reagieren wir – wie der amerikanische Intellektuelle Sam Harris in seinem Buch *Erwachen* konstatiert – gar nicht groß darauf.[177] Für den Umstand, dass unser Kopf in praktisch jeder freien Minute in eine virtuelle Gedankenwelt abtaucht, hatten und haben wir nicht viel mehr als ein Schulterzucken übrig.

Das Gedankenwandern erweist sich als ganz zentrale Eigenschaft unseres Geistes – wir aber haben es weitgehend ignoriert. Diese Ignoranz spiegelt sich auch in unserer Suche nach Glück und seelischem Wohlbefinden wider. Obwohl sich das Glück in unserem Innern – unserem Körper und Kopf – abspielt, suchen wir es in erster Linie da draußen: in einem möglichst perfekten Partner, in einer Karriere, im Geld, in einer Reise an einen exotischen Ort, im Anhäufen von immer neuen Sachen. Vereinfacht auf den Punkt gebracht, suchen wir in den westlichen Gesellschaften das Glück primär in der Veränderung, Verbesserung oder Bereicherung der äußeren Welt. Und diese Welt lässt sich im Großen und Ganzen auch recht gut umformen und gestalten.

In fernöstlichen Kulturen, allen voran im Buddhismus, hat man dagegen früh erkannt, dass es noch einen anderen, »direkteren« Weg zum Glück gibt. Dabei geht es nicht darum, seine äußere Welt verändern zu wollen, sondern sich seiner inneren Welt zuzuwenden. Denn letztlich ist es unsere Psyche, die über unser Wohlbefinden bestimmt. Statt den indirekten Weg über die äußere Welt zu gehen, liegt es somit nahe, sich auf die innere Welt, die Psyche zu konzentrieren und diese hin zu mehr Zufriedenheit zu trainieren. Das Glück käme dann, so das Versprechen dieses Ansatzes, von innen heraus, weitgehend unabhängig davon, was um uns herum los ist.

Diesen inneren Weg zum Wohlbefinden wollen wir uns in den nächsten Kapiteln näher ansehen. Eine Technik, die uns dabei helfen kann, ist die Meditation, von der es unzählige Spielarten gibt. Eine davon hast du eben kennengelernt. Bekanntlich haben auch wir im Westen in den letzten Jahrzehnten entdeckt, wie wertvoll Meditieren für eine ausgeglichene Psyche sein kann – was nicht zuletzt daran liegen mag, dass wir zunehmend merken, dass wir mit unserem üblichen Glücksmodell des Immermehr in der äußeren Welt an unsere Grenzen stoßen.

Ein wandernder Geist ist ein unglücklicher Geist

Bevor wir uns näher mit dieser Strategie befassen, sollten wir vielleicht erst noch einmal klären, warum es sinnvoll sein kann, unseren Geist zu trainieren. Sobald es um unseren Körper geht, leuchtet uns sofort ein, dass uns Bewegung und Sport guttun. Was unseren Geist betrifft, halten wir das – jedenfalls hinsichtlich unseres Wohlbefindens – für unnötig. Wir erwarten, dass unser Geist auch ohne solche Übungen in einigermaßen guter Verfassung ist (es reicht ja schließlich, wenn es in der Partnerschaft, im Berufsleben, finanziell etc. läuft). Also: Wieso können wir den Geist nicht einfach so belassen, wie er »von Natur aus« ist, und uns seelischer Ausgeglichenheit erfreuen?

Nun, den entscheidenden Grund dafür hast du gerade selbst während der kurzen Meditationssitzung kennengelernt: Ohne ein solches Training verbringen wir einen Großteil unserer Zeit in diesem gedankenverlorenen Zustand. Die Gedankenverlorenheit ist geradezu unser Standard-Geisteszustand: Wir denken andauernd, jedoch ohne dass wir bemerken würden, dass wir denken. Wie wir sehen werden, zieht dieser Geisteszustand allerlei negative Folgen nach sich. Vor allem erweist er sich als Stimmungskiller erster Güte: Er schlägt uns auf die Laune. Er macht uns, mit einem Wort, unzufrieden. Oft denken wir uns nämlich regelrecht ins Unglück hinein.

Der historische Buddha, auf den der Buddhismus zurückgeht, hatte das schon vor 2600 Jahren erkannt (Buddha heißt wörtlich »der Erwachte«, vor seinem Erwachen hieß der ursprüngliche Buddha Siddharta Gautama). Die Wissenschaft hat zwar etwas länger gebraucht, inzwischen aber hat sie eindrucksvolle Belege dafür gefunden, wie richtig der Buddha mit seiner Einsicht lag. Im Folgenden werde ich zwei Beispiele schildern, zwei viel beachtete Studien, die offenbaren, wie sehr unser Geist – im untrainierten Zustand – zu chronischer Unzufriedenheit neigt, zu »dukkha«, wie der Buddha es nannte.

In der ersten Untersuchung statteten zwei Forscher der Harvard-Universität Tausende von Testpersonen mit einer iPhone-App aus. Die Teilnehmer waren Menschen aus aller Herren Ländern, jung und alt, Menschen, die den unterschiedlichsten Berufen und Tätigkeiten nachgingen. Die App befragte die Teilnehmer immer mal wieder zu beliebigen Zeitpunkten am Tag, was diese so taten und wie sie sich dabei fühlten. Manche ruhten sich gerade aus, andere waren auf der Arbeit, im Gespräch oder steckten im Verkehr, sahen fern oder lasen, spielten mit ihren Kindern, kochten, hörten Musik, aßen, machten einen Spaziergang oder trieben Sport.

Die entscheidende Frage der App lautete, ob man während der jeweiligen Tätigkeit auch wirklich bei der Sache war oder nicht: War man »präsent«, mit der Aufmerksamkeit bei seinem Tun oder in Gedanken ganz woanders?

Wie die Auswertung der Daten ergab, schweifen wir Menschen erschreckend oft mit unseren Gedanken ab, ständig eigentlich. In nahezu der Hälfte der Zeit gaben die Testpersonen an, mit ihrer Aufmerksamkeit nicht bei ihrer Tätigkeit zu sein. Dabei war es ziemlich egal, was sie gerade taten, einzige Ausnahme: Sex. Zumindest beim Sex scheinen die meisten von uns öfters auch mal im Hier und Jetzt zu sein. Vermutlich macht das die Pointe in folgendem Cartoon aus:

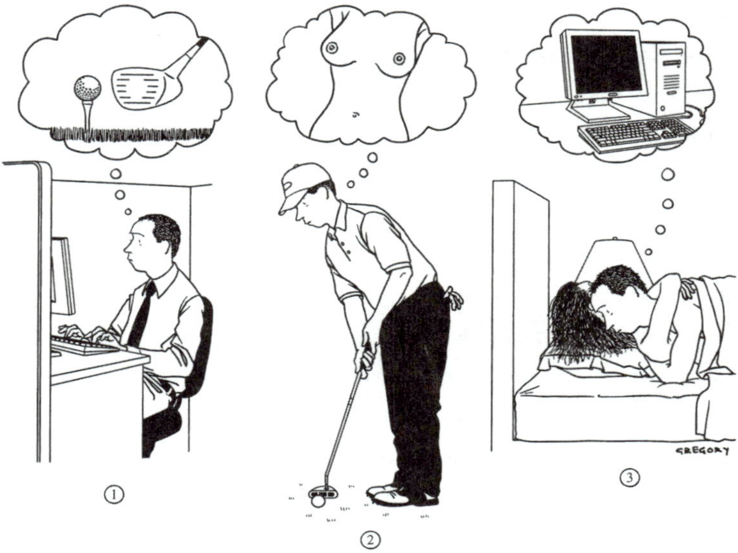

Nach dem Motto: Wer nicht einmal beim Sex bei der Sache ist, dem ist wirklich nicht mehr zu helfen!

Meines Erachtens gibt es gute Gründe für die Annahme, dass wir in Wahrheit noch viel häufiger in Gedanken verloren sind, als es diese Studie suggeriert, da unser Geist üblicherweise so dermaßen woanders und unaufmerksam ist, dass wir nicht einmal merken *wie* geistesabwesend wir tatsächlich sind – dazu später mehr.

Zweite Erkenntnis der Studie: Die Tatsache, dass wir uns immer wieder in unseren Gedanken verlieren, ist keine gute Nachricht. So zeigte sich, dass wir Menschen dann am glücklichsten sind, wenn wir mit unserer Aufmerksamkeit ganz bei der Tätigkeit sind, die wir gerade ausführen. Im Hier und Jetzt fühlen wir uns wohl. Gehen umgekehrt die Gedanken auf Wanderschaft, geht es mit der Laune bergab. Das gilt natürlich vor allem, wenn wir über unangenehme Themen ins Grübeln geraten. Aber selbst wenn sie angenehmen Fantasien nachhingen, war die Stimmung der Teilnehmer nicht besser als dann, wenn sie völlig bei der Sache waren.

Wenn man mit seinen Gedanken nicht dort ist, wo man tatsächlich ist, erzeugt das, unabhängig vom Inhalt der Gedanken, stets eine Art Grundspannung: Körper und Sinne sind in einer Welt, der Geist jedoch in einer zweiten. Harmonie sieht anders aus. Harmonie ergibt sich, wenn beide Welten eins werden: Die Spannung löst sich, wir atmen auf und fühlen uns ausgeglichener.

Übrigens zeigte eine zeitliche Analyse der Daten, dass die Teilnehmer meist nicht zuerst schlechtgelaunt waren und dann Zuflucht in einer Fantasiewelt suchten (obwohl das selbstverständlich auch vorkommt). In der Regel war es umgekehrt: Sobald das Gedankenkarussell die Menschen aus dem Hier und Jetzt entführte, folgte prompt ein Stimmungstief. So lautet denn auch das Fazit der Forscher im US-Wissenschaftsmagazin *Science*: »Der menschliche Geist ist ein wandernder Geist, und ein wandernder Geist ist ein unglücklicher Geist.«[178]

Lieber Stromschläge als allein mit unseren Gedanken!

Ich glaube, dass sich die Bedeutung und Tragweite dieser Erkenntnisse für unser Leben und Wohlbefinden nur schwer ermessen lässt. Auf jeden Fall sollten wir sie nicht unterschätzen: Ohne dass wir es mitbekommen, verbringen wir den Alltag in Gedanken, die uns nicht lediglich aus dem Hier und Jetzt reißen, sondern uns oft auch noch in Sorge versetzen, stressen oder deprimieren.

Aber sind die Gedanken, die wir hegen, wirklich so unangenehm? Es sind doch nur Gedanken! Das stimmt, und doch können unsere Gedanken uns dermaßen quälen, dass wir sogar physische Schmerzen in Kauf nehmen, um uns von ihnen abzulenken, wie eine weitere in *Science* veröffentlichte Studie demonstriert. Für diese Untersuchung bat ein Wissenschaftsteam um den US-Psychologen Timothy Wilson rund 400 Testpersonen, sich für eine Viertelstunde in einem leeren Raum auf einen ungepolsterten Stuhl ohne Armlehnen zu setzen. Die Forscher hatten den Teilnehmern zuvor ihre Handys (wie auch alle sonstigen Utensilien, die einen ablenken können, also sämtliche Geräte, Bücher, Stifte usw.) abgenommen. Die armen Versuchskaninchen sollten einfach nur mit sich selbst und ihrem Geist sein, um – das war die Aufgabe – in Ruhe über ein Thema ihrer Wahl nachzudenken.

Na gut, ein kleines Zerstreuungsangebot gab es doch: Wer wollte, konnte einen Knopf drücken, um sich selbst einen ungefährlichen aber sehr unangenehmen Stromschlag zu verpassen. Die Teilnehmer hatten den Stromschlag im Vorfeld ausprobiert und anschließend berichtet, sie würden nachgerade Geld dafür zahlen, um den Elektroschock bloß nicht noch einmal spüren zu müssen. Und so erwartete der Psychologe Wilson eigentlich, dass die meisten Leute ihre paar Minuten brav absitzen würden.

Es kam anders. Viele Beteiligten empfanden die Zeit mit sich selbst und ihren Gedanken als so unangenehm, dass sie sich freiwillig immer mal wieder einen Stromschlag genehmigten. Eine Testperson verpasste sich sage und schreibe 190 Schocks! Gut, das war eine Ausnahme, und in der Haut dieses Probanden möchte man wohl lieber nicht stecken, dennoch: Nach der Sitzung gab immerhin knapp die Hälfte der Teilnehmer zu Protokoll, dass sie das Viertelstündchen in »Einzelhaft« als kaum zu ertragen empfunden hatte. So gut wie alle klagten über eine unangenehme geistige Unruhe. Ja, doch, man hatte über ein Thema nachdenken wollen, hatte sich aber nicht entscheiden können, und/oder man war immer wieder vom Thema abgekommen. Die armen Testpersonen »bekamen ihr Gedankenkarussell nicht in den Griff«, wie es der Psychologe Tim Wilson formuliert. »Der ungeschulte Geist«, resümieren er und sein Team in *Science*, »ist nicht gern mit sich allein.«[179]

Fassen wir die Befunde beider Studien kurz zusammen. Unser Geist, genauer gesagt, der Geist im untrainierten Zustand, geht ständig unbemerkt auf Wanderschaft, und das schlägt uns aufs Gemüt. Wir alle haben diese Stimme im Kopf, die uns stört oder regelrecht quält. Und sie hält nie den Mund!

Erst wenn unsere Aufmerksamkeit von der Außenwelt in Anspruch genommen wird, indem wir etwas (möglichst Aufregendes, Neues) tun, wird sie von der inneren Stimme abgezogen, was angenehm ist. Das ist ein Grund dafür, weshalb wir ständig nach Beschäftigung und Unterhaltung lechzen. Es gilt, jederzeit den eigenen Geist zu bespaßen! Sobald eine »leere« Minute droht, greifen wir hastig zum Smartphone, checken unsere Nachrichten oder müssen unbedingt etwas googeln, als hinge unser Leben davon ab. Selbstverständlich tut es das nicht, das ist uns irgendwie auch klar, aber wir handeln trotzdem so. Um uns abzulenken, weil wir auf einer unbewussten Ebene befürchten, dass sich sonst die Stimme in unserem Kopf wieder meldet und uns nervt. Googeln, surfen und zappen als akut wirksames Schmerzmittel. So befinden wir uns – wie Wilsons Testpersonen, die sich in ihrer Verzweiflung sogar Elektroschocks verpassten – immerzu auf der Flucht vor uns selbst: Wir halten es nicht mit uns aus.

Man fragt sich: Wozu dieser innere Kritiker? Wozu das Phänomen des inneren Selbstgesprächs, das übrigens so tief in unserer Seele verankert ist, dass auch gehörlose Menschen davon betroffen sind: Statt mit einer Stimme gestikulieren sie in ihrem Kopf in Gebärdensprache mit sich selbst.[180] Warum herrscht in unseren Köpfen nicht angenehme Stille? Oder warum können wir das mentale Geplapper nicht wenigstens auch mal abschalten, wenn uns danach ist?

Woher kommt die Stimme im Kopf?

Um dem Ursprung der Stimme in unserem Kopf auf die Schliche zu kommen, lohnt sich ein Blick auf die Lieblingsthemen der Stimme, die Hitparade unserer Selbstgespräche, wenn man so will.

Bei mir zum Beispiel kaut die Stimme besonders gern Situationen meines Lebens durch, bei denen es nicht ganz so rundläuft. Zwischenmenschliche Probleme. Einen Streit. Wie ich auf bestimmte Menschen (falsch) reagiert habe oder sie auf mich. Oder ich mache mir Gedanken um meine Arbeit, die nicht vorankommt. Oder um eins meiner Kinder. Gelegentlich tauchen – Relikt meiner Zeit als mittelloser Autor, der nie genau wusste, ob und wann es wieder Geld gibt – finanzielle Sorgen auf. Oder ich fantasiere über ein berufliches Ziel, das ich (noch) nicht erreicht habe: Ich male mir aus, wie es wäre, wenn ich es erreichen würde. Ich stelle mir vor, wie glücklich ich dann wäre: Ja, *dann* würde ich endlich aufatmen können, ich würde »ankommen« ... Häufig spiele ich in meiner Fantasie auch Situationen durch, die mir bevorstehen (ein Treffen, einen Vortrag, ein Interview), wobei es passieren kann, dass die Stimme im Kopf ganze Gespräche simuliert!

Selbstverständlich hat jeder seinen eigenen inneren Kritiker mit seinen ganz eigenen Angelegenheiten, aber die Grundthemen erweisen sich doch als erstaunlich universell: Sie kreisen um zwischenmenschliche Beziehungen, um den Liebespartner, um Anerkennung, um Geld, Beruf, Karriere, das ferne Glück. Wir lassen uns von Ängsten treiben, machen uns Sorgen um unsere Gesundheit oder nehmen in Gedanken vorweg, was in nächster Zeit auf uns zukommen könnte.

Diese Universalität der Themen sowie die Themen selbst verraten uns viel über ihren Ursprung, ihre letztendliche Wurzel: Die Stimme in unserem Kopf greift nämlich auffallend oft Grundmotive und

Ziele auf, die in unserer Entwicklungsgeschichte überlebenswichtig waren. Zweifellos wird die Stimme von unserer Erziehung und den Erfahrungen, die wir im Leben gemacht haben, geprägt. Im Kern jedoch reichen ihre Themen und Obsessionen tief in unsere evolutionäre Vergangenheit zurück (was auch dafür spricht, dass schon der Buddha vor 2600 Jahren damit zu kämpfen hatte).

Nehmen wir das Beispiel Beziehungen und Anerkennung. In der afrikanischen Savanne hatten unsere haarigen Vorfahren bestimmt nicht allzu gute Überlebenschancen, wenn sie von ihrem Clan ausgestoßen wurden: In der Gruppe kann man sich die Nahrung oder die Kinderbetreuung teilen, bei einem Angriff ist man weniger wehrlos usw. Deshalb sind Beziehungen und die Frage, wie gut wir bei unseren Mitmenschen ankommen, bis heute eine allseits beliebte Grübelei, von der unsere Stimme gar nicht genug bekommen kann.

Beim Nachdenken selbst sind wir uns dieser archaischen Wurzeln freilich nicht bewusst, nein, wir zerbrechen uns einfach den Kopf darüber, warum uns der Nachbar heute Morgen nicht gegrüßt oder der Kollege uns schief angesehen hat. Es treibt uns um, weil die Anerkennung unserer Artgenossen einst über Leben und Tod – wie auch, nicht zu vergessen, über unseren Fortpflanzungserfolg – entschieden hat.

Die Stimme im Kopf ist so wie ein wiederholter Weckruf, mit der uns »die Evolution« an jene Ziele erinnert, auf die es in grauer Vorzeit beim Kampf ums Dasein und bei der Fortpflanzung ankam. Es ist, als würde die Evolution befürchten, dass wir diese Ziele, wenn wir nicht ständig daran erinnert würden, aus den Augen verlieren könnten. Also ergreift die Stimme unentwegt das Wort, selbst wenn wir das gar nicht wollen, ja sogar dann noch, wenn wir mit allen Mitteln versuchen, uns von ihr loszureißen.

Das nämlich darf unter keinen Umständen passieren! Dazu ist sie zu überlebenswichtig. So hinterließen wohl jene Vorfahren, die ihre innere Stimme problemlos abschalten konnten, leider keine Nachkommen, die die angenehme Stille im Kopf hätten erben können.

Der Blick auf die Evolution erklärt auch, warum die Stimme beim Sex ausnahmsweise zum Schweigen gebracht wird: Weil wir in diesem Augenblick den ultimativen Auftrag der Evolution erfüllen – dabei sollen wir nicht weiter gestört werden.

Nach dem Sex aber geht das Geplapper wieder los, und mit ihm kehrt die innere Unruhe, die Unzufriedenheit, das Streben nach mehr zurück. Und warum auch nicht? Die Evolution kümmert sich schließlich nicht darum, dass wir uns ausgeglichen fühlen. Das liegt gar nicht in ihrem Interesse. Sie kümmert sich nur um eins: Dass wir im Kampf ums Dasein bestehen und unser Erbgut in die nächste Generation befördern.

Deshalb ist es für uns – sprich: die Stimme im Kopf – so wichtig, dass wir gut aussehen oder möglichst viele Ressourcen anhäufen: Das macht uns attraktiv auf dem Partnermarkt und sichert unser Überleben. Deshalb versuchen wir, auf der sozialen Leiter so weit wie möglich nach oben zu kommen. Und deshalb ist das, was wir erreichen, der inneren Stimme nie genug, schon allein, weil es egal in welchem Lebensbereich immer Konkurrenz geben wird, die ebenfalls von einer chronisch unzufriedenen Stimme angetrieben wird und mehr haben und »besser« dastehen will.

Um uns zu einem Immermehr zu motivieren und der Konkurrenz ein Schnippchen zu schlagen, zieht die Stimme alle Register: Sie verspricht uns dauerhaftes Glück, wenn wir eins ihrer Ziele, die wir uns im Kopf in allen Farben ausmalen, erreichen – auf diese Weise mobilisiert sie unsere Kräfte. Und so richten wir uns im Kopf ständig auf die Zukunft aus, auf Kosten des Hier und Jetzt.

Dieses Glücksversprechen aber kann und darf nie in Erfüllung gehen, es geht ja darum, dass wir am Ball bleiben und unseren Artgenossen jederzeit um einer Nasenlänge voraus sind. Also gibt es immer nur vorübergehende Belohnungen in Form guter Gefühle, aber kein »Ankommen«, kein dauerhaftes Wohlbefinden. Wir könnten uns jeden äußeren Traum erfüllen: Die Unzufriedenheit wird früher oder später zurückkehren, weil sie Teil des Programms ist. Chronische Unzufriedenheit oder das, was der Buddha »dukkha« nannte, gehört zum Wesen der Stimme, sie ist Sinn und Zweck ihrer Existenz.

Auf der Suche nach so etwas wie innerem Frieden müssen wir uns also nach einem anderen Weg umsehen, einem Weg, der über diese Jagd nach dem Immermehr in der äußeren Welt hinausgeht – und das führt uns zur Meditation.

Meditation kann uns von der inneren Stimme »lösen«

Die Sache ist zunächst paradox: Wenn wir zum ersten Mal meditieren, wird uns die innere Stimme meist erst so richtig bewusst. Es ist, als würde ihre Lautstärke ordentlich aufgedreht werden. Es ist zum Beispiel typisch, dass man während der ersten Meditationssitzungen den Eindruck hat, man würde nicht weniger, sondern geradezu mehr unter den eigenen Gedanken leiden!

Keine Sorge, das ist ein gutes Zeichen, weil es bedeutet, dass wir die Stimme in uns, die es immer gab, bewusster wahrzunehmen beginnen. Wir ertappen uns jetzt bloß deshalb häufiger beim Gedankenwandern, weil sich unser innerer Blick schärft.

Dabei bekommen wir jedes Mal, wenn wir uns eines Selbstgesprächs gewahr werden, die Gelegenheit, einen Schritt zurückzumachen, um der inneren Stimme aus einer gewissen Distanz heraus zu lauschen. Das hat etwas enorm Befreiendes, denn sobald wir die Stimme wahrnehmen, *sind* wir nicht mehr die Stimme. Wir sind jenes mysteriöse Etwas, das die Stimme wahrnimmt.

In der Therapieforschung spricht man in diesem Zusammenhang von »Fusion« und »Defusion«.[181] Für gewöhnlich sind wir dermaßen mit unseren Gedanken verschmolzen oder »fusioniert«, dass wir sie für bare Münze nehmen. Wir sind eins mit unseren Gedanken. Wir halten unsere Gedanken ganz automatisch für wahr und für wichtig, für so etwas wie die Realität selbst. Wir *sind* die Stimme im Kopf.

In Wirklichkeit jedoch sind die Kommentare unserer inneren Stimme »nur« Gedanken, die unser Geist unablässig fabriziert, in erster Linie um uns an die Ziele der Evolution zu erinnern. Das können, müssen aber nicht unsere Ziele sein (ich beobachte manchmal an mir einen Futterneid, obwohl mehr als genügend Essen da ist, und denke mir dann: Ah, da meldet sich einmal mehr die Evolution in mir ... irgendwie albern, aber irgendwie auch verständlich!).

Natürlich *können* unsere Gedanken auch wahr sein, sie sind nicht per se falsch, sie können die Realität treffend beschreiben. Oft aber sind sie eine groteske Verzerrung, die die Wirklichkeit weitaus negativer erscheinen lässt, als sie tatsächlich ist, Beispiele: »Das hat doch alles überhaupt keinen Zweck«, »Warum muss so etwas immer *mir* passieren?«, »Was bin ich doch für ein Versager« ...

In Gedanken verloren zu sein, ist, als wäre man in einen wilden Fluss geraten. Im Fluss sind wir den Kräften der Elemente völlig ausgeliefert. Erst wenn es uns gelingt, den Strudeln zu entkommen und ans Ufer zu gelangen, können wir den Fluss beobachten, ohne von ihm mitgerissen zu werden.

Zum Glück gibt es ein paar Tricks und Techniken, die uns dabei helfen können, aus dem Gedankenstrudel auszusteigen. Nehmen wir an, wir haben Mist gebaut, und jetzt quält uns unser innerer Kritiker mit folgendem aufbauenden Kommentar: »Du bist eben ein Loser!« Im fusionierten Geisteszustand nehmen wir diesen Selbstkommentar durch und durch ernst und fühlen uns konsequenterweise nicht ganz so gut.

Manche Therapeuten empfehlen in einer solchen Situation, den Gedanken im Kopf bewusst hervorzurufen und ihn innerlich klar als Gedanken zu kennzeichnen, indem man das »Du bist ein Loser!« in ein »Sieh mal einer an, mein Gehirn fabriziert gerade den Gedanken, dass ich ein Loser bin« verwandelt. Das führt einem vor Augen, dass der Gedanke lediglich eine Konstruktion unseres Geistes ist.

Man kann noch einen Schritt weitergehen und den Gedanken beispielsweise zur Melodie von *Alle meine Entchen* singen.[182] Plötzlich wird es schwierig, das, was uns eben noch fertiggemacht hat, ernst zu nehmen. Die innerliche Verschmelzung oder Fusion mit dem Gedanken löst sich auf, es kommt zu einer heilsamen Defusion: Wir sind nicht mehr eins mit dem Gedanken, weil wir erkennen, dass es sich um nicht mehr als einen Gedanken handelt. An dem Gedanken selbst (»Du bist ein Loser«) hat sich zwar nichts geändert. Er hat aber seine Macht über uns verloren, indem wir ihn als Hirnprodukt entlarvt haben.

Letzteres ist durchaus ein wichtiger Punkt: Bei der Defusionstechnik lautet das Ziel nicht, die Gedanken zu ändern oder gar zu unterdrücken. Selbstverständlich kann es sinnvoll sein, sich einmal die Frage zu stellen, ob der Gedanke »Ich bin ein Loser« wirklich den objektiven Tatsachen entspricht – und ihn auch auf diese Weise, indem man den Gedanken also relativiert oder widerlegt, zu entkräften. Aber direkt auf die eigenen Gedanken zuzugehen mit dem Vorhaben, diese zu ändern oder loszuwerden, so wie man ein Hindernis in der Außenwelt aus dem Weg räumt, führt in der Regel bloß zu einem inneren Gefecht, das alles nur noch schlimmer macht: Jetzt nämlich hat man gleich zwei Probleme – den Loser-Gedanken sowie den Kampf dagegen. Der typisch »westliche« Ansatz, Verbesserung durch Veränderung herbeizuführen, führt in der Innenwelt oft eher in die Irre.

Wirksamer ist es, die Gedanken einfach nur als Gedanken zu erkennen: »Ja, ich höre es, da ist sie wieder, die Stimme in meinem Kopf. Ach, innere Stimme! Ich weiß, du meinst es nur gut mit mir beziehungsweise mit meinen Genen, auch wenn du die Sache oft arg überziehst …« Dann kann man sich sagen: »Gut, dass ich nicht meine innere Stimme bin, sondern sie beobachten kann. Die Tatsache, *dass* ich sie beobachten kann, beweist ja, dass ich etwas anderes als die Stimme bin. Übrigens, wenn ich so darüber nachdenke, bin ich gar kein Loser, und es geht auch nicht alles den Bach runter: Das ist nun mal die Art, wie die Stimme so plappert. Was soll's! Ich werde diesen Loser-Gedanken einfach wahrnehmen und an mir vorbeiziehen lassen … Also, tschüs, lieber Gedanke!«

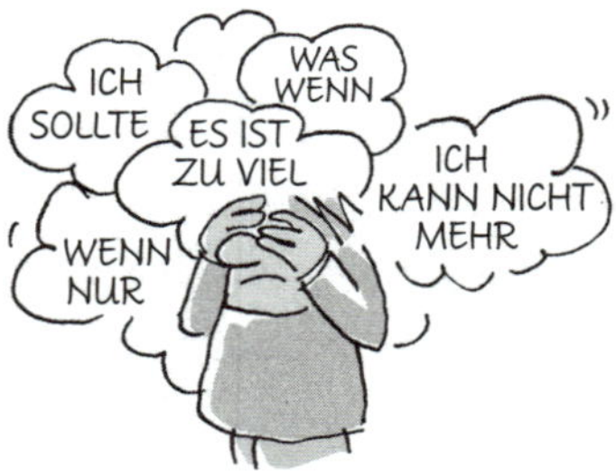
ICH SOLLTE
WAS WENN
ES IST ZU VIEL
ICH KANN NICHT MEHR
WENN NUR

In Gedanken verloren

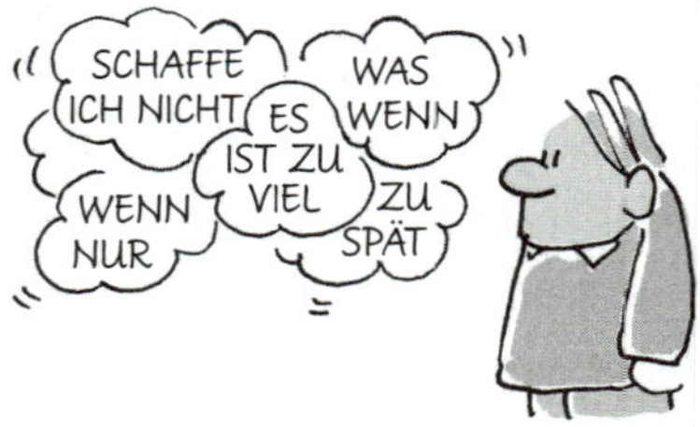
SCHAFFE ICH NICHT
WAS WENN
ES IST ZU VIEL
WENN NUR
ZU SPÄT

Beobachtermodus

Die Gedanken als Gedanken, als reine Fabrikate unseres Gehirns zu erkennen, als neuronale Aktivitätsmuster, die aufflackern und erlöschen – das erfordert jedoch eine gewisse Geistesgegenwart, und genau dabei hilft uns die Meditation.

Einmal meditieren wird da allerdings nicht viel ausrichten, man muss es regelmäßig tun. Man trainiert dabei, die Gedanken, die dauernd ungefragt in uns auftauchen, aus einer gewissen Distanz heraus zu betrachten, ohne dass man sich mit ihnen identifizieren muss.

Je öfter man das macht, umso natürlicher wird einem dieser angenehme, heilsame »Beobachtermodus«. Ich würde dir also ans Herz legen, immer mal wieder zehn Minuten oder noch etwas länger zu meditieren. Am besten morgens, wenn die Aufmerksamkeit noch frisch ist. Man trägt die meditative Erfahrung dann auch in den Tag hinein.

Es gibt viele hervorragende Apps, die einen dabei unterstützen können und die auch richtig interessant sind. Einer meiner Meditationslehrer ist der Neurowissenschaftler Boris Bornemann,[183] der zugleich Kopf einer Meditations-App namens *Balloon* ist, die ich empfehlen kann. Für mich etwas ganz Besonderes ist die *Waking-up*-App des amerikanischen Intellektuellen Sam Harris, die mich überhaupt erst für Meditation begeistert hat und mit der ich nahezu täglich meditiere (leider gibt es die App nur auf Englisch). Darüber hinaus gibt es viele weitere beliebte Meditations-Apps, wie zum Beispiel *Headspace* und *Calm*.

Gerade für den Einstieg in die Meditation ist diese Methode unheimlich hilfreich, schon allein deshalb, weil es einfach praktisch ist, eine externe Stimme zu haben, die einen, wenn man mal wieder in Gedanken abgeschweift ist, zurück ins Hier und Jetzt holt. Ich würde dich also dazu ermutigen, dir eine dieser Apps zuzulegen.

Und ja, es mag am Anfang manchmal etwas mühsam sein mit dem Meditieren, so wie das Lernen einer Fremdsprache oder einer Sportart (eigentlich alles Wertvolle) zu Beginn anstrengend oder sogar frustrierend sein kann. Aber auch in diesem Fall lohnt es sich, dabeizubleiben.

Vom Ego zum Bewusstsein

Wie schon erwähnt, wird es mehrere Meditationssitzungen – also mindestens einige Tage – brauchen, bis sich die ersten Effekte bemerkbar machen. Früher oder später aber wirst du eine Veränderung in dir spüren.

In den vergangenen Jahren haben Tausende von mehr oder weniger soliden Studien gezeigt, welche positiven Veränderungen das Meditieren bewirken kann, was mit ein Grund für den derzeitigen Meditationshype auch bei uns im Westen ist. So konnte man zum

Beispiel nachweisen, dass die Meditationsübung, wie ich sie am Anfang des Kapitels beschrieben habe, die Konzentrationsfähigkeit stärkt und auf diese Weise auch dazu beiträgt, dass wir dem Gedankenkarussell nicht mehr ganz so hilflos ausgeliefert sind.[184]

In einer Studie etwa verglichen der US-Psychologe Jonathan Schooler und sein Team von der Universität von Kalifornien in Santa Barbara zwei Gruppen von Studenten. Die einen besuchten im Übungszeitraum von zwei Wochen insgesamt achtmal einen 45-minütigen Meditationskurs. Teil des Kurses war unter anderem eine 10 bis 20 Minuten währende Meditationssitzung, bei der man die Aufmerksamkeit auch auf den Atem richten sollte. Zusätzlich meditierten die Teilnehmer in den zwei Wochen täglich 10 Minuten zuhause. Das war also schon ein recht intensiver Einstieg in die Meditation. Eine Kontrollgruppe bekam im gleichen Zeitraum einen Ernährungskurs und sollte – statt zuhause zu meditieren – protokollieren, was sie am Tag aß.

Vor und nach den Kursen wurden die Teilnehmer mit langweiligen IQ-ähnlichen Knobelaufgaben sowie mit Tests, die das Leseverständnis prüfen, traktiert. Dabei zeigte sich: Die Studenten, die den Meditationskurs absolviert hatten, konnten sich danach besser auf die Aufgaben konzentrieren. Sie wurden weniger von störenden Gedanken abgelenkt und schnitten deshalb besser ab (der Ernährungskurs bewirkte in der Hinsicht erwartungsgemäß nichts).[185]

Andere Studien haben gezeigt, dass man nach einem Meditationstraining beispielsweise auch weniger dazu neigt, beim Lesen in Gedanken abzuschweifen und geistesabwesend »weiterzulesen«.[186] Gerade in einer Zeit des dauernden Abgelenktseins scheint mir die Fähigkeit, auch einmal bei einer Sache bleiben zu können, ziemlich hilfreich zu sein.

Vor allem aber hat unsere Konzentrationsfähigkeit einen Einfluss auf unsere Stimmung, wie wir schon im Kapitel über die Heilkraft der Natur gesehen haben: Wenn die Konzentration im Verlauf des

Tages nachlässt (oder nach einer schlaflosen Nacht von Anfang an schlecht ist), haben jene Gedanken und Gefühle, die ständig in uns aus dem Unbewussten aufsteigen, es noch leichter als sonst, von uns Besitz zu ergreifen. Die Stimme im Kopf kann sich unkontrolliert austoben, schlimmer noch: Wir sind vollständig mit ihr verschmolzen. Uns fehlt die Geisteskraft, die eigenen Gedanken zu beobachten und uns von ihnen zu lösen. Eine Unaufmerksamkeit unseres Partners, schon wird in uns eine Gedankenkaskade getriggert, die unbemerkt unseren Geist erobert und unsere Emotionen anstachelt, so dass es zu einem Wutanfall kommen kann, den wir später bereuen. Mit etwas mehr Geistesgegenwart hätten wir früher erkannt, was da in uns hochkocht, und die Aufmerksamkeit auf die eigentliche Ursache unserer Gereiztheit lenken können (»ich bin einfach müde von der Arbeit«), was uns beruhigt und die Situation entschärft hätte.

Genau diese Geistesgegenwärtigkeit ist es, die Meditation stärkt: Sie bessert unsere Aufmerksamkeit, was uns auch dabei hilft, unseren eigenen Geist achtsamer wahrzunehmen. Das wiederum führt dazu, dass wir nicht wehrlos unbewussten Reiz-Reaktions-Schemata (Beispiel: Unaufmerksamkeit des Partners → nicht-hinnehmbare Ego-Kränkung → Wutanfall) ausgeliefert sind. In gewisser Weise bekommen wir durch die Meditation mehr Freiheit, mehr »Raum«, die üblichen, automatischen Reiz-Reaktionsketten zu unterbrechen und stattdessen eine Spur bewusster zu handeln – mehr so, wie wir das wirklich wollen. Mehr so, wie es im Einklang mit unseren Werten ist (Unaufmerksamkeit des Partners → nicht-hinnehmbare Ego-Kränkung → Kann es sein, dass ich gerade überreagiere?).

Mittlerweile haben Forscher jede einzelne Phase einer Atem-Meditationssitzung, also von der Fokussierung auf den Atem über das Gedankenwandern bis hin zu dessen Bewusstwerdung und dem Rückführen der Aufmerksamkeit hin zum Atem untersucht, unter anderem, indem man Testpersonen im Kernspintomographen meditieren ließ. Dabei sollten die Meditierenden immer dann einen Knopf drücken, wenn sie sich selbst beim Gedankenwandern erwischten. Auch wenn man nicht merkt, wann genau das Abschweifen beginnt, liegt es nahe, dass die Testpersonen zumindest in den Sekunden unmittelbar vor dem Knopfdruck in Gedanken vertieft waren.

Was man dabei beobachtet hat, ist ebenfalls aufschlussreich. In der Phase, in der wir denken, ohne es zu merken, übernimmt in unserem Gehirn ein Netzwerk, das wir im Kapitel über Natur schon kurz kennengelernt haben: Es ist das Default Mode Network, die »Standardeinstellung« unseres Gehirns, wenn man so will. Für manche Hirnforscher ist das Default Mode Network eine Art neuronales Korrelat unseres Eindrucks, ein Ich zu sein, unseres Egos also.

Sobald wir uns beim Gedankenwandern ertappen und aus dem Traum des Denkens aufwachen, fährt das »Ego-Netzwerk« seine Aktivität wieder herunter. In dieser Phase übernehmen andere Hirnregionen, die mit der Aufmerksamkeitssteuerung zu tun haben, die Kontrolle, und wir lenken die Aufmerksamkeit wieder auf den Atem.[187]

Aus dieser Sicht könnte man sagen: Unser Ich-Gefühl oder Ego läuft genau dann auf Hochtouren, wenn wir in Gedanken verloren sind. Die nagende Stimme im Kopf mit ihrem Ehrgeiz und Neid und ihrem Gefühl des ewigen Zu-kurz-gekommen-Seins hat freie Bahn, und wir sind vollkommen mit der Stimme fusioniert oder identifiziert, wir *sind* die Stimme. Wir halten die Stimme für unser Ich.

Bis wir »erwachen« und uns dabei erwischen, wie wir mal wieder in Gedanken abgeschweift sind. Vor allem bei den ersten Meditationssitzungen reagiert man da oft frustriert: »Verdammt, jetzt hab ich schon wieder versagt!« Aber das ist gar nicht nötig, im Gegenteil, man sollte diesen Moment als Erfolg feiern, denn in ebendieser Bewusstwerdung besteht ja just die Übung: Es geht darum, immer wieder aufs Neue aus dem tagträumerischen Zustand »aufzuwachen«, bis es uns zur zweiten Natur wird.

Allerdings lernen wir beim Meditieren nicht nur, uns beim Abschweifen zu ertappen. Jedes Mal, wenn wir das tun, üben wir uns ja gleich als Nächstes darin, uns vom Gedankenstrom zu lösen und zum Atem zurückzukehren. Wenn in Gedanken verloren zu sein nun aber heißt, dass unser Ego aufgeblüht ist, dann bedeutet das: Indem wir unsere Aufmerksamkeit immer wieder von diesem halbbewussten Gedankenstrom lösen, lösen wir uns jedes Mal von unserem Ego, von dieser Stimme im Kopf, die wir für unser Ich halten, die im Kern jedoch eine stark von den »Zielen« der Evolution geprägte Konstruktion unseres Gehirns ist. Wir durchschauen: Wir sind nicht das beziehungsweise nicht nur das, was wir bisher für unser Ich gehalten haben. Das Ego ist eine weitere Konstruktion, die sich offensichtlich im Dienste evolutionärer Ziele entwickelt hat (es geht immer um mich und mein Fortkommen).

Auf diese Weise kann eine regelmäßige Meditationspraxis den Blick auf uns selbst grundlegend verändern. Wir fangen an, uns weniger mit der Stimme im Kopf, dem Ego und all seinen Komplexen zu identifizieren. Stattdessen lernen wir mehr und mehr jene wahrnehmende »Instanz« in uns kennen, mit der wir unsere Gedanken beobachten können. Manche nennen diese Instanz, im Gegensatz zum denkenden Ich (sprich: Ego), das beobachtende Ich,[188] aber eigentlich ist sie eher so etwas wie »pures« Bewusstsein.

Dieses Bewusstsein denkt und urteilt und kritisiert und kommentiert nicht, es nimmt einfach nur wahr, es *ist* einfach nur, und so ist es tatsächlich auch von einer friedlichen Stille gekennzeichnet.[189] Anders gesagt, es gibt eine »Instanz« in uns, die immer still und friedlich ist, einen »Ort des Wohlbefindens«, wenn man so will, unabhängig davon, was in der Außenwelt passiert, unabhängig davon, ob wir gerade einen Erfolg errungen haben oder nicht, und dieses Etwas ist unser Bewusstsein. Das Bewusstsein ist, um es mit Albert Camus' Worten zu sagen, der Sommer in uns, der sich sogar im tiefsten Winter entdecken lässt.

Eine beliebte Metapher, die das Verhältnis von Bewusstsein zu Gedanken noch etwas veranschaulicht, ist die vom Himmel. Du kannst dir das Bewusstsein wie den Himmel vorstellen. Unsere Gedanken oder Gefühle wären in diesem Bild die Wolken, die am Himmel vorbeiziehen. Manchmal sind da kleine Wolken, manchmal dicke graue Regenwolken, aus denen es blitzt und donnert. So wie die Wolken, so verändern sich auch unsere Gedanken und Gefühle (wie auch unsere Sinneseindrücke) andauernd. Üblicherweise halten wir uns für die Wolken und das Wetter, wir identifizieren uns damit: Wir *sind* die Wolken und das Wetter.

Bis wir anfangen, die Wolken zu beobachten. Wir erkennen, dass die Wolken Teil eines weitaus größeren Raums sind, in dem sie überhaupt erst auftauchen. Unser Bewusstsein ist wie dieser Raum, es ist wie der Himmel. Und egal, wie grau die Wolken auch sein mögen, egal, wie stürmisch es werden mag – der Raum als solches verändert sich nicht je nach Wetterlage. Anders gesagt, das Bewusstsein, mit dem wir unsere Gedanken und Gefühle beobachten, bleibt von den Gedanken und Gefühlen unberührt. Es ruht in sich selbst. Es ist wie ein Spiegel, der selbst nicht von dem Gegenstand, den er reflektiert, verändert wird.

Für den Fall, dass diese Worte im Moment noch etwas abstrakt klingen mögen, kann ich dir versichern: Wenn du meditierst, wird das alles konkreter und real. Die meisten Menschen bleiben ihr Leben lang mit ihren Gedanken und Gefühlen identifiziert und lernen dieses Bewusstsein, von dem ich hier rede und das in jedem von uns steckt, niemals kennen. Meditation ist die Methode par excellence, um diesen Bewusstseinsraum in dir zu entdecken und näher kennenzulernen.

Wenn man eine Zeitlang meditiert und sich mit seinem ruhelosen Geist vertraut gemacht hat (»monkey mind«, wie man dazu im Buddhismus sagt, weil der Geist wie ein Affe von Gedanke zu Gedanke hüpft), merkt man, wie sich die Aufmerksamkeit allmählich etwas mehr zu »stabilisieren« beginnt. Es ist ein bisschen wie bei einer Schneekugel, die du schüttelst: Anfangs schweben die Gedanken noch in alle Richtungen wild durcheinander. Dann aber legen sie sich. Die Gedanken verschwinden zwar nicht, das ist wie gesagt auch nicht das Ziel, aber der Geist wird im Laufe des Meditationstrainings weniger sprunghaft. Sobald du bei dir in der Hinsicht die ersten Fortschritte bemerkst, bist du gut vorbereitet für den nächsten Schritt, die zweite Stufe der Meditation.

KAPITEL 8

Meditation

Sich selbst spüren und annehmen

Wenn du deinen unsteten, sprungfreudigen »Affengeist« ein wenig zu zähmen gelernt hast, kannst du die Meditation erweitern. Setz dich wieder komfortabel auf deinen Stuhl oder dein Sitzkissen. Schließe die Augen und nimm ein paar tiefe Atemzüge.

Nimm deinen Körper wahr. Nimm wahr, wie er dasitzt. Wie er von der Schwerkraft nach unten gezogen wird. Besonders im Schneidersitz ist es zuweilen fast, als würde man zu einer Wolke von Empfindungen werden.

Richte die Aufmerksamkeit auf den Atem, und verfolge den Atem wie gehabt für eine Minute oder zwei. Es geht darum, zu sich zu kommen und den Scheinwerfer der Aufmerksamkeit zu stabilisieren.

Sobald das geschehen ist, kannst du damit beginnen, deine Aufmerksamkeit zu öffnen. Fang zunächst mit den Geräuschen an. Nimm wahr, was du hörst, ohne die Geräusche zu benennen. Du brauchst dir nicht zu sagen: »Ah, da fährt ein Auto vorbei!« Nein, lausche einfach dem Konzert der Klänge, als handle es sich um Musik.

Die Geräusche tauchen auf und verschwinden wieder. Du kannst sie weder vorhersagen noch festhalten. Stell dir deinen Geist als eine

Art Empfangsraum vor: Ab und zu betritt ein Geräusch den Raum – und verlässt ihn wieder. Der Raum selbst bleibt dabei unverändert.

Nach ein paar Minuten kannst du die Laute in den Hintergrund rücken lassen und dich deinen Gedanken zuwenden. Bemerke eine interessante Parallele: So wie du die Geräusche wahrgenommen hast, kannst du auch deine Gedanken wahrnehmen, sei es, dass sie in Form der inneren Stimme oder als Bilder daherkommen. Auch die Gedanken tauchen wie ein vorübergehender Besuch ganz von selbst im Empfangsraum deines Bewusstseins auf. Wie die Geräusche, kannst du sie weder vorhersagen noch festhalten.

Wie im letzten Kapitel erwähnt, kannst du dir diesen »Empfangsraum« in dir auch wie einen Himmel vorstellen, in dem die Gedanken wie Wolken vorbeiziehen, ohne den Himmel als solches zu verändern. Dein Bewusstsein hat dabei noch eine weitere Ähnlichkeit mit dem Himmel: Es ist formlos. So wie Ton, um ein weiteres Bild zu verwenden, der vor dem Töpfern noch keine konkrete Gestalt angenommen hat. Es ist, als würde dieser »Bewusstseinston«, der du bist, von den Geräuschen und Gedanken immer wieder vorübergehend »geformt« werden. Der Ton bleibt immer derselbe Ton, auch wenn er unterschiedliche Formen annimmt, so wie ja auch Sand Sand bleibt, selbst wenn ein Kind anfängt, damit zu spielen und zu bauen.

Lass die Gedanken kommen und gehen. Du brauchst nichts mit ihnen zu tun. Sie verschwinden von selbst wieder, ohne eine Spur zu hinterlassen. Bald bist du wieder ungeformter Ton.

Auf diese Weise kannst du dich nach und nach für alles öffnen, was »da« ist, was in dir auftauchen will. Du bist ein empfangender Beobachter. Wenn ein Geräusch kommt, lass es da sein. Steigt ein Gedanke auf, beobachte ihn – und lass ihn ziehen. Vielleicht entstehen Gefühle, oder du bemerkst irgendwelche Körperempfindungen. Auch diese Gefühle und Empfindungen, seien sie im Bauch, in der Brust oder im Gesicht, kannst du einfach beobachten, ohne etwas mit ihnen zu machen. Gibt es eventuell eine Stelle, wo es schmerzt? Nimm auch diese

Empfindung wahr. Sei mit dem, was ist. Nimm die Eindrücke an, ohne sie verändern zu wollen. Gib jedes Bestreben auf, etwas tun, auf etwas reagieren oder irgendein Problem lösen zu müssen. Sei einfach nur da, oder, noch kürzer formuliert: Sei einfach.

Wie du allmählich merken wirst, ist dein Bewusstsein für alles empfänglich. Es nimmt jeden Eindruck so an, wie er ist, ohne ihn wegzudrücken, abzulehnen oder zu bewerten. Dein Bewusstsein bekämpft nichts. Es ist wie ein formbarer Raum, der sich ohne Wertung und ohne Gegenwehr von allem, was in ihm auftaucht, gestalten lässt: von Geräuschen, Gedanken, Gefühlen, Körperempfindungen. Das Bewusstsein sehnt sich nichts herbei, klammert sich an nichts, verjagt nichts. Es empfängt. Es akzeptiert jede Verformung. Sei dieses empfangende, akzeptierende Bewusstsein.

Auf Tuchfühlung mit dem eigenen Körper gehen

Diese Spielart der Meditation ist der Kern dessen, was man als Achtsamkeitsmeditation oder »mindfulness« bezeichnet (»vipassana« im Buddhismus). Man spricht auch von »offenem Monitoring«, was ja nichts anderes ist als die willkommene Beobachtung dessen, was ist.

Als Einstieg in diese Meditation ist es hilfreich, sich zunächst auf den Atem zu fokussieren. Das schärft die Aufmerksamkeit und macht einen vertraut mit dem Gedankenwandern. Man bezeichnet es als »fokussierte Aufmerksamkeit« (wer die altindische Sprache Pali lieber mag, kann dazu auch, wie der Buddha, »shamatha« sagen). Aber statt sich nur auf den Atem zu fokussieren, kann man die Aufmerksamkeit auch erweitern und für all das öffnen, was auch immer gerade im Bewusstsein auftaucht. Das können die Eindrücke des

Atems sein, aber eben auch Geräusche, Gedanken, Stimmungen, Körperempfindungen usw.

Dabei nimmt man jene innere Haltung an, die bemerkenswerterweise auch unser Bewusstsein kennzeichnet – eine, die alles wohlwollend empfängt und weiterziehen lässt. Manchmal denke ich: So würde ich gerne sein, einfach akzeptierend, nicht immer gleich reagierend oder ablehnend. Genau genommen aber gibt es eine solche »Instanz« mit ebendieser akzeptierenden Haltung längst in mir, wie in jedem von uns. Meditation hilft uns dabei, diese Instanz in uns zu entdecken.

Bei der Achtsamkeitsmeditation kommst du in Kontakt mit der gesamten Realität – statt immer nur in Gedanken verloren zu sein. Du kommst in Kontakt mit dir selbst im Hier und Jetzt, mit deinem Körper, deinen Empfindungen, Gefühlen, Stimmungen. Du kommst in Kontakt mit allem, was ist, gerade weil du dich ja für alles öffnest, ohne dich dagegen zu wehren.

Fragt man erfahrene Meditierer, wie Meditation ihr Leben verändert hat, sagen sie oft spontan, dass sie ihren Körper und ihre Gefühle nun genauer wahrnehmen. Dass sie bei einem Spaziergang zum Beispiel ihre Beine und die Bewegungen ihres Körpers beobachten. Oder sie nehmen bewusster wahr, wie sich ihre Körperempfindungen verändern, nachdem sie etwas getrunken oder gegessen haben.[190] Durch Meditation wird uns der Körper in seinem Zustand von Moment zu Moment präsenter. Im heutigen Leben, insbesondere im Arbeitsleben, sind wir oft nur noch Geist, ganz und gar »im Kopf«. Wir könnten glatt vergessen, dass wir körperliche Wesen sind. Meditation bringt uns zurück zu unserem Körper und hilft uns dabei, wieder »ganz« zu werden.

Das geht mit praktischen, positiven Konsequenzen einher. Egal, was wir tun, ob wir einen Spaziergang machen oder etwas essen – der Körper gibt uns ja ständig Auskunft darüber, wie es ihm, das heißt: wie es uns geht. Der Körper spricht immerzu mit uns oder versucht es zumindest. Weil aber unsere Aufmerksamkeit meist völlig von der inneren Stimme und unseren Gedanken gekapert wird, nehmen wir diese Körpersignale häufig nicht richtig wahr – oder erst reichlich spät. Erst wenn sie sehr laut werden. Mit Meditation und Achtsamkeit verändert sich das: Wir sind nicht mehr ausschließlich in Gedanken versunken, sondern auch immer wieder bei den im Hier und Jetzt stattfindenden und stetig wechselnden Körpersignalen.

Je öfter wir meditieren und uns die Zeit nehmen, unsere Körperbotschaften in Form von Empfindungen, Stimmungen und Gefühlen einfach da sein zu lassen und bewusst wahrzunehmen, desto mehr wird unsere Wahrnehmung dabei geschult – wie bei der Wahrnehmung äußerer Reize. Asiatische Gesichter sehen für uns in der Regel zum Verwechseln ähnlich aus. Wer aber eine Weile in Japan lebt, der lernt immer mehr Nuancen kennen. Er lernt zunehmend, die Gesichter zu unterscheiden. Er trainiert und schärft sein Auge. Ähnliches passiert, wenn wir unser Augenmerk auf innere Prozesse lenken, wie unsere Körperempfindungen, und diese wiederholt beobachten: Wir schärfen dann den Blick für diese inneren Prozesse, für unsere Empfindungen und Gefühle.[191]

Das kann sehr hilfreich und heilsam sein, denn je genauer wir unsere Körperempfindungen spüren, desto klarer ist uns zum Beispiel auch, wie es um unsere momentane Gemütsverfassung bestellt ist. Merken wir etwa, dass unsere Stimmung kippt, können wir etwas dagegen tun. Wer umgekehrt die eigenen Gefühle gar nicht groß registriert, wird auch nicht sonderlich bestrebt sein, irgendwelche stimmungsaufhellende Maßnahmen zu starten, wenn es mit der Laune bergab geht. Diese »Bedrohung« wird schließlich gar nicht wahrgenommen. Die eigenen Gefühle nicht lesen zu können, ist so nicht umsonst ein Risikofaktor für Stimmungstiefs, ja selbst für handfeste Depressionen und andere psychische Störungen.[192]

Gerade depressive Patienten werden besonders stark von den Gedanken in ihrem Kopf gefangen genommen (Stichwort Rumination) und fühlen sich dadurch nicht nur von der Welt und ihren Mitmenschen, sondern auch von ihrem eigenen Körper und ihren Emotionen abgeschnitten. Sie registrieren ihre Körperempfindungen und die damit zusammenhängenden Gefühle kaum. Der Körper und was er einem mitzuteilen hat, wird von ihnen als nicht vertrauenswürdig eingestuft, also hört man irgendwann gar nicht mehr auf ihn.[193] Die innere Erlebniswelt zieht sich auf die leblose, sterile, dunkle Gedankenwelt im Kopf zusammen. Das Gegenteil eines solchen depressiven Zustands ist nicht unbedingt Glück, sondern Verbundenheit, ein Gefühl von Lebendigkeit, die Fähigkeit, sich und das Leben zu spüren. Vermutlich wirkt Meditation nicht zuletzt deshalb gegen Depressionen, weil wir damit ebendiese Fähigkeit, uns selbst zu fühlen und zu lesen, üben.[194]

Boris Bornemann – von dem ich nicht nur über die App, sondern auch in Einzel- und Gruppensitzungen viel über Meditation gelernt habe – hat das Phänomen der erhöhten Körperwahrnehmung durch Meditation am Max-Planck-Institut für Kognitions- und Neurowissenschaften in Leipzig näher untersucht. In einer seiner Studien nahmen Dutzende von Testpersonen an einem monatelangen Meditationstraining teil, bei dem mindestens fünfmal die Woche zweieinhalb Stunden geübt wurde. Mal lag dabei der Schwerpunkt auf dem Atem, mal mehr auf dem gesamten Körper oder den Gefühlen. Vor dem Training hatte Bornemann geprüft, wie gut die Teilnehmer darin waren, ihren eigenen Herzschlag zu spüren. Er ließ sie für einen kurzen Zeitraum ihren Herzschlag zählen und verglich diese Einschätzung seiner Probanden mit den Aufzeichnungen eines EKGs (Elektrokardiogramm). Diesen Test wiederholte er während des Kurses immer wieder – und schließlich noch einmal am Ende des Trainings.

Wie sich zeigte, wurden die Teilnehmer im Verlauf des Meditationstrainings immer besser darin, ihren eigenen Herzschlag wahrzunehmen. Ein Standardfragebogen, der entwickelt wurde, um zu erfassen, wie gut wir unsere Gefühle lesen können, ergab, dass die

Teilnehmer zugleich den Eindruck hatten, mehr Zugang zu ihren Emotionen zu bekommen und diese zum Beispiel klarer erkennen und beschreiben zu können.[195]

So interessant der Befund ist: Man weiß derzeit nicht, wie fundamental er wirklich ist, jedenfalls konnte nicht jede Studie den Effekt bestätigen,[196] was nicht zuletzt daran liegen man, dass es bei der Wahrnehmung des Herzschlags große individuelle Unterschiede gibt (meine Frau etwa kann ganz ohne Meditation ihren Herzschlag wahrnehmen, während es mir mit Meditation immer noch recht schwerfällt, auch wenn ich meine, es sei schon deutlich besser geworden). Es ist aber gar nicht das Ziel der Meditation, spezifisch den Herzschlag besser zu spüren, darum geht es nicht. Die Studie gibt uns jedoch einen Hinweis darauf, dass wir mit Hilfe von Meditation mehr in Kontakt mit unserem Körper kommen können. Dass wir uns selber mehr und genauer zu spüren lernen.

Abgesehen davon, dass uns dieses Gespür vor Depressionen schützen kann, kann ein gutes Gehör für die Stimme des Körpers den Alltag in mehrfacher Hinsicht bereichern. Ich zum Beispiel merke oft (das heißt, eigentlich merke ich eben oft *nicht*), dass sich bei mir die Nackenmuskulatur in einem chronisch angespannten Zustand befindet, besonders bei der Schreibarbeit am Computer oder wenn ich gestresst bin. Wenn das den ganzen Tag so geht und ich die Anspannung ignoriere, passiert es nicht selten, dass die Anspannung irgendwann in Kopfschmerzen ausartet. Wenn ich die Spannung dagegen frühzeitig bemerke und mich ihr zuwende, lassen sich die Kopfschmerzen meist verhindern: indem ich den Nacken ab und zu bewege, ihn massiere oder immer mal wieder eine kurze Entspannungspause einlege, um die Nackenmuskulatur zu lockern.

Oder nehmen wir unsere Art zu essen. Wie oft schlingen wir etwas hinunter, ohne wirklich zu schmecken, was wir da überhaupt essen, was – je nach Speise – an sich schon ziemlich schade ist. Stattdessen starren wir auf ein Gerät, gucken fern oder wälzen ein Problem im

Kopf. Wenn aber meine gesamte Aufmerksamkeit bei Google, dem Tatort oder meinen Gedanken und Sorgen ist, merke ich natürlich nicht, wie mein Körper anfängt, Sättigungssignale ans Gehirn zu senden. Solchermaßen abgelenkt, achten wir nicht wirklich auf die Botschaften unseres Körpers und essen munter weiter, bis die Rufe so laut werden, dass wir sie endlich mitbekommen. Zu diesem Zeitpunkt haben wir uns allerdings längst überfressen.

Interessanterweise hat ein deutsches Forscherteam in einer Studie mit mehr als 100 jungen Frauen entdeckt, dass jene Frauen, die ihren eigenen Herzschlag besonders genau zählen können, zu den »intuitiveren Esserinnen« gehören. Intuitives Essen heißt: Man isst, wenn man Hunger hat, und nicht so sehr aus emotionalen Gründen, also aus Frust oder Langeweile oder weil der Kühlschrank halt gerade in der Nähe ist. Umgekehrt hört man mit dem Essen auf, wenn man satt ist, und isst zum Beispiel nicht stur weiter, nur weil noch etwas auf dem Teller liegt oder im Topf ist. Es geht somit auch hier darum, in den Körper hineinzuhören und sich von dessen Botschaften leiten zu lassen. Insofern überrascht es nicht, dass intuitive Esser generell weniger mit Gewichtsproblemen zu kämpfen haben.[197]

Schließlich noch ein drittes, letztes Beispiel, das ich schon im vorigen Kapitel angesprochen habe: Wenn man mehr mit dem Körper und überhaupt dem, was in einem selbst vorgeht, in Kontakt steht, erkennt man auch eher, wann sich ein inneres Unwetter in Gestalt von Ärger oder Wut zusammenbraut. Eine ungeschickte Bemerkung unseres Chefs oder eine schlechte Nachricht auf dem Handy – schon kann sich eine Kaskade von negativen Gedanken in Gang setzen, die unsere Gefühle mitreißt, die wiederum unsere Gedanken weiter anstacheln, bis sich die Sache dermaßen hochgeschaukelt hat, dass wir vor Wut platzen. Erst wenn uns der Vorgang bewusst wird, lässt sich die Kettenreaktion entschärfen. Denn sobald wir die Wut »sehen«, sind wir bereits nicht mehr die Wut, und wir haben die Chance, sie nicht weiter anzutreiben.

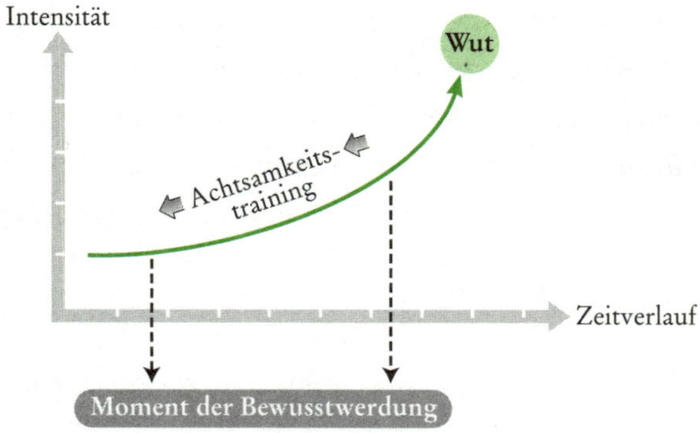

Abb. 8.1 Nicht selten schaukeln sich unsere negativen Gedanken und Gefühle gegenseitig so lange hoch, bis sie uns völlig übermannen. Wir bemerken den Teufelskreis erst, wenn es zu spät ist und es zu einem unkontrollierbaren Wutausbruch kommt. Wenn wir uns mittels Meditation darin schulen, unsere inneren Prozesse – von den Gefühlen bis hin zu unseren Gedanken – zu beobachten, werden wir mehr und mehr zu Experten für unseren eigenen, andauernd wechselnden Gemütszustand. Unser inneres Auge wird geschärft, und zunehmend nehmen wir auch subtilere Veränderungen unserer Verfassung wahr. Wir werden zum Beispiel eher in die Lage versetzt, aufkeimende Wutausbrüche frühzeitig zu erkennen. Sobald wir imstande sind, ein Gefühl von Irritation oder Ärger zu beobachten, *sind* wir nicht mehr dieser Ärger. Wir haben einen Schritt zurückgemacht und sind zum Beobachter des Ärgers geworden, was den drohenden Wutausbruch entschärft.

Meditation und Achtsamkeit können so darüber mitentscheiden, wie viel Zeit wir im Leben in einem Zustand meist völlig unnötiger Wut oder anderer destruktiver Gefühle verbringen. In der Regel machen Gefühle wie Wut ja alles nur noch schlimmer. Dabei ist Wut eigentlich ein verblüffend flüchtiges Gefühl – das Einzige, was sie aufrechterhält, ist das halbbewusste, gegenseitige Sich-Hochschaukeln von Gedanken und Gefühlen.[198]

Um zu sehen, dass es auch anders geht, brauchen wir nur einen Blick ins Tierreich zu werfen. Geraten zum Beispiel zwei Hunde aneinander, fletschen sie kurz die Zähne oder bellen laut auf. Gehen die beiden mit ihren Besitzern weiter, ist die Aggression im Nu verflogen. Die Hunde scheinen wieder allerbester Laune zu sein. Es gibt keine innere Stimme im Kopf des Hundes, die den Ärger eigens für ihn noch ein Dutzend Mal haarfein durchkaut. Statt sich in Gedanken zu verfangen, sind Hunde stets im Hier und Jetzt, und deshalb sind sie auch so gut drauf, ganz ohne Meditation, Psychotherapie oder Alkohol.

Schmerzen = Schmerzen + das Leiden daran

Ein zentrales Prinzip von Achtsamkeit und Meditation besteht darin, sich allem, was ist, mit Offenheit und Akzeptanz zuzuwenden. Man begegnet sich selbst einfach freundlich und interessiert, schaut, was da in einem ist – wie ein Forscher des eigenen Seelenlebens. Bei schönen Gedanken und Gefühlen ist das natürlich leicht. Aber wie man am Beispiel der Wut sieht, kann sich auch der schonungslose Blick auf unangenehme Gedanken und Gefühle lohnen.

Überraschenderweise kann uns achtsame Zuwendung sogar dabei helfen, mit körperlichem Schmerz umzugehen. Bei Schmerzen, wirklich? Man könnte denken, dass es bei Schmerzen nun wirklich hilfreicher ist, sich abzulenken oder den Schmerz zu ignorieren. Zumal die Rücken- oder Kopfschmerzen ja nicht – wie die Wut – von unseren Gedanken angefeuert werden.

Das stimmt aber nicht ganz. Nimmt man das Phänomen Schmerz etwas genauer unter die Lupe, erkennt man, dass auch Schmerzen sich üblicherweise aus einem Gemisch unterschiedlicher Komponenten zusammensetzen. Da ist zum einen, ja, die reine Empfindung: das Stechen, das Brennen, das Pochen, kurz, die pure Schmerzsensorik.

Hinzu kommt dann aber üblicherweise unser mehr oder weniger bewusstes Unbehagen, unser Frust oder Ärger über dieses unangenehme Gefühl, das eigentlich nicht da sein sollte. Wir wollen es loswerden. Etwas in uns bekämpft den Schmerz, als sei er ein Hindernis in der Außenwelt, das wir aus dem Weg zu räumen versuchen. Was jedoch in der Außenwelt gelingen mag, klappt wie erwähnt in der Innenwelt weniger gut. Nein, es macht die Sache schlimmer: Zu dem Schmerz gesellt sich nun nämlich das Leiden am Schmerz.

Gegen die reine Schmerzkomponente lässt sich nicht immer etwas unternehmen. Gegen die Leidenskomponente allerdings sehr wohl. Wenn wir versuchen, den Schmerz schlichtweg zu beobachten, ohne weiter auf ihn zu reagieren, ohne ihn abzulehnen oder innerlich zu bekämpfen, dann löst das zwar den Schmerz als solches nicht auf – das Leiden am Schmerz aber wird sich legen. Der Schmerz bleibt dann auf die pure Sensorik begrenzt.

Diesen Effekt hat man tatsächlich in Untersuchungen nachweisen können. In einer Studie unter Beteiligung der Harvard-Universität etwa verabreichte ein Forscherteam erfahrenen Achtsamkeits-Meditierern im Kernspintomographen ungefährliche, aber schmerzhafte Elektroschocks am linken Unterarm. Um beurteilen zu können, was eine achtsame Haltung hier bewirken könnte, verpasste man den Teilnehmern zunächst ein paar Schocks, ohne dass man ihnen gesagt hätte, sie sollten dabei eine achtsame Haltung einnehmen. Danach erst folgte die Instruktion, von nun an die Aufmerksamkeit auf die Haut unter der Elektrode am linken Unterarm zu lenken und die Schmerzreize achtsam wahrzunehmen, also mit einer Einstellung, die von Offenheit und Akzeptanz geprägt ist.

Den gleichen Versuch machte man mit einer Kontrollgruppe, die keine Meditationserfahrung hatte. Alle Teilnehmer sollten dabei bewerten, (1) wie intensiv und (2) wie unangenehm die Schmerzreize für sie waren.

Es zeigte sich: Egal, ob achtsam oder nicht, die Intensität des Schmerzes als solches blieb für alle Teilnehmer immer gleichermaßen hoch. Im Gegensatz zur Kontrollgruppe jedoch nahmen die erfahrenen Meditierer den Schmerz der Elektroschocks im Achtsamkeitsmodus als weitaus weniger unangenehm wahr: Das Leiden am Schmerz hatte sich bei ihnen dank achtsamer Haltung klar reduziert.

Dieses verringerte Leiden ging mit einer auffallenden Aktivitätsabnahme in vorderen Regionen des Gehirns einher, mit denen wir, wie die Forscher spekulieren, nicht den Schmerz als solches empfinden, sondern ihn innerlich ablehnen und bekämpfen. Es sind Hirnregionen, die gewissermaßen sagen: »Ich will das nicht, bitte lass es aufhören!«

Umgekehrt leuchtete während der Elektroschocks bei den achtsamen Meditierern ein Areal namens Insula geradezu auf. Die Insula ist eine Struktur, die relativ zentral jeweils im Innern der beiden Hirnhälften liegt. Hirnstudien über Meditation sind oft widersprüchlich, ein erstaunlich konsistentes Ergebnis aber ist, dass die Insula durch Meditation angeregt wird. Wer oft meditiert, bei dem wird die Insula sogar nach und nach – erneut wie ein Muskel durch Training – dicker, was nicht heißt, dass, wie im Hippocampus, neue Nervenzellen nachwachsen. Es ist eher so, dass die Verdrahtungen zwischen den vorhandenen Neuronen zunehmen.

Der Clou bei alledem ist: Die Insula ist maßgeblich für die Körperwahrnehmung zuständig. Vereinfacht könnte man sagen: Mit der Insula hören wir in unseren Körper hinein, um dessen Botschaften zu empfangen (bei einer Depression ist die Insula typischerweise unteraktiviert[199]). Die Meditierenden schienen den Schmerz also sehr klar – mit der Insula – wahrzunehmen, litten jedoch zugleich weniger unter ihm, weil es ihnen gelang, den Widerstand, den Kampf gegen den Schmerz aufzugeben.[200] Sie registrierten den Schmerz im Beobachtermodus, mit jenem Bewusstsein also, das nicht kommentiert und klagt, sondern einfach nur »annimmt«.

Ich halte diesen Befund auch deshalb für wichtig, weil letztlich, wie mir scheint, jede Form von Leiden daher rührt, dass sich irgendetwas in uns gegen etwas wehrt, das ist. Etwas in unseren Leben läuft nicht so, wie es laufen sollte, und wir wollen das nicht akzeptieren. Das Leben soll anders sein! Wir ringen innerlich mit der Realität.

Nehmen wir einen Extremfall. Wir haben einen Menschen verloren – ein Liebespartner hat uns verlassen, ein Freund oder Familienmitglied ist gestorben. Auch da ist auf der einen Seite der schiere Schmerz über den Verlust. Aber hinzu kommt, dass es etwas in uns gibt, das den Verlust nicht wahrhaben will. Wir können nicht glauben, dass dieser geliebte Mensch wirklich nicht mehr da ist. Wie ist das möglich? Das kann doch nicht sein! Irgendetwas in uns wehrt sich gegen diese Realität, die einfach zu ungeheuerlich, zu schmerzhaft ist.

Würden wir den Verlust akzeptieren, würde das Leiden am Verlust verschwinden, das hieße jedoch auch, dass wir die schmerzhafte Realität wirklich annehmen würden. Es ist fast, als würden wir den verstorbenen Menschen, indem wir ihn loslassen, im Stich lassen. Es ist, als würde er in dem Moment erst wirklich sterben, und dagegen wehren wir uns. Sobald wir akzeptieren, dass unser Liebespartner uns verlassen hat, gestehen wir uns das Ende der Liebe ein, an die wir so geglaubt haben, und das wollen wir nicht. Wir wollen weiter daran glauben.

So verständlich das alles ist: Solange wir das, was ist, innerlich ablehnen und bekämpfen, so lange quält uns eben nicht nur der Verlust selbst, sondern auch das Leiden am Verlust. Wenn man tief in sich selbst hineinschaut, wird man entdecken, dass an der Wurzel unseres Leidens so gut wie immer eine Erfahrung liegt, die uns Schmerzen bereitet und die wir zugleich nicht akzeptieren können.

Nehmen wir ein ganz anderes Beispiel, nehmen wir eine schmerzhafte Erfahrung aus der Kindheit, beispielsweise das Gefühl, von den Eltern nicht angenommen oder geliebt worden zu sein. Wie soll man das, zumal als Kind, akzeptieren können? Die Erfahrung ist so unfassbar schmerzlich, dass wir keinen anderen Weg sehen, als sie wegzudrücken. Als Kind bleibt uns ja wohl auch kaum etwas anderes übrig.

Aber die Erfahrung bleibt, und nicht nur das, wir bekämpfen sie zeitlebens innerlich und versuchen das Gefühl zu kompensieren. Wir wollen nicht wahrhaben, dass wir nicht geliebt wurden und suchen die Liebe nun als Erwachsene immer wieder in der Welt dort draußen, bei unseren Mitmenschen, über unser Aussehen oder unsere Leistung oder indem wir bemüht sind, es stets allen recht zu machen. In unserer Verzweiflung versuchen wir jene Erfahrung, die wir als Kind gemacht haben, zu widerlegen. Wir versuchen uns zu beweisen, dass wir doch liebenswert sind. Aber selbst wenn uns das im Laufe unseres Lebens gelingen sollte und wir jede Menge Anerkennung und Liebe in unserem Leben erfahren: Die ursprüngliche Erfahrung, die wir einmal gemacht haben, bleibt, sie steckt tief in uns und nagt an uns. Können wir uns jemals davon befreien?

Letztlich dürfen wir wohl erst mit so etwas wie Heilung rechnen, wenn wir der Erfahrung irgendwann offen ins Auge sehen. Wenn wir uns der schmerzhaften Erfahrung zuwenden und sagen: Ja, so ist das, so war das, und weißt du was? Es ist okay so. Diese Erfahrung der Ablehnung ist tatsächlich eine Erfahrung, die ich gemacht habe. Sie hat mich mit zu demjenigen gemacht, der ich heute bin. Ich nehme die Erfahrung an. Dass ich sie annehme, heißt nicht, dass ich nicht liebenswert bin, diese Einzelerfahrung drückt ja keine objektive Wahrheit aus. Wer weiß, was meine Eltern erlebt haben, dass sie so auf mich reagiert haben. Das, was ist oder war, ist schmerzhaft, aber ich werde es nicht weiter innerlich bekämpfen, um auf diese Weise noch mehr daran zu leiden. Es mag sein, dass ein gewisser Schmerz bleibt, wenn ich die Erfahrung akzeptiere, doch das Leiden am Schmerz wird aufhören. So oder so ungefähr, denke ich, kann die Kombination aus Offenheit und Akzeptanz – jene beiden Kernmerkmale einer achtsamen Haltung – beträchtlich zu unserem Seelenfrieden beitragen.

Meditation als Konfrontations-therapie des Lebens

Damit sind wir bei einem weiteren zentralen Mechanismus angekommen, über den die Meditation und eine achtsame Haltung unsere Psyche stärken können. Dieser Wirkmechanismus hat eine frappierende Ähnlichkeit mit dem, was man in der Psychologie als »Expositions-« oder »Konfrontationstherapie« bezeichnet. Die Konfrontationstherapie hilft nachweisbar sehr gut gegen Phobien und Ängste, wie klassischerweise bei einer Spinnen- oder Fahrstuhlphobie.

Die Therapie geht wie folgt: Wer von einer Phobie betroffen ist, soll sich das angsteinflößende Etwas vorstellen und dabei zum Beispiel ein paarmal tief durchatmen, bis einem die bloße Vorstellung von dem gewissen Etwas (Spinnen, Fahrstühle) nach einer Weile keine allzu großen Probleme mehr bereitet.

Im nächsten Schritt sieht man sich vielleicht eine Zeichnung und danach ein Foto einer Spinne an – was jedes Mal wieder zu einem kleinen Schweißausbruch und Herzrasen führt. Jedes Mal aber macht man auch die Erfahrung, dass nichts Schlimmes passiert und man sich irgendwann beruhigt. Am Ende des Trainings ist man womöglich in der Lage, aus einigen Metern Sicherheitsdistanz einen Blick auf eine Spinne in einem hermetisch abgeschlossenen Behälter aus unzerstörbarem Stahl und Panzerglas zu werfen. Wenn man es schließlich, ohne mit der Wimper zu zucken, erträgt, dass eine brasilianische Wanderspinne über den Unterarm krabbelt, ist man mehr als geheilt.

Anders gesagt, Ängste überwindet man nicht, indem man vor ihnen wegrennt, das nährt die Ängste nur noch. Sie bekommen auf diese Weise nämlich keine Chance, von der Realität widerlegt zu werden. Es ist wie der dunkle Dachboden, aus dem wir bedrohliche

Geräusche zu hören meinen: Wenn wir uns nicht trauen, auf den Dachboden zu steigen, um nachzusehen, können wir uns schön in unsere Angst hineinsteigern, indem wir unserer Fantasie freien Lauf lassen. Erst wenn wir hingehen und das Licht anknipsen, sehen wir, dass da nichts Bedrohliches ist. Wenn wir uns unseren Ängsten stellen und merken, dass es dabei zu keinen Katastrophen kommt (was ja bei Phobien in der Regel der Fall ist: Spinnen, Fahrstühle oder offene Plätze *sind* üblicherweise nichts Lebensbedrohliches), dann geht der Angst die Kraft aus. Sie verpufft.

Was dabei in unserem Kopf passiert, ist, dass wir letztlich etwas Neues lernen. Wenn du immer wieder die Erfahrung machst, dass ein Fahrstuhl ungefährlich ist (der Fahrstuhl stürzt irgendwie nie ab und verblüffenderweise gehen auch die Türen immer wieder auf), dann hinterlässt dieser Lernvorgang buchstäblich Spuren in deinem Gehirn, die man inzwischen ziemlich genau verfolgen kann. So weiß man, dass die Verbindung zwischen dem Konzept »Fahrstuhl« und der Angstreaktion im Mandelkern, jener Angst- und Alarmzentrale in unserem Kopf, gespeichert wird. Diese ursprüngliche Angst-Verbindung bleibt zwar auch bei der Konfrontationstherapie im Großen und Ganzen bestehen. Aber es kommt etwas Neues hinzu: Wir lernen durch wiederholte Erfahrung, dass die Spinne harmlos und der Fahrstuhl sicher ist.

An diesem Prozess ist einerseits der Hippocampus beteiligt. Der wiederum steht in engem Kontakt mit dem Präfrontalcortex, der hemmend auf den Mandelkern einwirkt (die Illustration auf Seite 38 veranschaulicht, wo sich diese Areale im Gehirn befinden). Das Resultat einer Konfrontationstherapie besteht am Ende darin, dass der Präfrontalcortex – in Zusammenarbeit mit dem Hippocampus – die ursprüngliche Angstverbindung im Mandelkern, die nach wie vor besteht, mehr und mehr zu hemmen beginnt.[201] Wir bekommen also eine gewisse innere Kontrolle über unsere Angst: Wir lernen unsere Angst zu beherrschen.

Eine interessante Beobachtung ist nun, dass Meditation typischerweise mit einer Stärkung sowohl des Hippocampus als auch des Präfrontalcortex einhergeht, während der Mandelkern heruntergefahren wird. Auch dies gehört zu den konsistenteren Ergebnissen der Hirnforschung, die mehrfach bestätigt werden konnten: Bereits ein achtwöchiger Standard-Meditationskurs, der in so gut wie jeder größeren Stadt angeboten wird, führt dazu, dass der Hippocampus – wie die Insula – dicker wird. Die Aktivität des Präfrontalcortex wird ebenfalls hochgefahren, der daraufhin seine hemmende Wirkung auf den Mandelkern besser ausüben kann. Das führt dazu, dass der Mandelkern seine Erregung herunterfährt oder sogar strukturell schrumpft.[202] Meditation verändert das Gehirn also in exakt jenen Regionen und in exakt jene Richtung, wie es sich auch bei einer Konfrontationstherapie beobachten lässt.[203]

Und genau genommen *sind* Meditation und Achtsamkeit eine Konfrontationstherapie für all jene Ängste und Sorgen, die uns im täglichen Leben plagen. Wenn wir dasitzen und sich die Stimme im Kopf mit ihren Sorgen meldet, registrieren wir diese einfach, lassen die dunklen Wolken möglichst entspannt und im distanzierten Beobachtermodus an uns vorbeiziehen. Zukunftsängste, Menschen, die uns nerven, schwierige Situationen aus der Vergangenheit – wenn wir all das immer wieder einfach da sein lassen können, ohne darauf zu reagieren, wenn wir vielmehr auf das, was uns zu schaffen macht, innerlich freundlich zugehen und es annehmen, verliert das einst Belastende allmählich seinen Stachel und seinen Schrecken.

Das Schöne ist, dass wir im Laufe unserer Meditationspraxis immer weniger Angst vor dem haben müssen, was in uns ist und wer wir sind. Wir sind nicht mehr auf der Flucht vor uns selbst. Wir können uns und das, was wir erlebt haben, annehmen. Es gibt immer weniger innere und äußere Reize, die uns triggern könnten, und so liegen wir nicht mehr ständig auf der Lauer, um irgendwelche Erinnerungen, Erfahrungen, Situationen oder Menschen zu vermeiden.

Wir werden frei, wirklich frei. Denn je mehr wir unsere Dämonen akzeptieren lernen, desto weniger brauchen wir uns selbst sowie all das, womit uns das Leben konfrontiert, zu fürchten. Wir können uns dem Leben gegenüber öffnen und es ohne innere Verkrampfung oder Abwehrhaltung leben.

Fünfzehn Minuten dazusitzen – ohne iPhone und ohne Ablenkung, nur mit dem eigenen Geist –, das ist dann tatsächlich keine allzu große Herausforderung mehr. Kaum vorstellbar, wie das überhaupt jemals ein Problem sein konnte. Nein, irgendwann ist es genau umgekehrt, und eine Viertelstunde bei sich zu sein, ganz im Hier und Jetzt, nur mit sich, nur mit dem, was ist: das wird zu einer geradezu angenehm friedlichen, beglückenden Erfahrung.

Obwohl wir fernöstlichen Achtsamkeitstraditionen also jede Menge verdanken und wir im Westen den Zustand der Geistesverlorenheit, auf den uns diese Traditionen aufmerksam machen, unterschätzt haben, hat man sich natürlich auch im Westen seit jeher gefragt, welche Zutaten es für ein gelungenes Leben braucht und wie wir Menschen zu so etwas wie Gemütsruhe finden können.

Eine Strömung der abendländischen Philosophie, deren Erkenntnisse zuweilen an den Buddhismus erinnern, hat sich in dieser Hinsicht und vor allem auch was die praktische Hilfestellung betrifft besonders hervorgetan: der Stoizismus. Im nächsten Kapitel gehen wir deshalb rund 2000 Jahre zurück in der Geschichte und sehen uns an, was uns die alten Stoiker in Griechenland und Rom in Sachen Lebenskunst und seelischer Gelassenheit heute noch lehren können.

KAPITEL 9

Philosophie

Lebenskunst nach Art der Stoiker

Am Ursprung der stoischen Philosophie stand ein Unglück: Es war ein Schiffbruch, der den Gründer des Stoizismus, Zenon von Kition,[204] einst in Athen stranden ließ. Einige Jahre danach, rund 300 vor Christus, rief Zenon eine neue philosophische Schule ins Leben, deren Vorlesungen in der Säulenhalle (»Stoa«) auf dem Marktplatz im Zentrum Athens stattfanden. So kam der Stoizismus zu seinem Namen.

Ungefähr drei, vier Jahrhunderte später, während der Zeit des Römischen Reichs, sollten einige Denker die Philosophie Zenons und seiner Kollegen noch einmal aufblühen lassen: Es kam zu einer Art Renaissance des Stoizismus. Auch diese neue Generation von Stoikern kannte die Widrigkeiten des Lebens nur allzu gut, und die stoische Philosophie war für sie nicht zuletzt eine Reaktion auf diese Widrigkeiten. Die Bekanntesten dieser späteren Stoiker sind: Seneca, Epiktet und Marc Aurel.

Seneca, der vom ca. vierten Jahr nach Christi Geburt bis zum Jahr 65 lebte, wurde nicht nur viele Jahre seines Lebens immer wieder von Krankheit – von Asthma bis Tuberkulose – geplagt. Er wurde auch für acht Jahre in die Verbannung geschickt, auf jenen abgelegenen »nackten, dornigen Fels« namens Korsika. Angeblich hatte er mit der schönen Nichte des damaligen Kaisers Claudius Ehebruch begangen, was aber vermutlich gar nicht stimmte, sondern auf eine Intrige von Claudius' eifersüchtiger Gattin zurückging. Zuletzt befahl ihm der psychopathische Kaiser Nero, dessen Erzieher Seneca einst gewesen war, Selbstmord zu begehen. Nero hatte ihn verdächtigt, Teil einer Verschwörergruppe zu sein, die ihn, Nero, hatte umbringen wollen.[205]

Epiktet (um das Jahr 50 bis 135 n. Chr.) verbrachte die ersten Jahre seines Lebens bis ins Teenageralter als Sklave, wobei ihm sein Herr, ein Verwaltungssekretär Neros, dermaßen brutal behandelt haben soll, dass er ein gelähmtes Bein zurückbehielt. Nach Neros Tod kam Epiktet frei, wurde dann allerdings aufgrund seiner Lehrtätigkeit ebenfalls aus Rom verbannt.[206]

Kurz nachdem schließlich Marc Aurel (121 bis 180 n. Chr.) das Amt des Kaisers von Rom übernommen hatte, griff im Römischen Reich eine verheerende Pockenepidemie um sich – es kam zu Wirtschaftskrisen, Hungersnöten und Kriegen. Die letzten zwölf Jahre seines Lebens verbrachte Marc Aurel überwiegend im Feldlager, von wo aus er nachts sein Tagebuch *Selbstbetrachtungen* schrieb, als Stütze für sich selbst.[207]

Zum Kern der stoischen Philosophie gehört es, auf die Schicksalsschläge des Lebens mit größtmöglicher Gelassenheit zu reagieren, was den Stoikern auf oft bewundernswerte Weise gelang. Als zum Beispiel Zenon durch den Schiffbruch sein gesamtes Hab und Gut verloren hatte, soll er laut Seneca gesagt haben: »Das Schicksal will mir freiere Bahn zum Philosophieren geben.«[208] Seneca selbst reagierte auf Neros Selbstmordbefehl ebenfalls mit unerschütterlicher Gemütsruhe.[209] Woher nahmen die Stoiker diese innere Stärke? Wie schafften sie es, die Tiefschläge des Lebens derart »stoisch« hinzunehmen, dass es uns Normalsterblichen schon fast übermenschlich erscheint?

Die Seelenstärke der Stoiker kam nicht von ungefähr: Sie übten sich geradezu aktiv in Gelassenheit, sie trainierten die Gemütsruhe regelrecht. Dabei bedienten sie sich einer Reihe von philosophischen Einsichten und psychologischen Techniken, von denen mir zwei besonders hilfreich erscheinen.

Stoischer Lebensrat 1: Konzentriere dich auf das, was in deiner Macht steht

Die erste Einsicht geht auf Epiktet zurück. Sie ist das Fundament seiner Lehre und zeigt, wie nahe er damit dem Buddhismus war. So lautet der erste Satz aus Epiktets *Handbüchlein der Moral*: »Einige Dinge stehen in unserer Macht, andere hingegen nicht.«[210] Wir können uns in unserem Leben entweder auf die Außen- oder auf die Innenwelt konzentrieren. Je nachdem, wie wir uns entscheiden, wird uns das mit einiger Wahrscheinlichkeit ins Unglück stürzen oder zufrieden und gelassen stimmen.

Wir meinen für gewöhnlich (auch ich war ja lange Zeit davon überzeugt), dass Lebensglück vor allem daraus resultiert, dass man sich seine Wünsche und Sehnsüchte erfüllt. Glück ist, wenn wir eine gute Note oder Lob erhalten. Wenn wir eine Beförderung oder Gehaltserhöhung bekommen, sind wir, zumindest für einige Zeit, glücklich. Wenn wir einen tollen Partner finden und Anerkennung von unseren Mitmenschen erfahren, macht uns das glücklich und zufrieden.

Das Problem mit dieser gängigen Glücksvorstellung ist, laut Epiktet: Über diese äußerlichen Dinge, von denen wir unser Glück abhängig machen, haben wir so gut wie keine Kontrolle. Wir machen unser Glück auf diese Weise in einem sehr buchstäblichen Sinne zu einer Glückssache. Wir versuchen, die äußere Welt zu verbessern, mit dem Ziel, uns innerlich besser zu fühlen. Dabei ist unsere Macht, die äußere Welt so zu verändern, dass wir unsere Ziele erreichen und unsere Wünsche erfüllen, begrenzt – mal gelingt es uns, mal nicht oder nur einigermaßen (und selbst wenn es uns gelingt, würde ich gerne hinzufügen, ist das Glück nicht garantiert).

Aus diesem Grund rät uns Epiktet dazu, unsere Aufmerksamkeit stattdessen auf das zu richten, was wir sehr wohl beeinflussen können, und das ist in der Regel etwas, das unser eigenes Verhalten und unsere Einstellung betrifft:

- Beispiel Ausbildung: Die Note, die man uns gibt, können wir nicht bestimmen. Aber wir können fleißig studieren und uns bei der Prüfung ins Zeug legen. Wenn wir wirklich alles tun, was in unserer Macht steht, und wir trotzdem nicht die Bestnote hinbekommen, ist das zwar schade, es gibt aber keinen vernünftigen Grund, dem Ergebnis großartig nachzutrauern. Mehr war halt diesmal nicht drin. Man kann nicht immer gewinnen, man kann es sich jedoch zur Maxime machen, dass, wenn man etwas anpackt, man es mit dem nötigen Ernst tut.
- Beispiel Beruf: Wie schnell unsere Karriere Fortschritte macht, hängt ganz objektiv von allerlei Faktoren ab, die völlig jenseits unserer Kontrolle liegen – den Launen unseres Chefs, dem Erfolg jener Organisation, für die wir arbeiten, der allgemeinen Konjunktur usw. Unabhängig von diesen äußeren Faktoren können wir uns kollegial verhalten, uns im Job einsetzen etc. Je mehr wir unsere Verantwortung wahrnehmen, umso höher ist die Chance, dass wir unsere beruflichen Ziele erreichen, auch wenn es dafür keine Garantie gibt.
- Beispiel Erziehung: Wie unsere Kinder sich entwickeln, was später einmal aus ihnen wird, liegt schlichtweg nicht in unseren Händen. Mehr noch, wir wollen ja geradezu, dass unsere Kinder selbstständige Personen werden, die ihr eigenes Leben führen, und dazu gehört es, dass sie ihre eigenen Fehler machen werden. Aber auch

wenn das Schicksal unserer Kinder letztlich jenseits unserer Kontrolle liegt, können wir trotzdem gute, geduldige, liebevolle Eltern sein, die unsere Kinder unterstützen, wenn sie uns brauchen.

- Beispiel Ruf, »Image«, Ansehen. Wir zerbrechen uns den Kopf darüber, was unsere Mitmenschen bloß über uns denken könnten, was sie von uns halten, ob man uns mögen wird oder nicht – worauf wir allerdings ebenfalls keinen direkten Einfluss haben. Was also können wir tun? Unsere Energie darauf verwenden, uns anständig, freundlich und zuvorkommend zu benehmen. Wenn es dann immer noch Menschen gibt, die uns ablehnen (und darauf können wir Gift nehmen), dann: *so be it*. So oder so werden wir es nie jedem Recht machen können.

Epiktet sagt: Allzu oft versuchen wir Kontrolle über etwas zu bekommen, das sich unserer Kontrolle entzieht, und das ist eine zuverlässige Quelle von Frust und Leid. Wenn man das Leben einmal mit einem Spiel vergleicht, dann träumen wir häufig vom großen Gewinn, vom Pokal, von irgendeinem positiven Endergebnis, statt uns darauf zu fokussieren, das Spiel so gut wie möglich zu spielen – denn nur das liegt in unserer Macht. Würden wir uns Epiktets Haltung anschließen, würden wir uns für das, was in unseren Händen liegt, in die Pflicht nehmen, also das Spiel so gut spielen wie möglich. Alles geben, was wir haben. Mehr geht ja wohl nicht. Und das würde auch bedeuten, dass wir im Grunde gar nicht mehr verlieren können.

So weise Epiktets Rat sein mag, wir »Normalos« – ich jedenfalls – werden trotzdem immer mal wieder aus der Haut fahren, von einem Wutanfall übermannt werden und gestresst, niedergeschlagen oder verzweifelt sein. In diesen Fällen sollte man nicht zu streng mit sich selbst sein und daran denken, dass es für alle diese Gefühle einen Grund gibt, selbst wenn wir diesen nicht unbedingt immer erkennen. Und auch für die Tatsache, dass uns das Niedergeschlagensein oder unsere eigene Unzufriedenheit stört und auf die Nerven geht und wir diese Gefühle innerlich ablehnen und zu bekämpfen versuchen, gibt es wiederum einen guten Grund, obwohl es, wie wir wissen, vermutlich bessere Wege gibt, mit diesen unangenehmen Gefühlen umzugehen. Kurzum, wir können und sollten zwar einiges für unsere Gemütsruhe tun, zugleich aber nicht dem Irrtum erliegen, wir hätten jederzeit vollständige Kontrolle über sie oder über unsere Einstellung, denn das haben wir meines Erachtens nicht.

Stoischer Lebensrat 2: Übe dich darin, das Unglück vorwegzunehmen

Die zweite stoische Strategie ist vielleicht insofern etwas nützlicher, als sie sich in der Praxis leichter umsetzen lässt – selbst mir gelingt es, sie im Alltag immer wieder zu beherzigen. Seneca bezeichnete die Technik als »Vorwegnahme des Unglücks«, auf Lateinisch *praemeditatio malorum*.[211]

Bei diesem psychologischen Trick geht es darum, üble Ereignisse und Katastrophen (bis hin zum eigenen Tod) geistig vorwegzunehmen, um sich daran zu gewöhnen, so dass wir, wenn es so weit ist und uns das Ereignis wirklich bevorsteht, nicht kalt erwischt und davon überwältigt werden. Wenn man sich zum Beispiel in einer Zeit, in der es einem grundsätzlich gut geht, bewusst vor Augen hält, dass man aus heiterem Himmel eine schlechte Diagnose vom Arzt gestellt bekommen könnte, dann bereitet einen das innerlich auf einen solchen Schicksalsschlag vor.

Aber selbst wenn ein derartiger Schicksalsschlag, wie zu hoffen ist, nie eintreffen sollte, hat die innere Vorwegnahme möglicher Unglücksfälle einen positiven Effekt, weil sie uns mit einem Mal klarmacht, wie gut es uns meist geht. Gerade in nervenraubenden Situationen kann das Wunder wirken. Sagen wir, wir stehen in einer unbeweglichen Schlange vor der Kasse im Supermarkt oder im Stau, oder wir finden keinen Parkplatz und fangen allmählich an, uns darüber aufzuregen. In dem Moment brauchen wir uns bloß einen Augenblick daran zu erinnern, in was für einer glücklichen Lage wir uns tatsächlich befinden: Wir haben die erwähnte niederschmetternde Diagnose – anders als viele andere Menschen an diesem Tag – eben *nicht* bekommen. Wir liegen nicht, wie Tausende und Abertausende von anderen Menschen und wie vielleicht auch wir eines Tages, im Krankenhaus mit einem tödlichen Leiden. Wir haben nicht unseren Job verloren, und bei uns herrscht auch, im Gegensatz zu anderen Gegenden der Welt, kein Krieg. Wären wir wirklich im Krankenhaus oder im Krieg, was würden wir dafür geben, einfach nur gesund und friedlich in dieser Schlange oder im Stau stehen zu dürfen, um nachher zu unseren Liebsten nach Hause zurückzukehren, wo alles in Ordnung ist!

Der amerikanische Philosoph William Irvine, selbst seit vielen Jahren überzeugter und praktizierender Stoiker, hat zwei Bücher über den Stoizismus geschrieben, die ich jedem wärmstens empfehlen kann: *Eine Anleitung zum guten Leben* sowie *Von der Herausforderung, ein Stoiker zu sein*. Wiederholt führt Irvine darin aus, dass viele von uns das Leben leben, von dem sie einst geträumt haben, und doch sind sie damit unzufrieden: »Vielleicht sind wir mit der Person verheiratet, die wir einst heiraten wollten, haben Kinder und einen Job, den wir uns gewünscht haben. Oder wir fahren das Auto, das wir schon immer kaufen wollten. Sobald wir aber das Leben unserer Träume führen, […] nehmen [wir] all dies als gegeben hin. Anstatt uns jeden Tag aufs Neue zu beglückwünschen, jagen wir neuen und größeren Sehnsüchten nach und sind in der Folge stets mit unserem Leben unzufrieden.«[212] Da kann uns die Vorwegnahme von Unglück helfen, weil sie unser in Vergessenheit geratenes Glück mit neuer Frische ins Bewusstsein rückt.

Denn genau genommen leben wir ja oft nicht nur in der Traumwelt unseres früheren, jungen, sondern auch unseres zukünftigen, alten Ich: Stellen wir uns nur einmal vor, wir sind über 90 Jahre alt und sitzen unsere Tage einsam im Altersheim ab. Unser Körper ist gebrechlich geworden, die meisten unserer Freunde sind gestorben, die Familie ist über die Welt verstreut. All das, was ehedem selbstverständlich war, ist uns abhandengekommen. Wir können nicht einmal mehr selbstständig essen oder aufs WC gehen. Um diesem tristen Hier und Jetzt zu entkommen, träumen wir davon, wie wundervoll das Leben früher doch war, damals, als wir noch diesen – wenn auch stressigen – Job hatten, als die Kinder noch klein und anstrengend und doch auch unendlich süß waren ... Was haben wir uns damals mit unserem Partner gestritten, wer wie viel Kinderbetreuung übernimmt. Was haben wir geschimpft und uns geärgert. Im Nachhinein können wir kaum verstehen, dass wir nicht realisiert haben, mit wie viel Glück wir damals gesegnet waren. Wie gerne würden wir jetzt in diese Welt zurückkehren![213] Nun, die gute Nachricht ist: Noch können wir zurück – wir brauchen nur die Augen zu öffnen und das Glück, das uns umgibt, wahrzunehmen.

Es mag deprimierend klingen, sich selbst immer mal wieder an bevorstehendes Unglück oder gar an die eigene Sterblichkeit zu erinnern. In einer akuten depressiven Phase würde ich dazu auch keinem raten. Aber wenn uns lediglich die übliche alltägliche Unzufriedenheit plagt und wir uns über Nichtigkeiten aufregen, dann kann eine bewusste »Sterbemeditation«, wie sie auch die Stoiker pflegten, dazu führen, dass wir die unscheinbaren Dinge des Alltags schlagartig wieder mehr zu schätzen wissen. Womöglich ist es für den einen oder anderen trivial, es ist jedoch trotzdem wahr, was der Philosoph Irvine in diesem Zusammenhang schreibt: »Es wird ein letztes Mal geben, an dem wir das Geräusch von fallendem Schnee vernehmen oder zusehen, wie der Mond aufgeht. Es wird ein letztes Mal geben, an dem wir Popcorn riechen, die Wärme eines schlafenden Kindes in unseren Armen spüren oder mit jemanden schlafen. Eines Tages werden wir unser letztes Mahl einnehmen und kurz danach unseren letzten Atemzug tun.«[214] Aus dieser Perspektive erscheint jeder kleinliche Streit, jeder Anflug von Neid – oder was uns gerade sonst unseren Seelenfrieden rauben mag – als pure Verschwendung von Zeit und Gefühlen.

Epiktet und Marc Aurel meinten sogar, es sei psychologisch heilsam, sich vor Augen zu halten, dass auch das eigene Kind jederzeit sterben könne (was bei Marc Aurel bittere Realität war, da er und seine Frau Faustina miterleben mussten, wie sechs oder sieben ihrer Kinder frühzeitig ihr Leben verloren). Der Philosoph Irvine verdeutlicht das an dem Beispiel von zwei Vätern. Der eine Vater nimmt sich Epiktets und Marc Aurels Rat zu Herzen, der andere nicht. Letzterer braucht sich nun einerseits zwar nicht mit dem deprimierenden Gedanken des Todes seines eigenen Kindes auseinanderzusetzen, nein, er wird vielmehr gefühlt davon ausgehen, dass sein Kind immer da sein wird. Was dazu führt, dass er die Anwesenheit des Kindes als selbstverständlich hinnimmt. Vielleicht beschäftigt er sich mehr mit seiner Arbeit oder seinem Handy, statt Zeit mit dem Kind zu verbringen – das kann er ja jederzeit nachholen. Sollte das Kind wirklich sterben, wird er sein Verhalten wahrscheinlich zutiefst bereuen: Er wird sich wünschen, ihm wäre früher bewusst gewesen, dass die Zeit mit seinem Kind eines Tages vorbei sein könnte.

Der andere Vater hingegen nimmt den Tod seines Kindes innerlich vorweg und schätzt sich so unfassbar glücklich, wenn er sein Kind einfach nur morgens aufwachen und frühstücken sieht oder in die Schule bringen darf. Er liebt sein Kind mit jeder Faser seines Daseins und empfindet Freude und Stolz in dessen Gegenwart. Sollte das Kind tragischerweise vor ihm sterben, wäre das für ihn zwar ebenfalls ein schrecklicher Schicksalsschlag, natürlich wäre es das. Vermutlich aber würde er zumindest nicht im selben Maße wie der andere Vater unter Reuegefühlen leiden müssen.[215] Er würde nicht von jenem Hätt-ich-doch-bloß-Gefühl geplagt werden, das einen einholt, wenn man das Glück, das einem gegeben war, zu wenig wahrgenommen, zu wenig geachtet hat.

Nochmals: Die Vorwegnahme von Unglück ist als gezielte Übung gedacht, geeignet für Zeiten, in denen wir uns in einer halbwegs stabilen Gemütsverfassung befinden. Sie hat nichts mit dem Grübeln oder der Rumination zu tun, wenn man nachts um drei Uhr ungewollt von Todesängsten oder qualvollen Sorgen und Gedanken heimgesucht wird, die sich nicht abschalten lassen. Mit Bedacht angewendet, als psychologisches Hilfsmittel, vor allem um unserem allzu selbstverständlich erscheinenden Glück wieder jene Würdigung entgegenzubringen, die es verdient, halte ich die Technik für äußerst wert- und wirkungsvoll.

Mir ist die stoische Lebenskunst im Laufe der Zeit richtig ans Herz gewachsen. Sie hebt meine Achtung, wenn ich in Gefahr bin, meinen Alltag geringzuschätzen. In herausfordernden Situationen, die einem das Leben als Übung ja dankbarerweise mit hartnäckiger Regelmäßigkeit zuspielt, hilft sie mir dabei, eine gewisse Gelassenheit zu bewahren. Ich würde sogar noch einen Schritt weitergehen und sagen: Die Philosophie der Stoiker gehört zu den wenigen selbstberuhigenden Techniken, die selbst dann noch eine Wirkung entfalten, wenn meine drei kleinen Kinder mal wieder auf charmanteste Art und Weise und mit dem allergrößten Vergnügen das Wohnzimmer in ein Schlachtfeld verwandelt haben.

INTERMEZZO

Zwischenmenschliche Beziehungen

Der Barista, das Handy und warum unsere Psyche in Gemeinschaft aufblüht

Auf den ersten Blick könnte man die in diesem Buch besprochenen Strategien als rein individuelle oder womöglich sogar »egozentrische« Aktivitäten betrachten: Was kann *ich* für *mich* tun, um *meinem* Wohlbefinden auf die Sprünge zu helfen? Das aber wäre insofern ein Missverständnis, als sich praktisch alle diese Strategien natürlich sehr gut auch in Gemeinschaft mit anderen Menschen umsetzen lassen. Gemeinsam wird es den meisten von uns sogar mehr Spaß machen oder, wo nötig, auch mehr motivieren. Das gilt fürs Essen ebenso wie für den Sport, für die Naturausflüge, und es kann auch auf die Meditation zutreffen, wenn wir zum Beispiel einen Kurs oder ein Retreat machen.

Generell kann man sagen: Unsere Psyche blüht in Gemeinschaft auf. Gerade darin lauert auch eine Gefahr: Eben weil wir uns in Gesellschaft besonders wohlfühlen, sehen wir andere Menschen fast schon definitionsgemäß so gut wie immer in einem ungewöhnlich glücklichen Gemütszustand, während wir uns selbst oft genug auch einsam und alleine erleben. Hinzu kommt, dass wir unsere schlechte

Laune in Gesellschaft häufig verbergen, wir überspielen sie und geben uns in Gegenwart anderer fröhlicher, als wir wirklich sind.

Aus alledem kann dann leicht der Eindruck in uns entstehen, andere Menschen gingen grundsätzlich freudiger durchs Leben als wir, und wir fragen uns, was mit uns los ist: Was machen wir falsch?[216] Dabei machen wir nichts falsch, wir haben lediglich einen falschen Eindruck. Denn allein in ihren vier Wänden, den Blicken der anderen entzogen, sind unsere Mitmenschen oft genug ebenso traurig, deprimiert, verzweifelt wie wir. Auch wenn es uns schwerfällt, uns das vorzustellen – es ist durchaus möglich, sogar nicht unwahrscheinlich, dass unsere Bekannten oder Kollegen gelegentlich darüber grübeln, warum *wir* eigentlich immer so unausstehlich gut drauf sind, und sich fragen, was bloß mit ihnen los ist, dass sie nicht immer so froh gelaunt sind wie wir. Schon allein diese allgemeine Glückstäuschung zu durchschauen, kann dabei helfen, sich selbst nicht unnötig unter Druck zu setzen, nur weil man sich nicht jederzeit rundum happy fühlt, was vollkommen normal ist.

Zwischenmenschliche Beziehungen und das Gefühl zu einer Gruppe dazuzugehören sind für unser seelisches Wohlbefinden so wichtig, dass manche Wissenschaftler der Überzeugung sind, wir Menschen seien mit einer Art »Zugehörigkeitstrieb« ausgestattet, der gewissermaßen zu unseren Überlebensinstinkten gehört und ähnlich tief in unserem Organismus verankert ist wie Hunger und Durst oder der Sexualtrieb. Ein solcher Drang dazuzugehören würde uns bereits in den ersten Tagen unseres Daseins unser Überleben sichern: Als Babys würden wir schließlich keinen Tag durchstehen, gäbe es da nicht mindestens einen anderen Menschen, der sich rund um die Uhr um uns kümmern würde.

Später als Erwachsene mögen wir zwar nicht mehr in diesem Maße von anderen abhängig sein, gefühlsmäßig bleiben wir es aber doch. So halten wir zum Beispiel häufig sogar an Beziehungen fest, die uns nicht guttun, wie an einer zerrütteten Ehe, und wenn wir uns nach langem Zögern und gescheiterten Therapieversuchen schließlich doch zu einer Trennung durchringen können, dann ist dieses Ereignis – ganz im Gegensatz zur Eheschließung – in der Regel nicht gerade ein Anlass zum Feiern, selbst dann nicht, wenn die Trennung einvernehmlich erfolgt.[217]

Anderes Beispiel: Die höchste Strafe in unserer Gesellschaft besteht darin, einen Menschen aus der Gesellschaft aus- und in ein Gefängnis einzuschließen, und dort kann man die Strafe noch einmal durch Isolationshaft verschärfen. Diese Beispiele sprechen schon für ein tief sitzendes Bedürfnis nach sozialer Verbundenheit.[218]

Befunde aus der Hirnforschung unterstreichen, dass es geradezu körperlich schmerzhaft für uns ist, von unseren Mitmenschen ausgegrenzt zu werden. Tatsächlich schlagen in solchen Situationen Hirnregionen Alarm, die auch bei rein physischen Verletzungen aktiviert werden. Aus der Gemeinschaft ausgeschlossen zu werden ist somit auf einer gewissen Ebene ähnlich unangenehm, wie wenn man uns Daumenschrauben anlegen würde. Konsequenterweise lindern Schmerzmittel wie Paracetamol nicht nur Kopf- und Zahnweh, sondern auch jenen »seelischen« Schmerz, der daher rührt, dass wir von anderen Menschen abgewiesen wurden.[219]

Auch in der Glücksforschung hat man in Studie über Studie festgestellt, wie sehr die Erfüllung unseres Verlangens nach Zugehörigkeit, nach Nähe und Anerkennung unserer Mitmenschen unser Wohlbefinden bestimmt. Nichts wirkt sich zum Beispiel so stark auf unsere positiven Gefühle aus wie die Qualität unserer sozialen Beziehungen sowie auch die Frage, ob wir im Alltag von unseren Mitmenschen Respekt erfahren.[220]

Ein US-Psychologenteam ist einmal dem Rätsel auf den Grund gegangen, was extrem glückliche Menschen eigentlich auszeichnet – als solche galten in diesem Fall jene Zeitgenossen, die unter anderem ihre Stimmung auf einer Skala von 1 bis 10 im Schnitt mit einer knappen 8 bewerteten, an vielen Tagen auch mit einer 9. Dabei stießen die

Forscher einmal mehr auf den Sozialfaktor: Die Superglücklichen unterschieden sich von den »Normalsterblichen« besonders hinsichtlich ihrer Beziehungen zu anderen Menschen. Ausnahmslos alle in der Gruppe der extrem glücklichen Menschen berichteten über gute soziale Beziehungen mit Freunden, Familie sowie Liebespartnern. Soziale Beziehungen, so das Fazit der Forscher, sind zwar nicht die alleinige Zutat für psychisches Wohlbefinden, *ohne* gute, enge Bindung zu anderen Menschen jedoch schafft man es schlicht nicht in jenen exklusiven Club der allerglücklichsten Zeitgenossen – mit keinem Geld oder Erfolg der Welt.[221]

Gute Beziehungen als Grundvoraussetzung für Seelenfrieden – ein Befund, der kürzlich anhand der Daten von mehr als 1,5 Millionen Menschen aus 166 Ländern der Welt bestätigt werden konnte.[222] Als entscheidend erweist sich dabei, wenn es zumindest eine Person gibt, auf die wir jederzeit zählen und der wir alles anvertrauen können. Wenn es in unserem Leben wenigstens einen Menschen gibt, den wir nachts um 3 Uhr anrufen könnten und der sofort für uns da wäre. Insgesamt dürften diese Befunde die meisten von uns wohl nicht allzu sehr überraschen.

Was wir dagegen schon eher unterschätzen, sind die »kleineren«, alltäglichen sozialen Interaktionen, die unscheinbar sein mögen, jedoch ebenfalls deutlich auf unsere Stimmung abfärben. Der herzliche Gruß des Nachbarn zum Beispiel (nicht mehr als zwei, drei Sekunden, die dennoch etwas in uns auslösen) oder die freundlichen Sätze, die wir mit dem älteren Herrn wechseln, der uns am Kiosk unsere Lieblingsillustrierte verkauft: Flüchtige Interaktionen wie diese heben unsere Laune mehr, als uns oftmals bewusst ist, wie Untersuchungen zeigen.

In einer Studie zum Beispiel hat man zwei Gruppen von Testpersonen in eine Starbucks-Filiale geschickt. Die einen sollten ihre Bestellung abgeben, ohne dabei weiter mit dem Barista zu interagieren. Die anderen regte man zu einer kleinen Konversation an. Wie sich ergab, verließen Letztere – im Vergleich zu den Ersteren – den Coffeeshop besser gelaunt.[223] Meist ist unser Alltag auf diese Weise von vielen kurzen Begegnungen geprägt, die wir für uns nutzen können oder nicht und die gerade in ihrer Summe unsere Stimmung spürbar steigern können – oder eben auch nicht.

In einer anderen Untersuchung sprachen Wissenschaftler Hunderte von Pendlern auf einem Londoner Bahnsteig an und teilten jene, die beim Versuch mitmachten, ebenfalls in zwei Gruppen: Die einen sollten während der Zugfahrt einen Mitfahrer in ein Gespräch verwickeln. Die anderen sollten die Fahrt ohne zwischenmenschlichen Kontakt verbringen. Bei Studien wie diesen stellte sich wiederholt heraus, dass wir aus verschiedenen Gründen unterschätzen, wie gut es uns tut, wenn wir mit einem fremden Menschen ein Gespräch beginnen. Vor allem befürchten wir, dass der andere kein Interesse an uns haben wird, und so scheuen wir davor zurück. Wenn wir uns aber einen Ruck geben und uns dazu durchringen, auf den anderen zuzugehen, sind wir im Nachhinein häufig überrascht, wie positiv der Austausch war, und fühlen uns besser. Genau das ergab auch das Londoner Pendler-Experiment.[224]

Heutzutage suchen wir den sozialen Anschluss ja oft über das Handy. Interessanterweise ist das sowohl ein Gesellschafts- als auch ein Isolationsinstrument: Einerseits können wir mit seiner Hilfe nicht nur mit unseren Freunden, sondern mit praktisch der gesamten Welt in Verbindung treten. Zugleich kann die Verwendung auch – gewollt oder weniger gewollt – dazu führen, dass wir uns von anderen Menschen abkapseln. Studien zum Effekt von Handys auf unser Wohlbefinden spiegeln diese Ambivalenz.

So kann bereits die schiere Präsenz unseres Handys unseren Stress lindern und uns besänftigen, wenn wir uns von anderen ausgegrenzt fühlen. Anders gesagt: In schlechter Gesellschaft stützt das Handy unser Wohlbefinden, weil wir mit ihm unser soziales Netz gewissermaßen in Griffnähe haben – wir könnten uns jederzeit aus dem deprimierenden Hier und Jetzt herausholen und Kontakt mit Menschen aufnehmen, die etwas für uns übrighaben und (positiv) auf uns reagieren.[225]

In guter Gesellschaft dagegen stört das Handy eher. Wir kriegen nur noch die Hälfte dessen mit, was – nicht zuletzt nonverbal – gesagt wird, wir sind einfach nicht ganz »da«, die Aufmerksamkeit für unser Gegenüber leidet. Studien zeigen, dass Menschen bei einer Interaktion mit einer fremden Person 30 Prozent weniger lächeln, einfach bloß weil sie ihr Handy *dabeihaben*.[226] Die schiere Möglichkeit, zu allerlei anderen Menschen Kontakt aufnehmen zu können oder sich ins Internet zu begeben, in dem es stets etwas Neues, Aufregendes zu entdecken gibt, entwertet stillschweigend jene Menschen, die gerade leibhaftig anwesend sind. Vor allem bei den Menschen, auf die es uns im Leben ankommt, sollten wir uns das genau überlegen (und ja, das gilt auch für dich, Bas, du alter Online-Junkie!).

Inzwischen kleben wir im Schnitt bereits mehr als drei Stunden täglich an unserem Handy – was viel ist, zumindest aus Sicht unseres Wohlbefindens. Zu viel wahrscheinlich. Studien offenbaren jedenfalls, dass wir uns besser, weniger depressiv und weniger ängstlich fühlen, wenn wir die übliche Handyzeit einfach um eine knappe Stunde verkürzen.[227]

Der Rat, der sich aus alledem ergibt, könnte wie folgt lauten: Pflege deine Beziehungen und Kontakte im Zweifel mehr, als du das zu tun geneigt bist. Gut möglich, dass du die segensreiche Wirkung auf deine wie auch auf die Gemütsverfassung deines Gegenübers bislang unterschätzt hast. Nimm Verbindung auf, mit Freunden wie mit Fremden. In der Regel wird dich das »Resultat« positiv überraschen. Und was das Handy betrifft: Hab es zur Sicherheit immer dabei – man weiß ja nie, ob man nicht doch mal in schlechte Gesellschaft gerät. Allgemein jedoch gilt: Weniger ist mehr. Insbesondere bei einem romantischen Dinner, einem gemütlichen Abend unter Freunden oder mit der Familie sollte man sich und allen andern einen Gefallen tun und das Handy Handy sein lassen.

KAPITEL 10

Psychedelika

Mit Ecstasy und Psilocybin zu einem neuen Ich

Eine geräumige, helle Berliner Altstadtwohnung, sehr hohe Wände mit großen Fenstern. Ich sitze im Schneidersitz auf einer Rattanmatte, um mich herum flackern Teelichter. Vor mir auf dem Boden sitzt, ebenfalls im Schneidersitz, die Therapeutin S., die mir ein kleines Schnapsglas reicht.

Ich nehme das Gläschen und betrachte es andächtig. Das, was sich darin befindet, ist kein Schnaps. Es sind weißlich-durchsichtige Kristalle, wie grobe Salzkristalle oder wie fein zerschlagenes Eis: MDMA, ungefähr 125 Milligramm. MDMA, das steht für 3,4-Methylendioxy-N-Methylamphetamin, besser bekannt unter dem Namen »Ecstasy«.

S. gießt etwas Wasser in das Glas.

Obwohl ich mich in den vergangenen Wochen mehrmals mit der Therapeutin S. getroffen habe, um mich möglichst gut vorzubereiten, kippe ich das Schnapsglas mit einem leicht mulmigen Gefühl herunter. Es schmeckt unangenehm bitter.

Mir wird klar, dass es nun keinen Weg zurück mehr gibt. Trotz der Vorbereitung und auch wenn ich zahlreiche Studien und Bücher zum Thema gelesen habe, frage ich mich mit einer Mischung aus Neugierde und zunehmendem Unbehagen, was wohl mit mir passieren wird, und ob das, was ich hier tue, wirklich eine so gute Idee ist.

S. läutet eine Klangschale. »Gute Reise«, sagt sie leise, sanft. Ich schließe die Augen und bin dankbar, dass ich in letzter Zeit viel meditiert habe. Das erweist sich als gute Schulung für das, was kommt.

Überhaupt weiß ich das meditative Ambiente, für das S. sorgt (und das sie sehr ernst nimmt), zu schätzen. Schneidersitz, Teelichter, Klangschale: Früher hätte ich das womöglich mit einer falschen Überheblichkeit als Esoterik-Firlefanz abgetan. Jetzt denke ich, dass dieses Setting durchaus angebracht ist, ja seinen Wert hat: Es bringt der nicht eben harmlosen Erfahrung, die mir bevorsteht, Respekt entgegen, und bettet das Erlebnis in eine Tradition, der eine eigene Weisheit innewohnt, auch wenn der rationale Verstand diese vielleicht nicht gleich zu erkennen vermag.

Ich weiß nicht mehr, was mir alles durch den Kopf ging oder was genau ich erwartet habe, während ich dasaß und das MDMA mein Gehirn flutete, um seine Wirkung zu entfalten. Was dann aber geschah, hat alle meine Erwartungen übertroffen. Diese erste MDMA-Sitzung gehört zu den bemerkenswertesten, intensivsten Erfahrungen meines Lebens. Es mag komisch klingen, aber was die Tiefe und Bedeutung der Erfahrung betrifft, fällt mir als Erstes die Geburt meines ersten Sohnes ein, die ich hautnah miterlebt habe und die mich zu Tränen gerührt hat. Der Vergleich mag drastisch klingen – wie sich aber herausstellt, scheint er nachgerade typisch zu sein (dazu später mehr).

Irgendwann, vielleicht nach zwanzig Minuten, spüre ich die erste seltsame Wirkung. Sie tritt sehr plötzlich ein: Es fühlt sich an wie ein Prickeln, wie ein elektrischer Strom, der in den Zehenspitzen beginnt. Von dort wandert das Kribbeln weiter durch die Beine hoch durch den gesamten Körper bis in die Kopfhaut. Die Empfindung ist zwar angenehm, sie fühlt sich warm an, wohlig, ist aber so ungewohnt und heftig, dass sie mich beunruhigt. »Wow«, murmele ich. »Ist das intensiv.«

Gleich daraufhin habe ich das Gefühl, dass sich mein Körper auflöst, was ebenfalls angenehm und angsteinflößend zugleich ist. »Das ist ja schon etwas unheimlich«, sage ich besorgt.

Es dauert eine Weile, bis ich die beruhigende Stimme von S. höre. Es ist fast, als würde sie nicht direkt auf mich reagieren und mir gerade auf diese Weise signalisieren, dass es keinen Grund zur Panik gibt. »Denk dran, dass die Substanz es gut mit dir meint.«

Also denke ich daran und tue das, was mir S. in unseren vorbereitenden Sitzungen immer wieder ans Herz gelegt hat: Nicht wehren gegen das, was passiert. Vertrauen. Lass geschehen, was geschieht. Keinen Widerstand aufbauen – einfach nur annehmen.

Entweder ist es das, weil ich mich an diesen Grundsatz erinnere, oder es ist das MDMA selbst, das mir dabei hilft, aber irgendwann lasse ich das, was passiert, einfach passieren. Ich gebe den Widerstand auf und gebe mich stattdessen dem sich ständig verändernden Körpergefühl hin. Von dem Moment an wird die Erfahrung extrem angenehm, geradezu euphorisierend.

Ich weiß nicht, wie viel Zeit inzwischen verstrichen ist, eine Dreiviertelstunde? Eine Stunde? Vielleicht auch mehr, aber was dann einsetzt, ist ebenfalls in hohem Maße erstaunlich: Ohne dass ich es mir vorgenommen hätte, gerate ich in einen traumartigen Zustand, und Bilder und Szenen aus meinem Leben tauchen in mir auf. Nichts von dem wird von mir gesteuert oder auch nur angestoßen. Es kommt ganz von selbst.

Die körperliche Erregung hat sich gelegt. Mein Körper fühlt sich leicht an, betäubt, so dass ich mehr und mehr das Gefühl bekomme, einfach bloß Psyche zu sein, purer Geist. Dadurch, dass ich meinen Körper nicht mehr so richtig spüre oder lediglich als angenehme, strukturlose Wolke, verschwimmt die Grenze zwischen mir und der Außenwelt – und dann gibt es einen Moment, an den ich bis heute immer mal wieder fasziniert und mit Ehrfurcht zurückdenke: Ich verschmelze mit der Welt.

Es gibt kein Innen und Außen mehr, bloß noch Bewusstsein. Reines Gewahrsein. Vollkommene innere, zeitlose Stille. Ich bin eins mit dem Kosmos, der mich hervorgebracht hat und von dem ich ein Teil bin, und zum ersten Mal in meinem Leben spüre und erlebe ich dieses Teilsein unmittelbar. Es ist schlichtweg magisch.

Alles kommt und geht in Wellen, und manchmal gerate ich wieder mehr in Kontakt mit der Realität, dann merke ich zum Beispiel, wie verschwitzt meine Hände sind. Oder ich ändere meine Sitzposition und atme einmal tief durch.

»Ja, genau, kurz strecken und durchatmen«, sagt S.

Woraufhin die Traumwelt wieder übernimmt. Vor allem meine Frau ist sehr präsent, sie taucht in einer Weise in mir auf, als sei sie da. Mir ist schon klar, dass sie nicht im Raum ist, aber sie fühlt sich unheimlich nah an.

Wie es der Zufall wollte, war mir meine Frau zwei, drei Tage vor dieser Sitzung, eines Abends, als sie von der Arbeit nach Hause gekommen war, spontan um den Hals gefallen, hatte mich geküsst und gesagt: »Ich habe den besten Mann der Welt!« Jetzt sehe, erlebe ich diese Szene noch einmal, als sich – auch das wie aus heiterem Himmel – in mir die Einsicht einstellt, dass ich im Alltag dazu tendiere, viele positive Erlebnisse dieser Art gar nicht richtig wahrzunehmen: Sie wehen an meinem Ich vorbei und bleiben irgendwie nicht in mir haften. Stattdessen lenkt etwas in mir die Aufmerksamkeit bevorzugt auf Negatives und krallt sich daran fest. Ja, es kommt mir vor, als würde ich die Liebesbeweise meiner Frau als weniger »echt« einstufen im Vergleich zu, sagen wir, einer kritischen Äußerung.

Jeder kennt wohl diese Situation, in der man eine Aufgabe erledigt hat und es von vielen Seiten Lob gibt, aber das, woran sich unsere Aufmerksamkeit klammert, ist dieser eine negative Kritikpunkt: Es ist dann, als sei diese einzelne, ablehnende Stimme »echter« oder von größerer Bedeutung als all das Lob. So ungefähr, mit dieser Haltung, blicke ich offenbar auf mich und die Welt.

Jetzt aber, unter dem Einfluss von MDMA, ist diese übliche »optische« Verzerrung ins Negative schlagartig aufgehoben. Wenn ich sonst mit einer Art Negativfilter durchs Leben gehe, dann hat das MDMA den Filter in meinem Kopf auf neutral oder sogar auf positiv gestellt. Ich betrachte dieselben Ereignisse meines Lebens durch eine andere, wenn man so will: rosarote Brille.

Es ist eine augenöffnende Erfahrung, weil mir klar wird, dass sich an den Erlebnissen selbst nichts geändert hat, ich sehe sie nur anders. Wenn ich dem Positiven in meinem Leben gleichermaßen viel Bedeutung beimesse wie dem Negativen (oder mehr), dann lässt sich mit denselben Fakten meines Lebens – lediglich durch eine ausgeglichenere Berücksichtigung und Gewichtung dieser Fakten – eine völlig andere Geschichte erzählen, eine objektivere, wahrheitsgetreuere Lebensgeschichte, als ich sie mir bisher erzählt habe. Mir wird bewusst, wie mein Gehirn aus meinen Erlebnissen eine subjektiv gefärbte Lebensgeschichte gestrickt hat, die ich für die Wahrheit halte, für eine absolut wahre, objektive Sicht auf die Dinge. Jetzt wird dieser Wahrheit der Boden unter den Füßen weggezogen: Meine bisherige Lebensgeschichte erweist sich als Konstruktion, sie ist eine Geschichte, ein gefiltertes, grau gefärbtes, verzerrtes Narrativ.

Woher kommt bloß diese Verzerrung? Warum erscheint mir mein Alltag nicht so positiv, wie ich ihn jetzt sehe? Und welche Sicht darauf ist die »korrekte«? Fragen wie diese tauchen ebenfalls von selbst in mir auf, als Gefühl. Das Komische dabei ist: Obwohl ich meine Gedanken nicht steuere, erscheint es mir doch offensichtlich, dass mein Gehirn systematisch einen roten Faden verfolgt – ohne äußere Anleitung will etwas in mir die Wurzel für meinen Negativblick aufspüren. Ich erlebe eine Therapiesitzung, die tiefer und tiefer in mein Unbewusstes vordringt, in Regionen meiner Psyche, von denen ich nicht gedacht hätte, dass sie überhaupt erreichbar wären.

An einem Kernpunkt angekommen, merke ich, dass es da ein Grundgefühl in mir gibt: Es ist das Gefühl, nicht zu genügen. Das

Gefühl: *Du bist nicht genug.* Das, was du bist oder tust, reicht nicht.

Wie oft habe ich das Gefühl, meiner Rolle als Vater nicht gut genug gerecht zu werden, das Gefühl: Ich könnte und sollte besser und mehr für meine Kinder da sein. Verständnisvoller reagieren, geduldiger, präsenter sein.

Wie oft habe ich das Gefühl, als Ehepartner nicht gut genug zu sein, was insofern eigenartig ist, als meine Frau ja heute noch, nachdem wir zwanzig Jahre zusammen sind, abends durch die Tür kommt und mir um den Hals fällt, um mir zu sagen, ich sei der tollste Ehemann der Welt. Aber *das* sehe ich ja nicht, *das* dringt nicht durch den Negativfilter in meinem Kopf. Kein Wunder, dass ich der Überzeugung bin, nicht zu genügen, wenn mein Gehirn ständig das Positive wegfiltert und den Scheinwerfer stattdessen selektiv auf die negativen Botschaften richtet (und/oder Ereignisse bevorzugt negativ auslegt). Unter den Umständen ist es ja nur logisch, dass ich mich chronisch unzureichend fühle. Die Überzeugung der Unzulänglichkeit bestätigt und festigt sich so immer mehr in mir, weil ich nur Augen für das habe, was ich tief drinnen schon zu wissen meine und für unumstößlich wahr halte.

Jetzt aber, da ich dank MDMA auch und vor allem das Positive sehe – wie sehr meine Frau mich liebt, wie häufig ich zusammen mit meinen Kindern bin und wie gut das Verhältnis zu ihnen ist –, ist auch das Gefühl der Unzulänglichkeit in mir wie weggewischt. Ich sehe Szenen meines Lebens vor mir, in denen ich sehr wohl genügt habe, und einmal mehr entdecke ich: Die Geschichte, die ich mir selbst zeitlebens erzählt habe, entspricht nicht der Wahrheit. Sie basiert auf einer falschen Grundannahme, einem Glaubenssatz (»du bist nicht genug«), den ich mir aus irgendeinem Grund zu eigen gemacht habe und der meinen gesamten Blick aufs Leben, ja mein Lebensgefühl bestimmt.

Später werde ich mich mit S. darüber unterhalten und sie fragen, wie allein oder nicht allein ich mit diesem Grundgefühl der Unzulänglichkeit bin: Empfindet jeder so? »Vielleicht nicht jeder«, sagt S., »aber ich kenne kaum jemand, der nicht zumindest etwas davon betroffen ist.«[228]

Gut möglich, dass auch das wieder mit unserer Entwicklungsgeschichte zusammenhängt, mit dem inneren Kritiker, der Stimme im Kopf, die ja eigens dazu da ist, uns anzustacheln. Wahrscheinlich trägt auch unsere Leistungsgesellschaft ihr Quäntchen dazu bei, die schließlich davon lebt, dass wir Karriere und Geld machen wollen (erst dann werden wir anerkannt) und in der es bekanntlich ganze Geschäftszweige gibt, die davon profitieren, wenn wir uns als mangelhafte Wesen empfinden: Dann nämlich kann man uns stets etwas Neues verkaufen, das diesen Mangel vermeintlich behebt, so dass wir uns für eine Weile »ganz« fühlen, sei dieses Etwas nun ein Outfit, ein Sportwagen oder ein aufregender Erlebnisurlaub. Zu alledem gesellt sich dann noch der Einfluss unserer Erziehung und der unzähligen Erfahrungen, die wir in der Kindheit und Jugend machen – all das prägt den Blick auf uns selbst.

Was bei diesem Zusammenspiel auch immer der ausschlaggebende Faktor sein mag: Klar ist, dass es diese Überzeugungen in uns gibt, die unser Lebensgefühl prägen, und einer meiner zentralen Glaubenssätze war mir gerade erstmals in ergreifender Weise vor Augen geführt worden, was ich als entlarvend, befreiend und – nachdem ich die Sache in den Wochen danach mehr und mehr verdaut habe – auch als sehr heilsam empfunden habe und nach wie vor als heilsam empfinde.

Insgesamt hinterließ diese erste Sitzung bei mir einen Eindruck, von dem viele Menschen nach einem MDMA-Trip berichten: Sie fühlte sich an wie ein paar Jahre Psychotherapie in vier, fünf Stunden gepackt, und erstaunlicherweise war ich dabei Patient und Therapeut in einem.

Unbewusste Annahmen bestimmen, wie wir die Welt sehen

Ich rekapituliere kurz: Wir interpretieren die Welt und uns selbst durch die Brille tief sitzender Glaubenssätze oder Grundannahmen. Diese Annahmen sind uns zwar nicht bewusst, bestimmen aber dennoch, wie wir die Dinge sehen, manchmal sogar ganz buchstäblich, wie in diesem Beispiel:

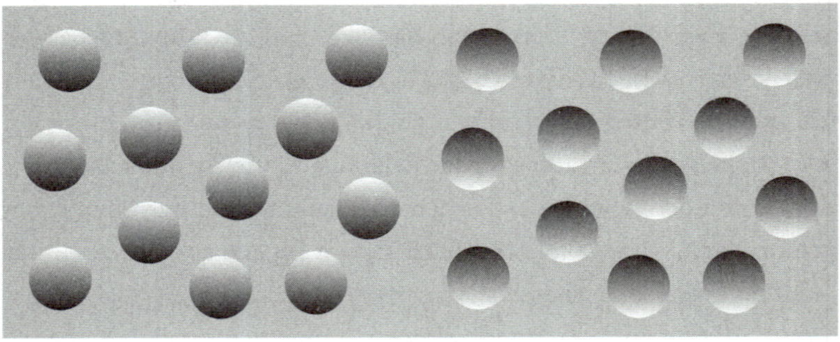

Ist es nicht verblüffend, wie unterschiedlich die »Kugeln« links aussehen im Vergleich zu den »Löchern« oder »Einstülpungen« rechts? In Wahrheit sind die runden Formen nämlich (bis auf die vertikale Ausrichtung der Schattierung) identisch. Wenn du das Buch umdrehst, wirst du sehen, wie sich die Kugeln vor deinen Augen in Löcher und die Löcher in Kugeln verwandeln.

Objektiv betrachtet, handelt es sich bei den Formen weder um Kugeln noch um Löcher, sondern um schattierte Flächen. Die Buchseite ist ja zweidimensional, sie hat keine Tiefe. Der 3D-Effekt ist eine Illusion, die in unserem Kopf entsteht.

Die optische Täuschung wird dabei von einer simplen, unbewussten Annahme geprägt: Wir gehen davon aus, dass das Licht – wie üblich auf unserer Erde – von oben kommt. Dieser »Glaubenssatz« bestimmt, wie wir die schattierten Flächen sehen: Ist etwas Rundes oben hell und unten dunkel, muss es sich (unter der stillschweigenden Voraussetzung, dass das Licht von oben kommt) um eine Kugel handeln. Wir sind uns der wahrnehmungsprägenden Grundannahme zwar nicht bewusst, und doch ist sie es, die die schattierten Flächen in unserem Kopf in Kugeln oder Löcher verwandelt.

Die 3D-Wahrnehmung fühlt sich überhaupt nicht wie eine Konstruktion an. Wir sehen wie von selbst Kugeln oder Löcher. Wir können die Welt gar nicht anders sehen. Mit Hilfe der Grundannahme (»Licht kommt von oben«), die in uns steckt und von der wir doch nichts wissen, interpretieren wir die Welt optisch. Sie determiniert unseren Blick.

Auf diese Weise bestimmen auch unbewusste psychologische Annahmen in unserem Kopf (»du bist nicht genug«, »du bist nicht liebenswert« oder auf der positiven Seite: »Wenn ich etwas anpacke, dann schaffe ich es auch« usw.), wie wir uns selbst und die Welt um uns herum wahrnehmen. Auch diese Überzeugungen sind uns meist nicht bewusst. Wir spüren nur die Folgen. Wir haben zum Beispiel das Gefühl, wir müssten uns ständig abrackern und etwas Besonderes leisten, um dieses Gefühl der Unzulänglichkeit zu kompensieren, und durchschauen üblicherweise nicht, dass dieses Gefühl von versteckten Überzeugungen in uns herrührt.

Das Faszinierende an MDMA und anderen bewusstseinsverändernden Substanzen ist, dass sie den Effekt haben, die verborgenen Überzeugungen in uns ans Tageslicht zu bringen. Mehr noch, sie führen uns vor Augen, wie beliebig, wie subjektiv oder verzerrt diese Glaubenssätze sein können. Die Substanzen legen die Grundannahmen also nicht lediglich bloß, sie stellen sie zugleich in Frage, sie »lockern« ihren Griff auf unsere Psyche: Es ist, als würden uns diese wundersamen Stoffe die verzerrte Brille vom Kopf reißen und uns unser eigenes Ich wie auch die Welt ohne Verzerrung zeigen.[229]

Mit derart befreitem Blick sehen wir uns selbst und die Welt auf einmal anders. So wie ich den Liebesbeweis meiner Frau endlich als echt erlebte. Dieser veränderte Blick wiederum kann dazu führen, dass wir unsere eigentlich so unerschütterlichen Grundannahmen zu hinterfragen beginnen: Wenn diese Liebesbeweise echt sind, wie kann ich dann so ungenügend sein? Stimmt vielleicht etwas nicht mit dem Bild, das ich mir von mir selbst gemacht habe? Da die Grundannahmen zum Kern unseres Selbstbilds gehören, vermögen MDMA und verwandte Substanzen unser Ich und unser Lebensgefühl tiefgreifend zu verändern. Es ist, als könnten wir mit ihrer Hilfe zum Quellcode unserer Seele vordringen, einige der Softwarefehler darin ausfindig machen und beheben. So beeindruckend das bereits sein mag, ist damit doch erst ein Bruchteil dessen beschrieben, wie MDMA & Co. auf unsere Psyche wirken und sie heilen können.

Wie die Psychiatrie MDMA für sich entdeckt

Bewusstseinsverändernde Substanzen, insbesondere MDMA und Psilocybin (jene psychoaktive Substanz, die »Magic Mushrooms« so magisch macht), erfahren derzeit wie erwähnt eine regelrechte Renaissance in der Psychiatrie, und das vor allem, weil Forscher zunehmend entdecken, welche therapeutische Kraft in ihnen steckt. Bereits in den 1950er und 1960er Jahren hatte es Hunderte von Studien zu Psilocybin, LSD und anderen Psychedelika gegeben, aber nachdem die Substanzen in der Hippiebewegung allzu sehr um sich gegriffen und für reichlich Chaos in der Gesellschaft gesorgt hatten, wurden sie, hauptsächlich aus politischen Gründen, gegen Ende der 1960er

Jahre verboten, was auch ihre Erforschung weitestgehend zum Erliegen brachte.[230]

Die Wiederbelebung dieser Forschung ist nicht zuletzt deshalb so willkommen, weil die Methoden und Mittel, die einem derzeit als Psychiater oder Psychotherapeut zur Verfügung stehen, vielen Patienten nicht oder nicht ausreichend helfen. Psychedelika eröffnen zudem ein ganz neues Paradigma, was die Behandlung betrifft. Ein übliches Antidepressivum zum Beispiel, das man über Monate oder sogar Jahre hinweg nimmt, kann eine Depression zwar mitunter lindern. Diese Medikamente heilen aber nicht. Sie führen nicht zu tiefschürfenden Einsichten. Sie gehen nicht bis an die Wurzel des Problems. Das ist mit den bewusstseinsverändernden Substanzen, auch »Psychedelika« (wörtlich aus dem Griechischen: »die Psyche offenbarend«) genannt, anders.

Am besten untersucht und womöglich am wirksamsten ist MDMA bei dem, was man als Posttraumatische Belastungsstörung, PTBS, bezeichnet. Die Studien dazu sind inzwischen so weit fortgeschritten, dass MDMA in den USA kurz vor der offiziellen Zulassung steht als begleitende Medizin bei der Therapie gegen PTBS.

MDMA führt im Gehirn dazu, dass Serotonin aus den Neuronen gelöst und dessen Wiederaufnahme in die Zelle gehemmt wird. Das Gehirn wird massiv mit Serotonin geflutet. Zugleich reichern sich weitere Botenstoffe an, wie Noradrenalin und Dopamin, und das »Kuschelhormon« Oxytocin wird vermehrt ausgeschüttet. Der einmalige biochemische Mix löst ein Gefühl tiefer Entspannung und Euphorie aus. Angst verschwindet nicht selten mehr oder weniger komplett unter dem Einfluss von MDMA, man fühlt sich selbstsicher, stark. Außerdem stimmt MDMA uns empathischer, und es bewirkt, dass sich ein Gefühl von Wärme und Liebe in uns breitmacht.

Vorausgesetzt, wir befinden uns im richtigen Ambiente, also nicht unbedingt auf einer Rave-Party, kann nun etwas Wundersames geschehen: In diesem angstfreien, angenehmen und seelisch gestärkten

Zustand tauchen vornehmlich Szenarien aus dem Unbewussten auf, die uns irgendwie beschäftigen, die uns umtreiben, uns zu schaffen machen.

Das müssen nicht, können aber auch traumatische Erlebnisse sein. Viele Studienteilnehmer in den USA sind tatsächlich Kriegsveteranen, die von dem, was sie erlebt haben, und von dem, wie sie sich selbst im Krieg erlebt haben (als »Monster«), immer wieder heimgesucht und gequält werden.

Ein US-Forscherteam etwa berichtet beispielhaft von einem Veteranen aus dem Irakkrieg, der zum Studienzeitpunkt 10 Jahre lang unter einer Posttraumatischen Belastungsstörung gelitten hatte. Nach 125 Milligramm MDMA versank der Mann völlig in seine Welt und erlebte dabei viele Kriegstraumata in seinem Kopf ein zweites Mal, wie er den Therapeuten später erzählt hat. Darunter war auch das Ereignis, das ihn am meisten belastete: Ein Freund von ihm war von einer Granatenexplosion getroffen worden und vor seinen Augen gestorben. Während der MDMA-Sitzung spielte der Mann das erschütternde Ereignis gedanklich in allen Einzelheiten durch: »Da war die Explosion. Sekunden später stehe ich über ihm, er sieht mich an, als würde er mich um Erlösung bitten. Ich bin erstarrt vor Angst. Er steht auf und geht auf mich zu und sagt mir, dass es okay ist. Es gibt nichts, was ich hätte tun können.« Der Mann wird von dem Horrorszenario also noch einmal heimgesucht, aber in seiner Vorstellung vergibt ihm sein sterbender Freund und sagt ihm, er solle sich fortan keine Schuldgefühle mehr einreden – er solle sich selbst vergeben.

Jahrelange Psychotherapien hatten diesem Mann, wie die Betreuer berichten, nicht helfen können. Nach zwei MDMA-Sitzungen, in denen das Gehirn des Mannes zu seinem eigenen Therapeuten wurde, war er von seinem Trauma befreit. Wie viele andere konnte er mit Hilfe von MDMA geheilt werden.[231]

Studienergebnisse wie diese wurden teils in sehr renommierten

Wissenschaftsmagazinen, darunter *Nature Medicine*, veröffentlicht.[232] Selbst eingefleischte Experten sind beeindruckt von den Befunden, beispielsweise auch der niederländische Psychiater Bessel van der Kolk, der zu den profiliertesten und erfahrensten Traumaforschern der Welt gehört – seit rund 50 Jahren fahndet er nach den unterschiedlichsten Therapieansätzen für traumatisierte Menschen. Van der Kolk meint, eine so tiefgreifende Wirkung, wie sie von MDMA ausgeht, habe er schlicht noch nie gesehen.[233]

Wie seelische Verletzungen aus dem Gehirn gelöscht werden könnten

Was geht unter dem Einfluss von MDMA in unserem Kopf vor? Wie »findet« das Gehirn in dem bewusstseinsveränderten Zustand seine »Themen«? Und wie kommt es zu diesen inneren Korrekturen unseres Blicks? Obwohl vieles davon noch reichlich mysteriös ist, kommen Hirnforscher den Mechanismen, über die MDMA seine heilende Wirkung entfalten könnte, allmählich auf die Schliche. Die Revidierung von psychologisch tief sitzenden Grundannahmen ist dabei zwar vermutlich ein Schlüsselmechanismus – aber es steckt wie gesagt noch mehr dahinter.

Ich habe mich zum Beispiel oft gefragt, warum es eigentlich heilsam sein sollte, ein Trauma im Rahmen einer Therapie in Erinnerung zu rufen. Warum kann sich dabei eine kathartische Wirkung entfalten? Wieso gibt es so etwas wie »Katharsis« (buchstäblich aus dem Griechischen: »Reinigung«) überhaupt? Warum kann es Spannungen lösen und befreiend wirken, wenn wir ein Trauma oder eine seelische Verletzung im Kopf – und in hohem Maße auch körperlich – noch einmal durchleben?

Eine mögliche Antwort führt uns zu dem, was wir in Kapitel 8 über die Konfrontationstherapie kennengelernt haben. Wenn Meditation eine Art Konfrontationstherapie ist, dann ist eine MDMA-Sitzung so etwas wie eine Konfrontationstherapie hoch zwei. Einerseits nimmt man unter dem Einfluss von MDMA die eigenen seelischen Verletzungen bewusst wahr, erfährt sie unter Umständen in allen Einzelheiten ein weiteres Mal. Andererseits geschieht das, ja wird dieses offene Erleben erst möglich gemacht, weil MDMA die Angst so stark dämpft und damit eben auch die Angst davor, dem Trauma noch einmal begegnen zu müssen. Man blickt vielmehr mit Empathie, vielleicht sogar mit einem Gefühl der Liebe – nicht zuletzt Liebe für sich selbst – auf das, was da an Belastendem in einem hochkommt.

Das Gehirn lernt, wie wir gesehen haben, auf diese Weise, die erschütternde Erinnerung – das Trauma – mit einem Zustand von Entspannung zu verknüpfen. Dies tun wir mit Hilfe des Hippocampus und des Präfrontalcortex, vor allem Letzterer fährt die Angst im Mandelkern herunter. Das Angstgedächtnis als solches bleibt zwar im Mandelkern bestehen. Wir bekommen die Angst aber mehr in den Griff. So hat man sich das, was bei einer Konfrontationstherapie im Kopf passiert, lange Zeit vorgestellt.

Wie man allerdings entdeckt hat, kann noch etwas Tiefgreifenderes in unserem Gehirn geschehen. All unsere Erinnerungen sind letztlich in Verknüpfungen zwischen den Nervenzellen des Gehirns gespeichert, auch Erinnerungen, die mit heftigen Emotionen verbunden sind. Diese Kontaktstellen zwischen den Neuronen nennt man Synapsen. Selbst ein Trauma besteht auf der Ebene des Gehirns aus einem Verband von Neuronen, die über ihre Synapsen miteinander in mehr oder weniger starker Verbindung stehen. Werden durch einen bestimmten Reiz (zum Beispiel einen lauten Knall oder einen Geruch) einige Neuronen dieses Verbands aktiviert, kann das über die Synapsen zur Aktivierung des gesamten Neuronenverbands führen: Wir erleben das Trauma noch einmal.

Man könnte nun meinen, dass das Trauma mit jeder solchen Wiederbelebung verfestigt wird, sich also immer mehr in unser Gehirn »einbrennt«. Tatsächlich jedoch verhält sich die Sache weitaus ambivalenter: Jedes Mal nämlich, wenn wir uns an etwas erinnern, geraten die synaptischen Verknüpfungen des Neuronenverbands, die dieses Etwas kodieren, für ein paar Stunden in einen *labilen* Zustand. Mit anderen Worten: Der Neuronenverband, der die Erinnerung und die damit verbundenen Emotionen speichert, wird vorübergehend instabil, anfällig für Veränderung, »plastischer«, also formbarer als zuvor.

Üblicherweise stabilisieren sich die synaptischen Verbindungen danach allmählich wieder. Diesen Vorgang bezeichnet man in der Hirnforschung als »Rekonsolidierung« (Wiederverfestigung). In dem Zeitfenster der Labilität jedoch können die Verbindungen auch – umgekehrt – revidiert oder sogar komplett abgebaut werden. Um es an einem Vergleich zu verdeutlichen: Wenn ich diesen Text, den du jetzt liest, bearbeiten will, muss ich zuerst das entsprechende Word-Dokument öffnen. Sobald das geschehen ist, könnte ich den Text, falls er mir nicht mehr gefällt oder es neue Erkenntnisse gibt, sogar vollständig löschen. Im Normalfall aber überarbeite ich den Text, speichere das veränderte Dokument und schließe es. Es bleibt dann so lange unverändert in seinem neuen Zustand abgespeichert, bis ich es wieder öffne und abermals anfange zu redigieren.

Kurz, die Reaktivierung einer Erinnerung öffnet die Erinnerung für ein wie auch immer geartetes Update. Das geschieht besonders oder womöglich auch nur dann, wenn die Reaktivierung mit einer Überraschung einhergeht, die das Gehirn nicht erwartet hat – Beispiel: Die Wiederbelebung des Traumas löst entgegen der Vorhersage des Gehirns keine Angst oder Hass aus, sondern Mitgefühl und Verständnis. Offenbar stimmt hier etwas nicht mit der Erinnerung. Um diesen Widerspruch aufzulösen und den Fehler zu beheben, bedarf die Erinnerung einer Korrektur, was bedeutet: Der Gedächtnisinhalt muss zwecks Bearbeitung »geöffnet« werden.[234]

Es ist, als würde die Natur im Augenblick einer wachgerufenen Erinnerung – zumal, wenn es dabei zu Erlebnissen kommt, die der Erinnerung widersprechen – dem Gehirn die Frage stellen, ob dieser Gedächtnisinhalt in seiner gegenwärtigen Form oder als verlässliches Modell der Realität überhaupt (noch) valide oder brauchbar ist. Erinnerungen lassen sich in diesem Zusammenhang als Hypothesen betrachten, als Vermutungen über die Realität, die sich gut und gerne als falsch herausstellen können: Wenn ich zum Beispiel beim Joggen Brustschmerzen bekomme, könnte ich beim nächsten Lauf mit einer gewissen Angst starten. Wenn ich dann aber wiederholt beim Laufen die Erfahrung mache, dass mir das Laufen bekommt, wird mein Gehirn das einst Gelernte (Joggen ist mit bedrohlichen Schmerzen verbunden, also Vorsicht!) in einem mehr oder weniger unbewussten Prozess »umlernen«. Womöglich gingen die einmaligen Brustschmerzen ja auf einen allzu vollen Magen oder eine Infektion zurück. Im Grunde stellt sich unser anfänglicher Verdacht als Aberglaube heraus. Die alte Hypothese sollte also revidiert oder gelöscht werden. Je mehr Erfahrungen wir machen, desto besser und genauer werden auf diese Weise unsere Hypothesen – vorausgesetzt, sie lassen sich revidieren, was mit dem Phänomen der Rekonsolidierung sichergestellt ist. Aus Sicht der Natur sind Erinnerungen und die mit ihnen einhergehenden Gefühle schließlich nicht dazu da, damit wir in ihnen schwelgen könnten. Sie dienen lediglich einem Zweck: dem Überleben. Falls sie sich in der Hinsicht als inakkurat oder untauglich herausstellen, sollten sie modifiziert, relativiert, aktualisiert oder gleich ganz über Bord geworfen werden. Wie erste, vorläufige Grundlagenstudien offenbaren, scheint MDMA genau diesen »Löscheffekt« zu unterstützen.[235]

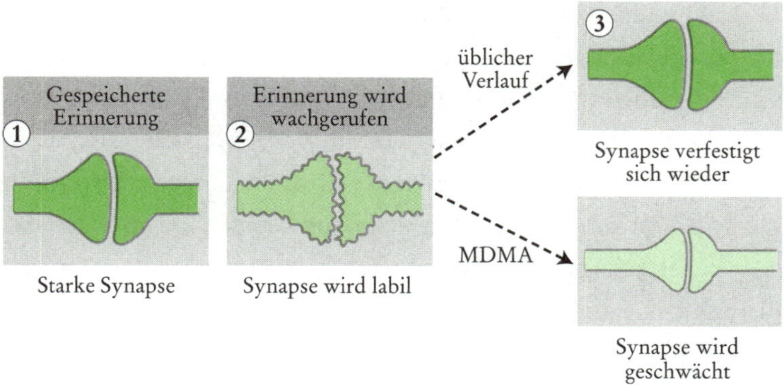

Abb. 10.1 Erinnerungen werden im Gehirn über die synaptische Verschaltung von Neuronen kodiert, als Neuronenverbände. Auch emotionale Erinnerungen und Traumata sind letztlich in solchen Neuronenverbänden gespeichert. Die Synapsen zwischen den Neuronen eines Neuronenverbands sind per definitionem ausgebaut, also funktional. Ebendiese gut ausgeprägten Verbindungen zwischen den Neuronen machen sie zu einem Verband: Wenn ein Neuron aktiv ist, kann diese Aktivität über die Synapse auf benachbarte Neuronen weitergeleitet werden (1). Sobald eine Erinnerung wachgerufen wird, wird der Verband (oder Teile davon) aktiviert. Wie man herausgefunden hat, werden die Synapsen des Verbands dabei vorübergehend in einen instabilen Zustand versetzt (2), insbesondere wenn das Wachrufen der Erinnerung in einem neuen Kontext stattfindet. Nach ein paar Stunden kehren die Synapsen dann entweder zu ihrem stabilen Ursprungszustand zurück (»Rekonsolidierung«). Oder die Synapsen werden strukturell abgebaut und damit dauerhaft geschwächt (3), womit auch die emotionale Erinnerung geschwächt oder sogar gelöscht wird (falls die Synapsen so stark abgebaut werden, dass sie keine Aktivität mehr weiterleiten und sich der Neuronenverband auflöst). MDMA scheint diesen letzteren Vorgang zu stimulieren. Das Wiedererwecken einer emotional belastenden Erinnerung unter dem Einfluss von MDMA ist für gewöhnlich intensiver als üblich (man *durchlebt* die Erinnerung geradezu ein weiteres Mal), was vermutlich mit einer besonders starken oder vollständigen Aktivierung des Neuronenverbands einhergeht, was wiederum eine deutliche Labilität der Synapsen nach sich ziehen dürfte. Nach dieser Wiederbelebung könnte MDMA den Prozess der Rekonsolidierung der Synapsen unterbinden und so insbesondere die Kopplung von Erinnerung und Emotion schwächen, wofür es erste experimentelle Hinweise gibt.[236]

Zusammengefasst heißt Katharsis auf neuronaler Ebene somit Folgendes: Indem wir die seelische Verletzung beziehungsweise Erinnerung noch einmal durchleben, wird jene Zell-Koalition im Gehirn aktiviert, die das Trauma kodiert. Was nun passiert, ist, dass die synaptische Kopplung zwischen der Erinnerung an das Ereignis und die damit verbundenen Emotionen (zum Beispiel die im Mandelkern gespeicherte Angst[237]) gelockert wird. Gerade dem erinnerten Gefühl des Schreckens wird ja durch die neue emotionale Einbettung widersprochen (ich verbinde das Trauma plötzlich mit Selbstliebe), was eine gefühlsmäßige Überarbeitung der Erinnerung nahelegt. MDMA hilft dabei, dass die gelockerten Verbindungen nicht wieder zu ihrer alten Stärke zurückfinden, sondern nachhaltig verändert, geschwächt oder sogar vollständig gelöst werden. Andere Psychedelika könnten einen ähnlichen Effekt entfalten, die Forschung dazu geht aber gerade erst los.[238] Das Angstgedächtnis muss auf diese Weise nicht mehr vom Präfrontalcortex unterdrückt werden, weil es regelrecht aus dem Mandelkern herausgelöscht wurde. Wir sprechen somit – falls sich die Erkenntnisse in dieser Hinsicht erhärten sollten – über eine ganz andere Kategorie von Traumabehandlung oder Heilung, als wir uns das herkömmlicherweise vorstellen.

Eine Anmerkung noch zum Thema Trauma. Wir denken bei dem Wort ja schnell an Kriegserlebnisse, sexuellen Missbrauch in der Kindheit oder erschütternde Erfahrungen dieser Art. Das ist natürlich nicht falsch, nur fassen viele Psychologen und Therapeuten den Traumabegriff inzwischen weiter.[239] Letztlich könnte man jede seelische Verletzung als eine Form von Trauma betrachten. Für ein Kind kann wiederholter Liebesentzug, Vernachlässigung oder ständige Herabwürdigung durch die Eltern sehr verletzend und richtiggehend traumatisierend sein. Ich kenne einen Mann, der lange darunter gelitten hatte, ja dessen Leben davon geprägt wurde, dass seine Mutter einst – er hatte dies als Kind beiläufig aufgeschnappt – gesagt hatte, sie hätte lieber eine Tochter bekommen. Unter Umständen kann uns so ein einzelner Satz zeitlebens verfolgen. Da wir uns gerade als Kind nicht wehren und die schmerzhafte Erfahrung auch überhaupt nicht einordnen können, bleibt uns, wie schon angesprochen, wenig anderes übrig, als die seelische Verletzung wegzudrücken, sie zu verscheuchen, zu verdrängen (und wir geben uns selbst die Schuld, dass wir nicht geliebt werden: Für unseren kindlichen Verstand kann das ja wohl nur heißen, dass wir nicht liebenswürdig sind). Aber die Erfahrung ist damit nicht wirklich weg, sie bleibt in uns gespeichert und prägt uns. Unter anderem prägt sie jene tief sitzenden Überzeugungen, mit denen wir fortan die Welt und uns selbst wahrnehmen: »Du bist nicht liebenswürdig«, »andere Menschen sind nicht für dich da« usw.

Ein Trauma ist ein »ungefühltes Gefühl«, wie es ein Autorenduo formuliert.[240] Um uns davon zu befreien, müssen wir, statt vor dem Gefühl wegzurennen oder es zu unterdrücken, uns ihm gegenüber öffnen, ja auf das Gefühl zugehen, zum Beispiel mit Hilfe von Meditation, einer Psychotherapie oder eines Psychedelikums. Wir müssen das Gefühl der Ablehnung oder was auch immer es ist durchleben, durchfühlen – und annehmen. Die Erfahrungen, die wir gemacht haben, sind ohnehin ein Teil von uns, also warum sich gegen sie wehren? So verständlich es ist, eine schmerzhafte Erfahrung innerlich ablehnen zu wollen, läuft dies wieder nur auf ein Gefecht mit sich selbst hinaus: Wir verdoppeln unser Problem, denn nun haben wir das Trauma *und* den Kampf gegen das Trauma. Wir bekämpfen zum Beispiel die Erfahrung der Ablehnung oder der Gewalt, die wir als Kind gemacht haben, ohne etwas dafür zu können. Sich dem Trauma zu stellen, ist unter normalen Umständen aber oft einfach so schmerzhaft, dass wir alles dafür tun, das Trauma stattdessen wegzudrücken, um es bloß nicht noch einmal erleben zu müssen. Auch und gerade deshalb, um die innere Annäherung psychologisch überhaupt erst zu ermöglichen, kann eine Therapie mit MDMA so hilfreich sein.

»Wogegen du dich wehrst, das bleibt bestehen – was du annimmst, das löst sich auf«: Dieses Prinzip, das dem Schweizer Psychiater Carl Jung zugeschrieben wird, wird von den Entdeckungen der Hirnforschung zum Phänomen Rekonsolidierung einmal mehr unterstrichen. Wir fürchten uns vor den Dämonen in uns, deshalb meiden wir sie ja, aber damit versuchen wir, vor etwas zu fliehen, das in uns steckt und das, indem es im Dunkeln bleibt, seine Macht über uns behalten kann oder sie sogar noch steigert. Erst wenn wir den umgekehrten Weg einschlagen und auf die Dämonen zugehen, die uns Angst bereiten, weichen sie zurück und verlieren an Kraft, während *wir* gestärkt aus der Konfrontation hervorgehen.

Warum die Wochen nach einem Trip eine Chance für Veränderung sind

Neue Studien deuten darauf hin, dass MDMA uns nicht nur unmittelbar in einen anderen, »offeneren« Zustand versetzt, sondern auch in den Wochen danach noch dazu führen kann, dass unser Gehirn empfänglicher für Veränderungen ist. Dies scheint ein generelles Prinzip von Psychedelika zu sein: Sie »verjüngen« unser Gehirn insofern, als sie es wieder formbar machen wie einst in unserer Kindheit.[241] Es ist nicht zuletzt diese erhöhte Formbarkeit oder Plastizität des Gehirns, die es uns zum Beispiel auch erleichtert, die versteckten Glaubenssätze in uns zu revidieren.

In einer Untersuchung etwa brachte man junge Mäuse dazu, einen Käfig mit grünem Boden zu mögen, indem die Mäuse einen Tag und eine Nacht lang mit anderen Artgenossen in diesem Käfig zusammentrafen, was Mäuse als Gesellschaftstiere gernhaben. Anschließend verbrachten die jungen Mäuse dieselbe Zeit in einem Käfig mit lila Boden, dort aber allein.

Wenn man Mäuse danach vor die Wahl stellte, einen leeren grünen oder lila Käfig zu betreten, bevorzugten sie den grünen Käfig, weil der für sie mit Geselligkeit assoziiert war. Das ist eine Form von Prägung oder Konditionierung, für die allerdings nur junge Mäuse empfänglich sind. Bei älteren Semestern klappt sie nicht mehr – es sei denn, man gibt den Tieren MDMA. Es ist, als würde das Gehirn unter dem Einfluss von MDMA oder auch anderer Psychedelika[242] kurzfristig in einen jugendlicheren Zustand versetzt und offen für Prägungen werden, für die es zuvor nicht mehr empfänglich war. Der Effekt hält bis zu zwei Wochen an (wenn sich das Ergebnis auf den Menschen übertragen ließe, dürfte er deutlich länger, eher mehrere Wochen lang sein, da Mäuse einen viel schnelleren Stoffwechsel als wir haben: Sie »leben« gewissermaßen schneller als unsereins).

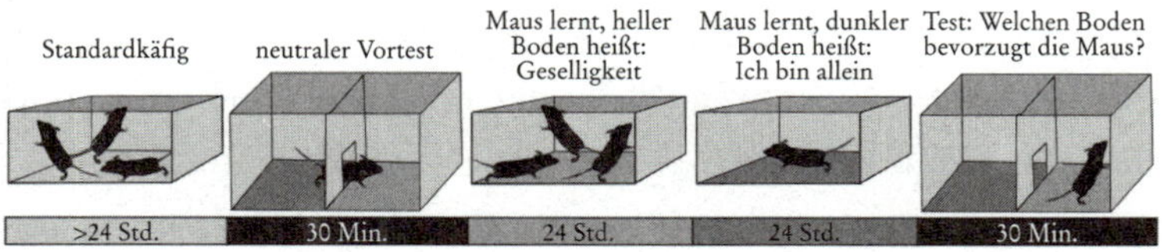

Abb. 10.2 Wenn Mäuse jung sind, heißt: ihr Gehirn noch so empfänglich und formbar, dass man sie zum Beispiel dahingehend konditionieren kann, einen leeren Raum mit grünem – hier der helle – Boden zu bevorzugen, wenn sie vorher in einem solchen Raum mit Artgenossen zusammentrafen (was Mäuse mögen). Mit älteren Mäusen funktioniert dieser Lernvorgang, diese Prägung oder Konditionierung nicht mehr – es sei denn, man verabreicht den Senioren MDMA.[243]

Ich persönlich kann den Effekt subjektiv zumindest bis zu einem gewissen Grad bestätigen: In den Tagen nach einer MDMA-Sitzung ist man »gefühliger« als sonst, wobei ich natürlich nicht weiß, ob dieses Gefühl etwas mit dem zu tun hat, was sich bei den Mäusen beobachten ließ. Meine Eindrücke sowie die Maus-Versuche sprechen jedoch dafür, gerade die Wochen nach einer Sitzung mit MDMA oder einem anderen Psychedelikum für eine psychotherapeutische Betreuung zu nutzen. Jetzt, da das Gehirn besonders empfänglich für Veränderung ist, ist die Gelegenheit optimal, sich einem Therapeuten zu öffnen und mit seiner oder ihrer Hilfe, Themen, die einem auf dem Herzen liegen, aufzuarbeiten.

Womöglich stößt man dabei zu den prägenden Grundüberzeugungen vor oder man greift jene auf, die während der Sitzung ans Licht gekommen sind, und hinterfragt und relativiert oder berichtigt sie. Die seelischen Verletzungen, die beim Trip an die Oberfläche gekommen sind und die einem in den Tagen und Wochen nach einer psychedelischen Session ohnehin durch den Kopf gehen, sollen eben nicht unverändert »rekonsolidiert«, also wieder verfestigt werden. Nein, jetzt sollten wir die Chance ergreifen, diese Verletzungen neu einzuordnen und synaptisch wie psychologisch (weiter) zu »entkräften«. Die therapeutische »Arbeit« wird so nach dem Trip fortgesetzt oder fängt unter Umständen erst dann so richtig an. Man spricht von der »Integration« der psychedelischen Erfahrung, und sie ist für eine heilsame Veränderung der Psyche von großer Bedeutung.

Psilocybin: Für viele »die spirituellste Erfahrung« ihres Lebens

Ursprünglich wollte ich eigentlich gar kein MDMA ausprobieren. Ich hatte S. aufgesucht, weil ich mir erhofft hatte, über sie Zugang zu einer Substanz namens Psilocybin zu bekommen – neben MDMA und dem bereits am Anfang des Buchs erwähnten Ketamin ein weiteres bewusstseinsveränderndes Mittel, das derzeit die Psychiatrie aufmischt.

Anders als MDMA und Ketamin gehört Psilocybin zu den Psychedelika im engeren Sinne, den »klassischen« Psychedelika, wie LSD

(Lysergsäurediethylamid), Meskalin und DMT (Dimethyltryptamin). DMT kommt zum Beispiel im südamerikanischen »Tee« Ayahuasca vor (wenn man das Wort ausspricht, sollte es ungefähr wie »Ajuwaska« klingen). Die klassischen Psychedelika sind definitionsgemäß jene, die von ihrer chemischen Struktur her dem Neurotransmitter Serotonin dermaßen ähneln, dass sie an dessen synaptische Empfangsstelle im Gehirn andocken können. Sie imitieren also den Botenstoff Serotonin.

Ich hatte einige Studien zu Psilocybin gelesen, die mich beeindruckt und verblüfft hatten, und wollte – auch aufgrund einer gewissen Skepsis – die beschriebenen Effekte unbedingt selber kennenlernen. Allerdings stellte S. gleich am Anfang unseres ersten Treffens unmissverständlich klar, dass man, bevor man überhaupt einen Psilocybin-Trip in Erwägung zieht, erst einmal MDMA ausprobieren sollte. Mittlerweile verstehe ich, warum dies ein kluger Rat war.

Um es überspitzt auf den Punkt zu bringen: Es ist unwahrscheinlich, dass man bei MDMA den Verstand verliert. Ja, man taucht tief ins Unbewusste hinab, und ja, das kann emotional anstrengend sein, aber sobald man in der Sitzung die Augen öffnet, ist man in der Regel voll da, klar und präsent. Der bewusstseinsverändernde Effekt als solcher ist bei MDMA recht steuerbar, je nachdem, ob man sich darauf einlässt und sich mit einer offenen, achtsamen Haltung nach innen wendet oder nicht.

Ab ungefähr 2 bis 3 Gramm getrockneter Magic Mushrooms oder 20 bis 30 Milligramm Psilocybin kann davon keine Rede mehr sein. Das Gleiche gilt für LSD spätestens ab ungefähr 100 Mikrogramm. Ich habe mit Psilocybin mehr Erfahrung gemacht als mit LSD, abgesehen vom zeitlichen Verlauf aber sind die Substanzen sowohl hinsichtlich ihrer Wirkung auf das Gehirn als auch des subjektiven Effekts sehr ähnlich.[244] Ich werde mich im Folgenden zwar auf Psilocybin konzentrieren, weil es dazu erheblich mehr aktuelle Forschungsergebnisse gibt. Vergleichbares aber ließe sich über LSD und im weiteren Sinne über alle klassischen Psychedelika berichten.

Psilocybin öffnet – wie sämtliche klassischen Psychedelika – nicht bloß dein Unbewusstes. Die Substanz führt, neben tiefgründigen Einsichten in die Psyche, zu oft hochgradig spirituellen und mystischen, um nicht zu sagen bizarren Erlebnissen. Das kann auch bei MDMA passieren, aber nicht ganz so typisch und heftig wie bei Psilocybin & Co. Es besteht zudem eine gute Chance, dass sich an irgendeinem Punkt des Psilocybin-Trips dein Ego regelrecht auflöst, man spricht von »ego dissolution«. Ja, ab einer gewissen Dosis kann man wirklich sagen: Nicht du nimmst den Pilz, sondern der Pilz nimmt dich.

Er nimmt dich mit auf eine Reise, und weder bestimmst du das Ziel noch die Zwischenstationen noch das Tempo, denn du sitzt nicht am Steuer. Am Steuer sitzen deine unbewussten Ängste, deine Neurosen, aber auch Positives, zum Beispiel die Liebe selbst. Die Bewusstseinsveränderung ist zuweilen so radikal, dass sie – meist kurzfristige, dafür umso heftigere – Momente von Panik oder Paranoia auslösen kann. Bei einem meiner Pilztrips zum Beispiel überfiel mich (ganz anders als bei MDMA) das furchterregende Gefühl, meine Frau sei nicht real: Für einen Moment war ich ernsthaft überzeugt, ich hätte mir meine Frau nur eingebildet.

»Mystisches Erlebnis«, »Ego-Auflösung« … Als ich all das zum ersten Mal hörte und las, war ich zwar einerseits neugierig, andererseits aber auch, wie gesagt, ziemlich skeptisch. Oft klang all das, die Heilsverkündungen inklusive, reichlich überzogen.

Ganz ähnlich ging es dem US-Wissenschaftler Roland Griffiths, als er vor rund 20 Jahren ein Experiment ins Leben rief, das zum Auslöser werden sollte für die wiedererwachte Erforschung der Psychedelika, wie wir sie derzeit erleben. Griffiths, ein hartgesottener Psychopharmakologe, der an der angesehenen Johns Hopkins University im amerikanischen Baltimore tätig ist, hatte in seinem Privatleben einen gewissen Geschmack an Meditation gefunden.

Vor allem faszinierte den Wissenschaftler, wie nachhaltig und tiefgreifend Meditation das Bewusstsein verändern kann. Die oft allzu begeisterten Stimmen von Psychedelika-Fans, die euphorisch meinten, diese bewusstseinsverändernden Erlebnisse ließen sich auch ohne Meditationserfahrung durch den bloßen Konsum von ein paar Pilzen herbeiführen, empfand der Forscher als »abstoßend«, was ich gut nachvollziehen kann. Und so zog Roland Griffiths aus, um der Sache einmal rigoros auf Grund zu gehen, mit dem Ziel, etwas Nüchternheit in den Psychedelika-Hype zu bringen.

Griffiths und sein Team rekrutierten 36 Freiwillige im Alter zwischen 24 und 64, alle mit einem Interesse an Meditation oder anderen spirituellen Aktivitäten. Die eine Hälfte der Teilnehmer bekam zuerst Ritalin (als Kontrollsubstanz) verabreicht, zwei Monate später gab es eine Sitzung mit 30 Milligramm Psilocybin. Bei der anderen Hälfte war die Reihenfolge umgekehrt.

Alle Sessions fanden im Liegen stand, mit Schlafmaske und einem Kopfhörer, über den klassische Musik lief. Ungefähr sieben Stunden nach Einnahme der Medikamente und wieder nüchtern, füllten die Teilnehmer eine Reihe von Fragebögen aus, mit denen die Forscher das Erlebnis auf eine möglichst wissenschaftliche Weise einzufangen versuchten. Die Antworten offenbarten klare Unterschiede zwischen den Gruppen: Weitaus mehr als nach Ritalin (was durchaus einen gewissen bewusstseinsverändernden Effekt hat) berichteten die Teilnehmer nach Psilocybin über das »ozeanische« Gefühl, eins mit dem Kosmos zu werden, und dass sich ihr Ich aufgelöst hätte.

Am meisten aber beeindruckte Griffiths, was er bei jenen Teilnehmern erlebte, die die Psilocybin-Session hinter sich hatten und Wochen später für die Ritalin-Kontrollsitzung zu ihm ins Labor kamen. Zu seinem Erstaunen sagten ihm viele, dass seit dem Psilocybin-Trip kein Tag vergangenen sei, an dem sie nicht an das Erlebnis gedacht hätten, ja diese eine Sitzung gehöre zu den bedeutsamsten Erfahrungen ihres Lebens überhaupt!

Wie bitte? Griffiths war verdutzt. Was war da los? Was waren das bloß für Leben, das diese Menschen führten, wenn ein »Pilztrip« in einem profanen Krankenhausbett zu deren eindrucksvollsten Erlebnissen zählte? Erst als der Forscher nachhakte und die Teilnehmer – als Vergleich – über die Geburt ihres Kindes oder vom Tod ihres Vaters erzählten, und wie diese Erfahrungen ihr Leben ebenfalls tiefgreifend verändert hätten, wurde ihm klar, dass er es tatsächlich mit etwas Außergewöhnlichem zu tun hatte.

Als gestandener Psychopharmakologe hatte Griffiths bereits mit so gut wie jeder Droge experimentelle Tests gemacht. Nie jedoch hatte er so etwas wie das hier erlebt. So heftig Kokain oder Opiate sein mochten, es kam schlichtweg nicht vor, dass jemand auch nur eine Woche (geschweige denn Monate) später sagen würde: Wow, der Abend mit dem Koks gehörte zu den denkwürdigsten Stunden meines Lebens! Normalerweise verändert Drogenkonsum das Leben einfach nicht nachhaltig, schon gar nicht in positiver Hinsicht.

Das Psilocybin-Erlebnis dagegen stuften auch zwei Monate später noch knapp 70 Prozent der Teilnehmer entweder als die bedeutsamste beziehungsweise spirituellste Erfahrung ihres Lebens ein oder zumindest als ein Erlebnis unter den persönlichen Top 5. Mehr noch, obwohl die Teilnehmer nicht unter Stimmungstiefs oder Depressionen gelitten hatten, fühlten sie sich – zwei Monate nach dem Trip! – besser, sozialer, weniger egoistisch und hatten eine positivere Einstellung zu sich selbst und der Welt entwickelt: ihre Lebenspartner, Freunde und Familienmitglieder bestätigten das.[245]

Roland Griffiths war ergriffen. Er war so beeindruckt, dass er sich seither voll und ganz auf die Erforschung von Psilocybin fokussiert. Seine Studien haben etliche Kollegen wachgerüttelt und nach jahrzehntelanger Pause die systematische Untersuchung von Psilocybin und anderen Psychedelika neu angeregt.

»Reset« im Gehirn

Momentan herrscht eine geradezu euphorische Aufbruchsstimmung in manchen Bereichen der Psychiatrie, in der sich zuvor eine gewisse Verzweiflung breitgemacht hatte angesichts der weltweit starken Verbreitung vor allem von Depressionen, die man mit den bisherigen Medikamenten und Therapien oft nur unzureichend in den Griff bekommt.

Obwohl im derzeitigen Psychedelika-Hype eine gesunde Portion Skepsis und Vorsicht durchaus angebracht ist, stimmen viele der neuen Befunde optimistisch. Beispielsweise hat man schwerkranke Krebspatienten an einer Psilocybin-Sitzung teilnehmen lassen. Häufig hatten diese unter großer Todesangst und Hoffnungslosigkeit gelitten, sie waren demoralisiert und depressiv gewesen, und es hatte kaum etwas gegeben, was sich dagegen ausrichten ließ.

Nicht selten kann bereits ein einziger Psilocybin-Trip den Patienten dabei helfen, fortan mit anderem Blick auf die Krankheit und das Leben zu schauen. Manchmal ist die innere Wandlung so dauerhaft, dass sich die Teilnehmer selbst Jahre nach einem Trip immer noch weniger depressiv und ängstlich fühlen. »Es ist schwer zu erklären«, sagt zum Beispiel einer der beteiligten Patienten viereinhalb Jahre nach der Psilocybin-Sitzung, »etwas in mir ist weicher geworden, und ich habe realisiert, dass jeder (meistens) einfach nur versucht, sein Bestes zu tun.«[246]

Wie bewirkt Psilocybin diese lang wirkenden Veränderungen? Wenn man von außen auf das Gehirn blickt, stößt man zunächst auf einige alte Bekannte. So kann Psilocybin innerhalb von Stunden dazu führen, dass Synapsen in frontalen Regionen des Gehirns zunehmen und dicker werden,[247] auch Synapsen im Hippocampus werden gestärkt,[248] während die Aktivität im Mandelkern heruntergefahren wird,[249] was mit einer Stimmungsaufhellung einhergeht.[250]

Ich habe bereits mehrfach das Default Mode Network erwähnt, vereinfacht und grob übersetzt: jenes »Ego-Netzwerk«, das erwacht, wenn unsere Aufmerksamkeit nicht von einer Aufgabe in Anspruch genommen wird – und wir stattdessen ins Planen, Tagträumen oder Grübeln geraten. Am Anfang unseres Lebens, wenn wir noch Kind sind, »reden« die einzelnen Hirnregionen dieses Netzwerks noch wenig miteinander, diese Kommunikation aber wird mit den Jahren stärker und stärker.

Als Erwachsene hat uns das Ego mit seinem engstirnigen Blick dann voll im Griff. Das Gehirn, das im Prinzip geradezu astronomisch viele Aktivitätszustände annehmen könnte, gerät mehr und mehr unter die Kontrolle des Ego-Netzwerks.

Die Dominanz dieses Ego-Netzwerks spiegelt sich auch auf rein physiologischer Ebene wider. So werden Hirnregionen des Default Mode Network weitaus stärker durchblutet und mit mehr Energie versorgt als alle anderen Areale des Gehirns.[251] Der US-Neurowissenschaftler Marcus Raichle, der das Netzwerk entdeckt hat, vergleicht es mit einer Art »Super-Dirigent« in unserem Kopf.[252] Der Dirigent sorgt dafür, dass die vielen Einzelregionen des Gehirns nicht anfangen, ihre eigene Musik zu spielen, sondern leitet sie zur Zusammenarbeit an. Gespielt wird, was der Dirigent – unser Ego – vorgibt. Das heißt aber auch: Die Einzelteile dienen dem Ego, das nicht zuletzt die von der Evolution geprägten Motive im Blick hat und von den erwähnten versteckten Grundannahmen geprägt wird.

Unter dem Einfluss von MDMA, Psilocybin und anderer Psychedelika brechen das Default Mode Network wie auch weitere eingespielte Netzwerke des Gehirns zusammen.[253] Der Dirigent legt seine Arbeit nieder, die Musiker des Orchesters, die ihr Spiel sonst stets nach dem Taktstock des Dirigenten ausrichten, sind frei und fangen spontan an, mit einigen Nachbarn oder entfernten Musikern eine eigene Melodie zu improvisieren. Hirnregionen, die normalerweise nicht miteinander kommunizieren, treten miteinander in Kontakt.

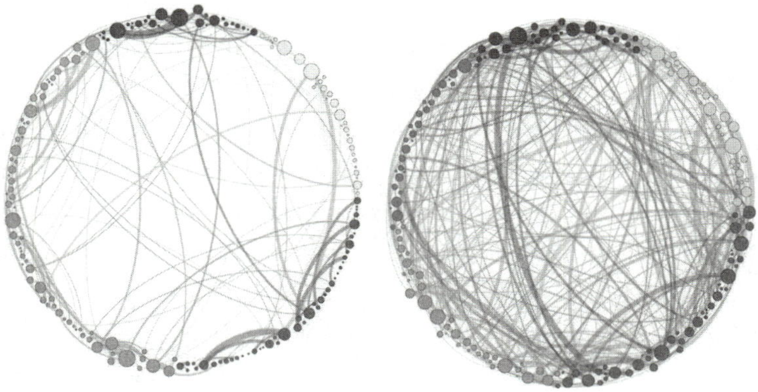

Abb. 10.3 Die beiden Kreise symbolisieren jeweils unser Gehirn. Jeder Punkt steht für eine Hirnregion, und jede Farbe für eine Gruppe von Regionen, die zusammenarbeiten. Die Linien zwischen den Punkten stellen eine starke Kommunikation zwischen zwei Hirnregionen dar. Der Kreis links veranschaulicht das Gehirn im üblichen Wachzustand. Rechts sieht man, was mit dem Gehirn unter dem Einfluss von Psilocybin passiert: Unzählige Hirnregionen, die sonst nicht miteinander in Kontakt stehen, fangen an, sich auszutauschen.[254] Neue Analysen zeigen, dass die Hirnvernetzung depressiver Patienten auch Wochen nach zwei Psilocybin-Sessions immer noch hochgefahren ist, was auf psychischer Ebene einer Befreiung von dem festgefahrenen Denken und Ruminieren – wie es für Depressionen typisch ist – gleichkommen könnte.[255]

Subjektiv bedeutet das, dass wir vorübergehend von unserem beschränkten Ego-Blick und unseren üblichen Hirnaktivitätszuständen befreit werden. Ich hatte Momente bei meinen Pilztrips, in denen ich mit dem Schmerz anderer Menschen geradezu verschmolz, ich *wurde* zu ihrem Schmerz. Manchmal wurde ich zur Musik, die ich hörte. Bei einem großartigen Musikerlebnis ist es doch üblicherweise so, dass da auf der einen Seite die Musik und auf der anderen Seite der »Hörer« ist – das Ich, das die Musik wahrnimmt. Bei einem psychedelischen Trip gibt es Augenblicke, in denen man eins mit der Musik wird. Plötzlich versteht man intuitiv, was der Musiker uns mit seiner Komposition sagen will, er erzählt uns seine Leidensgeschichte, in einer Sprache, die einem sonst wenigstens in dieser Intensität verwehrt bleibt. Man begibt sich mit dem Musiker auf seine musikalische Reise, wird Teil der Geschichte, die er erzählt. Ich hatte bei Psilocybin wie auch bei MDMA und LSD Momente, in denen sich mein Körper auflöste, die Stimme in meinem Kopf verstummte und jeder weitere »Inhalt« aus meinem Bewusstsein verschwand. Übrig blieb »pures« Bewusstsein, zu dem ich gewissermaßen wurde. Diese Erlebnisse sind so real, sie können sich sogar – wie viele berichten – echter anfühlen als die gewöhnliche, alltägliche Realität. In diesen Augenblicken kommt es dir vor, als sei Bewusstsein das grundlegende Prinzip des Universums, das auch dann noch bleibt, wenn alles andere verschwunden ist. Du fühlst, dass du ein Kind des Kosmos bist, zu dem du eines Tages natürlicherweise zurückkehrst, von dem du »wiederaufgenommen« wirst. Insofern verstehe ich, warum der Tod bei vielen Menschen nach einem Trip einen Teil seines Schreckens verlieren kann.

Es gab auch Situationen inmitten eines Pilztrips, in denen es mir schwerfiel, mich von meinem Ich zu lösen, dann aber, nach einer Weile des Widerstands, meldeten sich die Pilze oder das Psilocybin höchstpersönlich, mit der sanftesten Frauenstimme, die man sich vorstellen kann, um mir den vorübergehenden Abschied von meinem Ego zu erleichtern und mich dabei zu begleiten. Und als es mir mit Hilfe der Stimme schließlich gelang, loszulassen, sagte sie etwas in der Art, wie: »So ist es gut …«. Es sind mystische Augenblicke wie diese, die dir – selbst wenn dein Verstand sie im Nachhinein als gaga abtut – das Gefühl vermitteln, dass es eine Kraft des Guten da draußen geben könnte, von der du nichts weißt. Überhaupt bekommst du bei einem psychedelischen Trip das Gefühl, dass es so vieles gibt, von dem du und dein kleines Ego nichts wissen, und dabei meintest du doch, so ziemlich alles zu wissen …

Der britische Psychologe und Neurowissenschaftler Robin Carhart-Harris glaubt, gerade der Verlust des Egos würde dazu führen, dass man die Erlebnisse und Einsichten während eines psychedelischen Trips häufig als zutiefst wahr empfindet, so, als würden sie einer »höheren« Weisheit entspringen: Wenn wir normalerweise einen Gedanken hegen, ist da immer noch ein Ich, von dem wir den Eindruck haben, dass es den Gedanken denkt (wie bei der Musik, bei der wir es sind, die sie hören). Wenn sich dieses Ich aber aufgelöst hat und sich *trotzdem* Erkenntnisse und Einsichten auftun, woher kommen diese dann? Wer ist deren »Autor«? Diese Erkenntnisse haben für uns jegliche Subjektivität verloren, da sich das Subjekt ja vorübergehend verabschiedet hat. Sie fühlen sich – ähnlich wie im Traum – wie Erkenntnisse *an sich* und deshalb besonders wahr an.[256]

Nach einer durchzechten Nacht wird man am nächsten Morgen mit einem Kater »belohnt«. Bei Trips mit klassischen Psychedelika (nicht bei MDMA) ist es umgekehrt: Sie glühen auf angenehme Weise nach, und das gilt sogar dann noch, wenn der Trip zu den emotional schwierigeren gehörte. Wenn ich unmittelbar nach einem Psilocybin- oder LSD-Trip raus in die Natur gehe oder auch nur einen Baum ansehe mit seinen unzähligen Verästelungen, staune ich über die unfassbare Schönheit der Natur und wundere mich, warum ich sie nicht ständig wahrnehme. Ich spüre, wie auch der Baum ein lebendiger Organismus ist. Ich spüre eine Art von Verbundenheit, die ich sonst nicht spüre. Wenn ich meine Frau sehe, sehe ich sie plötzlich wie damals, als ich sie vor zwanzig Jahren das erste Mal sah, und ich bin von ihrer Schönheit überwältigt. Ich sehe jede Einzelheit, jede Haarsträhne, jede Falte, die ihr strahlendes Lächeln erzeugt, all die Details, die mein Gehirn sonst ausblendet, weil es im Kampf ums Dasein nicht auf diese Details ankommt.

Ein psychedelischer Trip wird nicht umsonst von vielen als eine Form von »Reset« der Psyche betrachtet, und auch wenn das Ego sich bald wieder zurückmeldet, ist es doch häufig nicht mehr ganz so konfiguriert und ganz so festgefahren, nicht mehr ganz so verstaubt wie zuvor.

Selbst unser Charakter kann sich aufgrund eines Trips nachweisbar verändern. Es gibt eine Persönlichkeitseigenschaft, die man als »Offenheit für Erfahrungen« bezeichnet. Offenheit geht mit Neugierde und Kreativität einher, mit Interesse für neue Ideen, Aktivitäten, Reiseziele, neues Essen. Die Begeisterung für Kunst und Musik, überhaupt für ästhetische Erfahrungen, ist ausgeprägter. Offene Menschen sind einfallsreicher, phantasievoller und aufmerksamer ihren Gefühlen gegenüber (das grobe Gegenteil wäre ein uninteressierter Spießer). Im Allgemeinen werden unsere Persönlichkeitsmerkmale als weitgehend stabil eingestuft. Wenn sich an der Offenheit überhaupt etwas verändert, dann dass wir im Laufe des Lebens eher etwas weniger offen werden. Wie Studien der Johns Hopkins University zeigen, können jedoch bereits ein oder einige wenige Psilocybin-Trips – insbesondere, wenn es dabei zu einem mystischen Erlebnis kommt – uns offener machen, ein Effekt, der sich auch mehr als ein Jahr nach der Erfahrung noch klar beobachten lässt.[257]

Mein persönlicher Eindruck ist, dass Psychedelika uns nicht nur offener machen, sondern vor allem auch jene Haltung in uns fördern, die wir bei der Meditation kennengelernt haben: eine Haltung von Achtsamkeit und Akzeptanz. Akzeptanz einerseits, was andere Menschen betrifft, andererseits aber auch was das Leben allgemein mit seinen Aufs und Abs angeht – und nicht zuletzt akzeptieren wir uns selbst mehr. Deshalb ergänzen sich Meditation und Psychedelika meiner Ansicht nach auch so gut.[258]

Zu den Risiken und Nebenwirkungen

Wie jede Medizin, so sind auch MDMA und Psilocybin nicht ohne Risiken und Nebenwirkungen. MDMA ist psychisch umgänglicher als Psilocybin und andere Psychedelika, die Gefahr eines Horrortrips ist weitaus geringer. Bei einer MDMA-Session kann es zwar auch zu Panikanfällen kommen (zum Beispiel, wenn man spürt, wie das Herz zu rasen beginnt), insgesamt aber bleibt man psychisch weit mehr »Herr im Haus«, während man bei einer kräftigen Dosis Psilocybin wirklich die Kontrolle über die eigene Psyche verliert, was nicht jedermanns Sache sein dürfte.

Vor allem der Anfang eines Psilocybin-Trips kann schwierig sein, weil man nicht bereit ist, loszulassen und sich gegen die drastischen körperlichen und psychischen Veränderungen zu wehren versucht. Bei den Pilzen frage ich mich an irgendeinem Punkt immer wieder, warum ich mir das antue. Manchmal denke ich mir: Das war's, Bas, wirklich, das war dein letzter Trip! Oft überfällt mich urplötzlich eine heftige Angst. Meist legen sich diese Attacken zum Glück ziemlich rasch wieder, vor allem, wenn man sie einfach da sein lassen kann, und daraufhin folgt praktisch immer eine Wandlung ins Positive … In der Hinsicht sind Trips also wirklich Reisen durch die eigene Psyche.

Gerade Pilztrips sind, kurz gesagt, häufig eine ambivalente Erfahrung, bei der sich Angst und Euphorie und tiefe Einsichten in die eigene Psyche abwechseln, und vermutlich ist diese Ambivalenz ein Grund dafür, weshalb Pilze trotz ihrer heilenden Kräfte und positiven Effekte auf die Seele weniger populär sind, als viele andere Drogen, bei denen von Heilung keine Rede sein kann, die einem aber einfach ein paar angenehme, sorgenfreie Stunden bescheren.

Man könnte sagen: Die meisten Drogen sind auf irgendeine Form von Flucht angelegt, sie helfen uns, für ein paar Momente aus der schmerzhaften Realität oder vor unseren Gefühlen zu fliehen. Anders bei MDMA und Psychedelika: Sie bieten statt Flucht eher Konfrontation mit dem, was uns unbewusst umtreibt. Gerade das kann sie zu einer Medizin für die Seele machen. Damit zusammenhängend verspüren die allerwenigsten das Bedürfnis, jede Woche zu trippen, denn die Trips können eben recht anstrengend sein. Psychedelische Reisen sind somit, je nach Bedarf und Persönlichkeit, etwas für ab und zu mal, vielleicht alle paar Wochen, Monate oder sogar Jahre (darüber hinaus sind Psychedelika für viele eine Sache, die auf eine gewisse Lebensphase begrenzt bleibt).

MDMA ist dabei zwar psychisch »sanfter«, es sorgt verlässlicher für ein euphorisches Gefühl, dafür ist es körperlich belastend. Mehr als die klassischen Psychedelika treibt es den Blutdruck in die Höhe, und sowohl der Herzschlag als auch die Körpertemperatur können stark ansteigen. Die allgemeine Empfehlung lautet deshalb auch: Wer unter Herz-Kreislauf-Problemen leidet, sollte auf MDMA verzichten.[259] Außerdem kann MDMA zu Schäden an den Nervenzellen führen, ein Problem hauptsächlich bei häufigem Gebrauch oder besser gesagt Missbrauch.[260]

Dagegen gibt es keine Anzeichen dafür, dass Psilocybin in üblichen Dosen für den Körper schädlich wäre. Das gilt ebenso für LSD. Selbst der hartnäckige Mythos, LSD würde die Chromosomen schädigen, wurde schon vor Jahrzehnten entkräftet.[261] MDMA lässt sich relativ leicht überdosieren, schätzungsweise 16-mal die Standarddosis von 125 Milligramm, also 2 Gramm, sind bereits mit 50-prozentiger Wahrscheinlichkeit tödlich. Man müsste schon kiloweise Pilze futtern, um das bei Psilocybin hinzubekommen.[262] Psilocybin ist als natürliche Substanz außerdem eine, mit der die Menschheit vermutlich schon seit Tausenden von Jahren Erfahrung gesammelt hat, während MDMA eine künstlich hergestellte Chemikalie ist, die es »erst« seit 1912 gibt. (Ein Argument, dem man vielleicht nicht allzu viel Gewicht beimessen sollte, denn natürlich trifft das auch auf LSD zu, das sogar erst 1943 so richtig als Psychedelikum entdeckt wurde: Damals hatte dessen Schöpfer, der Schweizer Chemiker Albert Hofmann, bei seinen Laborarbeiten versehentlich etwas von seiner experimentellen Substanz »LSD-25« abbekommen, was ihn zu einem anschließenden Selbstversuch veranlasste, der dann die Welt verändern sollte, weil ja letztlich LSD zur Lieblingsdroge der Hippiebewegung wurde …[263])

Ich hatte drei MDMA-Sessions, wovon die erste überwältigend und nachhaltig lebensverändernd, die zweite immer noch sehr interessant, die dritte aber lange nicht mehr so bemerkenswert war. Diese Abnutzung gibt es meiner Erfahrung nach bei Psilocybin nicht: Pilze sind – mein Fazit nach gut zwei Dutzend Trips – jedes Mal aufs Neue ein höchst erstaunliches Erlebnis.

Unterm Strich kann man sagen: Gerade im Vergleich zu anderen gängigen Drogen erweisen sich MDMA und vor allem die klassischen Psychedelika als relativ bis sehr sicher. In einer Studie ging ein britisches Forscherteam für das Medizinerfachblatt *The Lancet* der schädlichen Wirkung von knapp 20 Drogen auf den Grund, wobei sie einerseits erfassten, wie gefährlich die Droge für den Konsumenten selbst ist, andererseits wie stark sich der Drogengebrauch auf andere Menschen negativ auswirkt, beispielsweise weil es zu Gewalt oder Verkehrsunfällen kommt.

Für den Drogenkonsumenten selbst erwiesen sich dabei Crack (eine Form von Kokain, die man rauchen kann), Heroin und Metamphetamin (»Crystal Meth«) als am schädlichsten. Was den Schaden für Mitmenschen betrifft, war Alkohol die mit Abstand gefährlichste Droge. MDMA landete in diesem Ranking auf den hinteren Rängen, und psilocybinhaltige Pilze auf dem letzten Platz, mit anderen Worten: Pilze sind von allen in dieser Studie bewerteten Drogen jene mit dem geringsten Schadenspotenzial.[264]

Vor diesem Hintergrund könnte man sich fragen, warum bei uns Alkohol legal, Pilze aber verboten sind. Sicher gehen die meisten von uns verantwortungsvoll mit Alkohol um, blickt man jedoch auf die gesamte Bevölkerung, richtet Alkohol nicht nur eine Menge Unheil

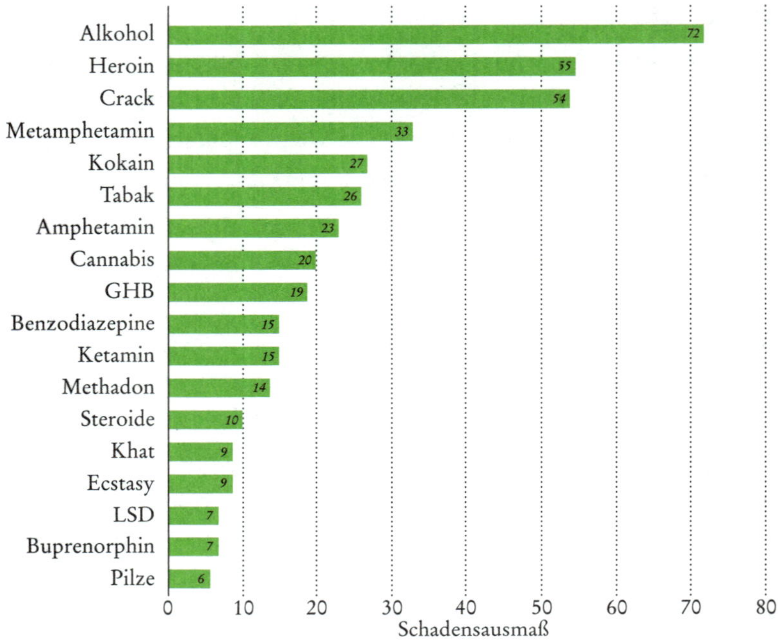

Abb. 10.4 In dieser Studie haben britische Forscher versucht, das Schadensausmaß von 20 häufigen Drogen auszuloten (hier eine Auswahl). Einerseits erfassten sie den Schaden für den Benutzer selbst, wie Abhängigkeit, gesundheitliche Risiken bis hin zum Sterblichkeitsrisiko. Dann aber auch den Schaden für andere, Partner, Kinder, Familie und Gesellschaft, etwa durch Verletzungen, Kriminalität, Arbeitsausfall und Gefängnis. Alkohol landete demnach auf Platz eins, wobei ein Großteil auf das Konto des Schadens für andere geht. Pilze kamen auf den letzten Platz, wobei sich der Schaden hier auf den Benutzer selbst beschränkt.[265] GHB steht für Gamma-Hydroxybuttersäure und wird auch als »G« oder »Liquid Ecstasy« bezeichnet, obwohl es mit Ecstasy chemisch nichts zu tun hat. Benzodiazepine (»Benzos«) sind Beruhigungsmittel, die bei Schlaf- und Angststörungen eingesetzt werden. Buprenorphin ist ein Opioid, Methadon ist ein künstlich hergestelltes Opioid. Khat ist eine Kaudroge aus Afrika.

an – Alkohol entfaltet darüber hinaus bekanntlich auch nicht gerade eine therapeutische Wirkung. Weder kann Alkohol eine Depression oder Angsterkrankung lindern, noch führt er zu spirituellen Erlebnissen, die wir als bedeutende Erfahrungen unseres Lebens einstufen würden.

Apropos: Bemerkenswerterweise sagen viele Menschen nach einer psychedelischen Erfahrung spontan, sie hätten seither weniger Lust auf Alkohol, der ihnen nun eher unspirituell und plump vorkommt. Und nicht nur Psilocybin,[266] sondern auch LSD haben sich sogar als recht wirksam in der Therapie gegen Alkoholismus erwiesen.[267] Ayahuasca veranlasst Menschen ebenfalls häufiger dazu, fortan anders auf ihren Alkoholkonsum zu blicken oder sogar mehr oder weniger darauf zu verzichten.[268]

Übrigens, der Grund, weshalb ich Ayahuasca und andere Psychedelika wie Meskalin kaum erwähnt und mich stattdessen auf MDMA und Psilocybin konzentriert habe, liegt nicht darin, dass sie weniger heilsam wären (was wir nicht wissen). MDMA und Psilocybin wurden in den letzten Jahren einfach weitaus mehr erforscht, viel mehr auch als der Klassiker LSD. LSD wirkt zwar im Großen und Ganzen wie gesagt sehr ähnlich wie Psilocybin, jedoch deutlich länger: Statt 4 bis 6 Stunden kann ein LSD-Trip bis zu 12 Stunden andauern, was heißt, dass man eine längere Betreuung braucht, was wiederum die gesamte Untersuchung aufwändiger und teurer macht.

Zweitens steht vor allem MDMA – eben aufgrund der intensiven Forschung – wie bereits erwähnt in den USA kurz vor der Zulassung als begleitende Medizin bei der Therapie gegen Posttraumatischer Belastungsstörungen, so dass MDMA vermutlich auch bei uns in baldiger Zukunft Teil des psychotherapeutischen Werkzeugkastens werden wird.

Psilocybin wird voraussichtlich als Nächstes folgen, mit einer Zulassung bei der Therapie gegen Depressionen, die sich sonst nicht in den Griff bekommen lassen. Aber schon heute kann man ganz legal in den Niederlanden einen Trüffel-Retreat machen[269] (Pilze sind verboten, psilocybinhaltige Trüffel jedoch nicht, wobei die Trüffel einfach nur ein anderer Bestandteil des gesamten Pilzes einiger Pilzarten sind, die, im Gegensatz zu den überirdisch sprießenden Pilzen, unter der Erde wachsen). Psilocybin ist damit für die meisten von uns einigermaßen zugänglich, was ein weiterer Grund dafür ist, weshalb ich mich so ausführlich damit beschäftigt habe.

Bei Depressionen, die weder auf klassische Antidepressiva noch auf Psychotherapie ansprechen, oder bei körperlich schwerkranken Patienten, bei denen keine Heilungschance mehr besteht, also lediglich in ganz bestimmten Ausnahmefällen, werden LSD-, Psilocybin- und MDMA-Behandlungen in der Schweiz mit amtlicher Genehmigung angeboten, wenn auch nur für Patienten mit Wohnsitz in der Schweiz.[270] Im Internet tauchen zwar immer wieder Varianten von LSD mit geringfügiger chemischer Veränderung auf (auch als LSD-Derivate, -Analoga oder Prodrugs bezeichnet), die im Körper dann vermutlich in das klassische LSD verwandelt werden. Bei diesen neuen Stoffen dauert es stets eine Weile, bis sie vom Gesetzgeber verboten werden, was für eine gewisse Zeit eine rechtliche Grauzone eröffnet. Ein Problem ist dabei, dass bei diesen Substanzen naturgemäß die Erfahrungswerte fehlen. Für wirklich legale Ayahuasca-Retreats muss man schon nach Lateinamerika.[271]

Ich selbst habe kein wirksameres Antidepressivum kennengelernt als Psilocybin (und LSD). Tatsächlich ergab eine kürzlich in der angesehenen Medizinerfachzeitschrift *New England Journal of Medicine* veröffentlichte Studie, dass die Chancen auf eine deutliche Zurückbildung einer Depression mit Psilocybin geradezu doppelt so hoch sind wie bei einem Standardmedikament. Anders oder jedenfalls mehr als bei klassischen Antidepressiva, die oft als geradezu betäubend empfunden werden,[272] fangen depressive Menschen bei einer Behandlung mit Psilocybin genau umgekehrt an, mehr zu fühlen, sie erleben intensivere Emotionen, einerseits mehr Freude, andererseits können sie aber zum Beispiel auch endlich wieder – was als positiv erfahren wird – weinen.[273] Was LSD betrifft, kommt man bei der Behandlung von Angsterkrankungen und Depressionen ebenfalls zu ermutigenden Ergebnissen.[274]

Statt uns abzustumpfen, machen uns Psychedelika empfindlicher, was abermals die kritische Rolle eines positiven, stützenden Umfelds unterstreicht, in dem man diese Substanzen zu sich nehmen sollte. Besonders empfindlich zu sein, heißt ja auch, noch viel stärker als sonst von Negativem beeinflussbar zu sein und sich davon prägen zu lassen, sei dieses Negative nun eine schlechte oder gewaltsame Beziehung oder eine persönliche Notlage, bei der man keine Unterstützung von außen hat, oder was auch immer. »Set« und »Setting«, wie man sagt, sind für eine gute psychedelische Erfahrung von alles entscheidender Bedeutung, wobei sich das erste auf die geistige Verfassung (den »Mindset«) und das zweite eben auf das Umfeld, in dem wir uns befinden, bezieht.

Etwas weniger risikoreich – aber vermutlich auch weniger wirkungsvoll – ist das »Microdosing« von Psilocybin oder LSD, bei dem man so wenig nimmt, dass die bewusstseinsverändernden Effekte kaum bemerkbar sind. Auch das kann allerdings, wie man beispielsweise bei Psilocybin nachgewiesen hat, Depressionen lindern und bei Nicht-Depressiven das Wohlbefinden heben (typisch wären drei- bis fünfmal die Woche 0,1 bis 0,3 Gramm getrockneter Pilze).[275]

Dennoch sind Psychedelika sicher nicht für jeden geeignet. Junge Menschen zum Beispiel, die noch auf der Suche nach ihrer Identität sind, sollten lieber die Finger von einem Stoff lassen, der imstande ist, die eigene Identität vorübergehend aufzulösen. Die Psyche sollte schon einigermaßen gefestigt sein, bevor man sich auf ein mentales Erdbeben einlässt. Umgekehrt kann eine psychedelische Erschütterung gerade dann, wenn unsere Psyche *allzu* gefestigt ist, hilfreich sein.

Bei allem, was über Microdosing hinausgeht, würde ich dazu raten, Psychedelika nicht auf eigene Faust auszuprobieren, sondern – vor allem am Anfang – in Begleitung eines erfahrenen Tripsitters oder zumindest einer Vertrauensperson, bei der man sich gut aufgehoben und sicher fühlt. Außerdem empfiehlt sich ein ruhiges, meditatives Setting, bei dem man ungestört, von Musik begleitet, nach innen kehren kann. Am besten sollte man sich vorher eine beruhigende Playlist zurechtlegen. Wenn alles gut läuft, reicht es, wenn die Vertrauensperson einfach nur in der Nähe, aber bei Bedarf für einen da ist und alle äußeren Störungen von einem fernhält. Oft will man irgendwann auch einfach alleine mit seinen Gefühlen und Erlebnissen sein. Ideal ist eine Vorbereitung mit Meditation (mindestens ein paar Wochen) und eventuell eine Form von psychotherapeutischer Betreuung speziell in den Wochen danach, wenn sich das Gehirn im Zustand erhöhter Plastizität befindet und offener für Veränderungen ist als sonst.

Selbst wenn man das Gefühl hat, dass man nicht unbedingt eine professionelle Betreuung braucht, würde man das Potenzial eines psychedelischen Trips meines Erachtens verschenken, wenn man unmittelbar nach einem Trip sozusagen *business as usual* macht. Nimm dir für diese Phase wirklich die Zeit, in dich zu gehen, deine Erfahrungen in Ruhe zu reflektieren, darüber zu sprechen oder sie auf anderweitige Weise zu verarbeiten. Sonst kann diese einmalige Chance auf Veränderung, die sich einem jetzt bieten, leicht verpuffen.

Was schade wäre, denn mit dem nötigen Respekt, halte ich MDMA und Psychedelika für echte *Gamechanger* auf dem Feld der seelischen Gesundheit. Das betrifft erstmal psychische Störungen und Erkrankungen. Wenn man die Wirkungsweise von Psychedelika mit den bisherigen Antidepressiva vergleicht, so tut sich hier noch ein fundamentaler und, wie ich finde, sehr begrüßenswerter Unterschied auf: Übliche Antidepressiva, selbst wenn sie wirksam sind, stabilisieren unsere Psyche, ohne dass wir miterleben würden, wie diese Veränderung zustande kommt. Wenn man so will, ist die Hilfe eine rein chemische, von der wir abhängig sind.

Psychedelika gehen weit darüber hinaus und beziehen über ihre Chemie unsere Psyche mit ein. Sie offenbaren einmal mehr, dass unser Gehirn und unsere Seele zwei Seiten einer Medaille sind. Die psychedelische Erfahrung ist nicht zuletzt auch deshalb so mächtig, weil wir hautnah miterleben, dass es unser eigenes Gehirn ist, in dem ungewohnte Selbstheilungskräfte schlummern. Ein Psychedelikum macht nicht abhängig – es macht uns umgekehrt bis zu einem gewissen Grad zu unserem eigenen Therapeuten, und diese Erfahrung, dass in uns selbst Leid liegt, zugleich aber auch die Kraft, dieses Leid anzunehmen und zu transformieren, entfaltet ihrerseits eine enorm aufbauende Kraft.

Aber der positive Effekt der Psychedelika beschränkt sich nicht auf psychische Störungen und Erkrankungen. Selbst wenn man keinerlei nennenswerten psychischen Probleme hat: Viele, die zum ersten Mal eine psychedelische Reise unternehmen, werden danach das Gefühl haben, sie hätten so etwas wie eine neue Dimension des Lebens kennengelernt. Worte wie »persönliches Wachstum« mögen abgedroschen klingen, und doch ist es auch das, wozu Psychedelika – wie jede zutiefst bedeutsame Erfahrung – beitragen können: dazu, sich selbst neu kennenzulernen, Facetten an sich selbst zu entdecken, die man vorher nicht kannte (nicht einmal ahnte, dass es sie gibt), neu zu fühlen, neu wahrzunehmen, eventuell erstmals eine spirituelle Seite in sich zu spüren und fortan mit umfassenderer Perspektive auf sich und die Welt zu blicken. Das ist schon nicht wenig.

Ein ganzheitliches Retreat-Center für Körper, Sinne und Seele

Gelegentlich träume ich davon, dass es in Zukunft Retreat-Center gibt, Kurorte für die Psyche, an denen all die Strategien zur Stärkung der Seele, die ich in diesem Buch geschildert habe, zusammenfließen. Orte, an denen Menschen sich treffen, in einer herrlichen Naturlandschaft, vielleicht im Wald, vielleicht an einem Hang mit Blick aufs Meer. Orte, wo man sich austauscht, wo man philosophiert, zusammen Sport treibt oder wandert und meditiert, gemeinsam fastet oder

Mediterranes kocht, sich ab und zu in die Kälte oder ins Meer (und danach schnell in die heiße Quelle) begibt, um die hormetischen Kräfte zu wecken und dergleichen mehr. Orte, die einen grundlegenden »Reset« für Körper und Geist herbeiführen. Für jene, die sich davon angezogen fühlen, könnte man an einem solchen Ort auch den einen oder anderen psychedelischen Trip in einem ehrwürdig-zeremoniellen Setting anbieten – als ein weiterer Weg, jenen unbesiegbaren Sommer, von dem Camus sprach, in uns hervorzubringen.

Als ich dieses Buch vor einigen Jahren begann, war ich mir nicht sicher, ob sich wirklich etwas Wirksames gegen jenes Stimmungstief, in dem ich mich befand, ausrichten ließ. Es gab Momente, in denen ich dachte, ich sei dem Tief mehr oder weniger ausgeliefert. Es hat einige Zeit gedauert, aber nach und nach habe ich eine Form von positiver Veränderung erfahren, die ich nicht für möglich gehalten hätte und für die ich sehr dankbar bin. Wie ich zu Beginn des Buchs geschrieben habe: Psychisches Wohlbefinden, seelische Ausgeglichenheit oder etwas, das dem doch sehr nahe kommt, ist etwas, das zwar nicht nur und nicht vollständig, aber auch in unseren Händen liegt.

Man muss nur den Anfang machen, einen kleinen ersten Schritt, vielleicht zusammen mit einem Partner oder mit einer Gruppe, dann geht es leichter. Und dann, gestärkt durch diesen ersten Schritt, macht man den nächsten, und irgendwann ist man selbst erstaunt, wie weit man dabei Stück für Stück kommt. Zum Glück muss ja keiner warten, bis mein Traum vom idealen Seelen-Retreat in Erfüllung geht. Jeder kann sich sein eigenes virtuelles Retreat zusammenstellen, jeden Tag, jede Woche aufs Neue, je nach Bedarf, mit regelmäßigem Sport oder einer selbst zusammengestellten Bewegungsroutine, mit einer Meditationspraxis, indem man auf seine Ernährung und seinen Schlaf achtet und auch mal eine Auszeit in der Natur nimmt, mit Kälte- und Hitzeschocks, kurzen Fastenperioden usw., so wie ich es in den vergangenen Monaten und Jahren getan habe. Ich hoffe, dieses Buch gibt dir dazu einige Anstöße sowie etwas Halt, Inspiration und Kraft.

RESÜMEE

Zehn Wege zur Stärkung der Seele

1
Ernährung

Du bist, was du gegessen hast: Das gilt für Körper und Psyche. Unsere Ernährung beeinflusst über diverse biochemische Wege (Entzündungsprozesse, Hirnphysiologie) unsere Gemütsverfassung. Eine gesunde Kost wirkt erstaunlich gut gegen Depressionen, kann aber auch dann noch die Lebensenergie und das Wohlbefinden steigern, wenn wir nicht unter Depressionen leiden. Der Kern einer sowohl gesunden als auch stimmungsaufhellenden Diät lautet: Überwiegend pflanzliche Lebensmittel plus regelmäßig fettreicher Fisch. Ein beliebtes Beispiel für eine solche Ernährungsweise ist die mediterrane Kost. Dabei könnte auch das Olivenöl als unter anderem entzündungshemmende Kraft eine heilsame Rolle spielen. Folgende Nährstoffe und Vitamine mit positiver Wirkung auf Körper und Psyche empfehle ich (und nehme ich selbst) als Nahrungsergänzungsmittel: Omega-3-Fettsäuren, Kurkumin, Safran und Vitamin D3.

2
Bewegung

Für jede Stunde, die man Joggen geht, bekommt man – rein statistisch gesehen – sieben Stunden Lebenszeit zurück. Zugleich stimmt Bewegung die Psyche ausgeglichener. Es gibt wohl kaum ein effizienteres Mittel, um akuten Stress abzubauen, als Sport und Bewegung. Außerdem baut man mit Hilfe von Sport die langfristige Stressresilienz auf, gerade weil er selbst ein Stressor ist, mit dem wir uns gegenüber zukünftigen Belastungen des Lebens abhärten können. Man könnte Sport sogar als eine Form von physiologischer Psychotherapie betrachten: Sobald wir anfangen, uns zu bewegen, fangen unsere Muskeln und Knochen – und wahrscheinlich viele weitere Organe – mit unserem Gehirn an zu »reden«. Diese molekulare Kommunikation führt zu einer Stärkung jener Hirnregionen, die unsere Gefühle und Stimmung regulieren. Jede Form von Bewegung ist gut, am besten tut man das, was einem Spaß macht. Ideal für das psychische Wohlbefinden ist nach einigen Erkenntnissen Sport in der Gemeinschaft (Tennis, Fußball, Squash etc., und das schon allein deshalb, weil unsere Psyche in Gesellschaft einfach aufblüht, siehe dazu Punkt 10 des Resümees). Etwa drei bis fünfmal die Woche eine Dreiviertelstunde Sport ist vermutlich optimal. Ich würde spätestens ab einem Alter von 40 auch zu einer Form von Krafttraining raten, um den dann einsetzenden, altersbedingten Muskelabbau (»Sarkopenie«) entgegenzuwirken.

3
Hormesis

Wir modernen Stadtneurotiker stehen oft psychisch unter Dauerdruck, haben aber dafür in körperlicher Hinsicht jegliche Herausforderung (Bewegung, Temperaturschwankungen, Hungerphasen) eliminiert. Dieses körperliche Schonprogramm bei gleichzeitigem Psychostress ist entwicklungsgeschichtlich betrachtet höchst ungewöhnlich und schlägt uns aufs Gemüt. Ein schnell wirksames Gegenmittel besteht darin, den Körper vorübergehend gezielt zu stressen: Kurze Fastenperioden, kalte Duschen oder eine Runde Schwimmen in einem kalten See sowie Saunagänge oder heiße Bäder holen den Körper aus seiner Lethargie, was kurzfristig belebt und langfristig einmal mehr die Stressresilienz erhöht.

4
Naturkontakt

Ein weiteres Merkmal moderner Arbeit sowie unseres Lebensstils überhaupt ist, dass wir unter permanenter Reizüberflutung leiden. Dabei ist uns in der Regel nicht bewusst, wie anstrengend es für unser Gehirn ist, sich gegen den allgemeinen Informations-Overkill zu wehren und all jene irrelevanten Stimuli zu unterdrücken, die ständig auf uns einprasseln, um sich stattdessen auf die wenigen relevanten Reize zu konzentrieren. Diese Filterarbeit kostet jede Menge geistige Kraft, die irgendwann, wie bei einer Batterie, aufgebraucht ist. Dieselbe Geisteskraft brauchen wir aber, um jene (negativen) Gedanken und Impulse in uns zu »kontrollieren«, die dauernd aus unserem Unbewussten auftauchen und unser Verhalten beeinflussen. Mit anderen Worten: Mentale Erschöpfung macht uns launisch. In der eher reizarmen Natur erholen wir uns: Sinne und Gehirn können sich komplett »öffnen« und sämtliche Stimuli ungefiltert in sich aufsaugen. Unser Aufmerksamkeitssystem bekommt so eine Verschnaufpause, der innere Akku wird aufgeladen. Auf diese Weise tragen Naturausflüge mehr zu einem ausgeglichenen Seelenleben bei, als wir für gewöhnlich meinen. Als grobe Faustregel gilt: Zwei Stunden die Woche in die Natur eintauchen (etwa in Form von »Waldbaden«) ist eine gute Mindestdosis.

5
Schlaf & Träume

Wie bei einem Ausflug in die Natur werden unsere Batterien auch nachts im Schlaf aufgeladen. Schlafmangel dagegen schlägt zuverlässig auf die Stimmung. Unsere Träume spielen ebenfalls eine wichtige Rolle in unserem Seelenleben: Während wir uns in einem Zustand der Tiefenentspannung befinden, spielt unser Gehirn belastende Ereignisse noch einmal durch, bettet sie in einen größeren Kontext und verarbeitet die Erlebnisse auf diese Weise. Um den Schlaf zu unterstützen, ist es wichtig, sich an einen festen Tag-Nacht-Rhythmus zu halten. Falls man nicht einschlafen kann, weil sich das Gedankenkarussell dreht und dreht, sollte man sich vor dem Zubettgehen ein paar Minuten Zeit nehmen, um die Herausforderungen der bevorstehenden Tage auf einer Liste festzuhalten – man schreibt sie sich gewissermaßen von der Seele. Eventuell kann auch eine entspannende Musik von den Gedanken ablenken (hier lautet Ausprobieren die Devise). Außerdem hilfreich für einen erholsamen Schlaf sind: ein heißes Bad anderthalb Stunden vor dem Einschlafen, feste Zubettgehrituale sowie ein kühles Zimmer, weil der Körper erst dann gut ein- und durchschläft, wenn er sich um etwa ein Grad Celsius abgekühlt hat.[276]

6
Licht

Licht kann unsere Psyche heilen, aber auch schaden: im Herbst und Winter bekommen wir tagsüber nicht selten zu wenig Licht ab. Da kann es helfen, morgens nach dem Aufstehen eine halbe Stunde einen Spaziergang an der frischen Luft zu machen, oder man nimmt eine Lichtdusche mit einer Tageslichtlampe. Lichttherapien dieser Art mildern selbst bei handfesten Depressionen die Symptome mitunter stärker als ein Standardmedikament. Andererseits setzen wir uns abends und nachts oft unnatürlich viel Licht aus, was unseren Biorhythmus durcheinanderbringt. Körper und Gehirn denken, es sei nach wie vor Tag. Daher am besten abends das Licht beizeiten herunterdimmen und das Schlafzimmer entweder komplett abdunkeln oder eine Schlafmaske benutzen.

7
Meditation

Das, was unsere Gemütsverfassung auf psychologischer Ebene maßgeblich bestimmt, ist unsere innere Stimme – jener innere Kritiker oder Problemwälzer, der es zwar gut mit uns meinen mag, häufig aber mit seiner Kritik und seinem Drang zu Grübeleien über das Ziel hinausschießt und uns leiden lässt. Üblicherweise sind wir der Stimme hilflos ausgeliefert, oder wir sagen ihr den Kampf an, womit wir das Problem verdoppeln. Die wirksamste Methode, mit der Stimme umzugehen, besteht darin, sie als das wahrzunehmen lernen, was sie ist: eben »nur« eine Stimme in unserem Kopf, mit der wir uns nicht zu identifizieren brauchen. Meditation befreit uns von der üblichen Identifikation oder »Verschmelzung« mit der Stimme. Sie hilft uns, immer wieder aus diesem Zustand des halbbewussten Denkens, in dem wir uns im Alltag so oft befinden und der uns zu Geißeln unserer Gedanken macht, aufzuwachen. Meditation bringt uns außerdem in engeren Kontakt mit unserem Körper und dessen Botschaften. Keimt beispielsweise eine Aggression in uns auf, spüren wir das schneller, was dazu führt, dass wir frühzeitig gegensteuern können, idealerweise bevor uns der Wutanfall übermannt. Insgesamt gibt es wohl keine bewährtere Methode, sich mit dem eigenen Geist vertraut zu machen und sich mit ihm – sprich, mit sich selbst – anzufreunden, als Meditation. Man braucht etwas Geduld und muss ein bisschen dranbleiben, dafür aber gehört die Meditation zu jenen Strategien, die das Leben tiefgreifend verändern können, hin zu mehr Ausgeglichenheit und Wohlbefinden.

8
Stoische Lebenskunst

Das Faszinierende an der Philosophie der Stoiker ist, dass sie uns, ähnlich wie die Meditation, einige Jahrtausende alte Einsichten und Techniken an die Hand gibt, mit denen wir auch im modernen Leben zu mehr Gelassenheit und Glück gelangen können. Die erste stoische Weisheit, die ich in diesem Buch beschrieben habe, erfordert eine gewisse Hartnäckigkeit bei der Umsetzung in die Praxis. Laut Epiktet sollten wir unsere Energie ausschließlich auf das richten, was in unserer Macht steht. Sagen wir, wir beteiligen uns an einem Sportwettkampf. Denken wir dabei die ganze Zeit ans Gewinnen, machen wir unser Glück von etwas abhängig, das wir nicht kontrollieren können. Statt auf äußere Ziele, rät uns Epiktet dazu, uns auf innere Ziele zu fokussieren, die wir sehr wohl steuern können, wie zum Beispiel darauf, unser Bestes zu geben, fair zu spielen usw. Der zweite Rat der Stoiker lässt sich leichter umsetzen: Gerade bei den kleineren Rückschlägen des Lebens (wir stehen in einer Schlange im Supermarkt oder im Stau), sollte man sich vor Augen führen, welche Katastrophen uns zugleich erspart geblieben sind. Ja, wir stehen im Stau, was doof ist, und doch: Was ist das schon angesichts etwa der Diagnose einer unheilbaren Krankheit, wie sie viele andere Menschen an diesem Tag verkraften müssen? Häufig realisieren wir nicht, wie sehr unser gegenwärtiges Leben tatsächlich dem Leben unserer Träume entspricht. Um sich dessen bewusst zu werden, braucht man sich nur einmal vor Augen zu führen, wie wir eines Tages als gebrechliche Greise dasitzen und an jene wundervolle Zeit zurückdenken werden, als wir noch alles tun und lassen konnten (einschließlich Autofahren und dabei gelegentlich in einen Stau zu geraten). Die »Vorwegnahme von Unglück«, wie Seneca es formulierte, frischt unsere Wertschätzung für das alltägliche Glück auf, das uns umgibt, das für uns aber so selbstverständlich geworden ist, dass wir es – wie ein Fisch das Wasser – kaum noch wahrnehmen.

9
Psychedelika

Die mächtigste Einzelmethode, die eigene Psyche zu beleben, um nicht zu sagen transformieren, ist zweifellos der Einsatz von Psychedelika, wie MDMA, LSD und Psilocybin. Schon eine einzige psychedelische Sitzung kann von der Wirkung her so umwälzend sein wie eine langjährige Psychotherapie. Das Ziel so mancher Psychotherapie, insbesondere der weitverbreiteten Kognitiven Verhaltenstherapie, besteht ja darin, die negativen Grundannahmen in uns offenzulegen, die wir unbewusst über uns selbst und die Welt hegen (»ich bin nicht liebenswürdig«), und sie dann zu korrigieren. Psychedelika führen uns diese tief sitzenden Überzeugungen in einer Weise vor Augen, die so ergreifend ist, dass wir ihre Verzerrung ins Negative nicht nur intellektuell verstehen, sondern bis in die Knochen hinein spüren. Aber selbst Menschen, die nicht mit psychischen Problemen zu kämpfen haben, fühlen sich nach einem Psilocybin-Trip besser, sozialer und sind positiver. Psychedelika sind dabei mehr als bloße Stimmungsaufheller: Die meisten Menschen empfinden ihre Psilocybin-Trips als die spirituell bedeutsamste Erfahrung ihres Lebens überhaupt. Gerade aufgrund dieser außergewöhnlichen Kraft sind Psychedelika nicht ohne Risiken. Wer eine psychedelische Reise in Erwägung zieht, sollte das nicht in einer spontanen Aktion übers Knie brechen. Als Vorbereitung eignet sich unter anderem die Meditation. Außerdem sollte man besonders am Anfang keine Trips auf eigene Faust unternehmen, sondern zusammen mit einer Vertrauensperson, die im Idealfall selbst Erfahrung damit gemacht hat und die einem eine gewisse Sicherheit gibt.

10
Soziale Beziehungen

Glück kommt für uns – soziale Tiere, die wir sind – selten allein. Natürlich gibt es (meist schlechtgelaunte) Kritiker, die es als »egoistisch« abtun, wenn man sich um das eigene seelische Wohl kümmert. Dabei leidet gerade auch das Umfeld, wenn jemand depressiv oder chronisch gestresst und schlecht drauf ist. Wer selbst ausgeglichen ist, kann nicht nur mit dem eigenen Frust oder den eigenen Aggressionen besser umgehen, er oder sie hat zudem viel eher ein offenes Ohr für andere und kann für andere da sein. Sich um die eigene emotionale Gesundheit zu kümmern ist also keinesfalls ein Ego-Projekt. So lassen sich alle in diesem Buch besprochenen Strategien auch sehr gut gemeinsam umsetzen, oft sogar besser als allein – vom Kochen über Sport bis hin zum Meditieren. Es gilt selbst für den Schlaf, der davon profitiert, wenn wir uns sicher und geborgen fühlen, etwa weil wir das Schlafzimmer mit unserem Partner teilen. Soziale Beziehungen und Freundschaften gehören zu den wichtigsten Glücksfaktoren. Ausschlaggebend für unser Wohlbefinden ist nicht zuletzt die Frage, ob es jemand in unserem Leben gibt, den wir nachts um drei Uhr ansprechen oder anrufen könnten. Aber selbst oberflächlichere Interaktionen können im Alltag zu einer guten Stimmung beitragen, sei es der Nachbar, der uns freundlich zuwinkt, sei es die kurze Unterhaltung mit dem Barista, der uns den Kaffee zubereitet, sei es das Handy, mit dem wir all unsere sozialen Kontakte gewissermaßen in der Hosentasche haben. Zugleich zeigen Studien, dass unsere Stimmung davon profitiert, wenn wir das Handy öfters mal weglegen. Viele der in diesem Buch beschriebenen Strategien für mehr Resilienz und Wohlbefinden fordern Zeit. Wir kleben mittlerweile im Schnitt mehr als drei Stunden täglich am Handy und haben nichtdestotrotz das Gefühl, zehn Minuten Meditation seien bei unserem vollgepackten Tagesprogramm schlicht nicht drin. An dieser Stelle eröffnet sich uns die Möglichkeit, zwei Fliegen mit einer Klappe zu schlagen, indem wir etwas von unserer Bildschirmzeit gegen eine jener heilsamen Aktivitäten eintauschen, mit denen wir unsere Seele wirklich stärken und aufblühen lassen.

Anmerkungen

1 Camus (1957)
2 Jacka (2019)
3 https://www.theguardian.com/food/2019/mar/18/can-you-eat-yourself-happier-nutritional-psychiatry-mental-health
4 Spalding et al. (2013)
5 Frankland et al. (2013), siehe auch Kempermann (2022)
6 Garthe et al. (2009), Anacker & Hen (2017). Diese Studien stammen aus dem Labor des deutschen Neurogenese-Forschers Gerd Kempermann vom Deutschen Zentrum für Neurodegenerative Erkrankungen in Dresden. Kempermann hat über die Wissenschaft der Neurogenese auch ein lesenswertes Buch namens *Die Revolution im Kopf* geschrieben (Droemer, 2016). Ich kann das Buch vor allem jenen, die sich für die wissenschaftlichen Hintergründe sowie die Geschichte der Neurogenese-Forschung interessieren, sehr empfehlen. Kempermann selbst steht übrigens der Frage, ob die Neurogenese bei Depressionen eine ursächliche Rolle spielt, zwar offen, aber auch recht skeptisch und kritisch gegenüber.
7 Cohn-Sheehy et al. (2021)
8 https://www.sciencedaily.com/releases/2021/09/210929112809.htm, siehe auch Shors (2021)
9 Levone et al. (2015)
10 Anacker et al. (2018)
11 Feinstein et al. (2010)
12 Duman et al. (2016)
13 Jacka et al. (2015), Akbaraly et al. (2018)
14 Anacker & Hen (2017)
15 Sie orientiert sich anhand von Markierungen im Innern des Wasserbehälters oder im restlichen Raum.
16 Garthe et al. (2009), Anacker & Hen (2017)
17 Garthe et al. (2009), Anacker & Hen (2017)
18 Fadnes et al. (2022)
19 Lassale et al. (2019)
20 Mosconi et al. (2014)
21 Jacka (2019)
22 Jacka et al. (2017)
23 Bayes et al. (2022), siehe auch Francis et al. (2019)
24 Schuch et al. (2016)
25 White et al. (2013)
26 Conner et al. (2017)
27 Mujcic & Oswald (2016)
28 Witte et al. (2014), Zhang et al. (2017)
29 Liao et al. (2019), aber siehe auch Okereke et al. (2021), eine große Studie, die ergab, dass die tägliche Gabe von Omega-3 über einen Zeitraum von fünf Jahren eine Depression nicht verhindern kann.
30 Man könnte natürlich sagen: Nun, über den Placebo-Effekt (wie auch immer der funktionieren mag). Im Großen und Ganzen aber wirken sowohl die Ernährung wie auch Medikamente darüber hinaus, wie unter anderem der Vergleich mit Kontrollgruppen nahelegt.
31 Für ein aktuelles Review dazu, siehe Tartt et al. (2022)
32 Malberg et al. (2000), siehe auch Pittenger & Duman (2008)

33 Arnone et al. (2013)
34 Pittenger & Duman (2008)
35 Holmes et al. (2019), Pittenger & Duman (2008)
36 Pittenger & Duman (2008)
37 Im Detail ist es insofern komplexer, als es im Mandelkern auch Nervenzellen gibt, die aktiviert werden von positiven, belohnenden Reizen – sie »feuern« zum Beispiel beim Anblick von Essen. Die auf Negatives eingestellten Nervenzellen hemmen dabei jene, die auf die positiven Reize reagieren: Wenn also zum Beispiel ein Tier Gefahr wittert, verliert das Futter seine lockende »Kraft«, vermutlich weil es in der Regel wichtiger ist, sein Leben zu schützen als akut satt zu werden (obwohl das natürlich vom Ausmaß des Hungers abhängt und irgendwann der Hunger selbst Lebensgefahr signalisiert). Die Nervenzellen, die auf belohnende Reize wie Futter reagieren, aktivieren dagegen die negativ eingestellten, was sich ungefähr so übersetzten lässt: Wenn ich als Tier Futter erspähe, dann sollte ich mich zwar herantasten, dabei aber auf der Hut bleiben – man kann ja nie wissen, ob nicht irgendwo eine Gefahr lauert. Insgesamt dominiert damit zwar der Alarmaspekt, aber es zeigt, dass der Mandelkern nicht nur für Angst und Gefahrendetektion zuständig ist, eher wird im Mandelkern, zusammengefasst formuliert, die Welt in gut und schlecht eingeteilt. Der Präfrontalcortex wiederum kann dieses Tauziehen zwischen positiv und negativ eingestellten Nervenzellen im Mandelkern selektiv beeinflussen, so dass entweder die eine oder die andere Seite mehr Gewicht bekommt. Siehe dazu Tye (2018).
38 Moncrieff et al. (2022)
39 Casarotto et al. (2021)
40 Castrén (2005), Beck & Bredemeier (2016), Price & Duman (2020)
41 Vergleiche dazu Castrén (2005)
42 Moda-Sava et al. (2019)
43 Treccani et al. (2019)
44 Als das Nasenspray »Spravato« ist Ketamin auch offiziell zur Behandlung von Depressionen zugelassen.
45 Rawat et al. (2022)
46 Bottemanne et al. (2022)
47 Murrough et al. (2013), Krystal et al. (2019)
48 Price et al. (2022)
49 Mollaahmetoglu et al. (2021)
50 Sumner et al. (2021), Mathai et al. (2022)
51 Dantzer et al. (2008)
52 Kuhlmann et al. (2018)
53 Giollabhui et al. (2020)
54 Musselmann et al. (2001)
55 Leschack & Eisenberger (2019)
56 Raison et al. (2010)
57 Berk et al. (2013), Kiecolt-Glaser et al. (2015)
58 Rallidis et al. (2013)
59 Troubat et al. (2019)
60 Wohleb et al. (2016)
61 Borsini et al. (2017)
62 Beauchamp et al. (2005)
63 Shivappa et al. (2013)
64 Byrd et al. (2019)
65 Jacka (2019)
66 Dhanabalan et al. (2018)
67 Chu et al. (2011)
68 Chu et al. (2011), Jensen et al. (2016)
69 Zhang et al. (2016)
70 Shivappa et al. (2013)
71 Byrd et al. (2019)
72 Jackson et al. (2021)
73 Kast (2018)
74 Dong et al. (2012)
75 Kodali et al. (2018)
76 Ramaholimihaso et al. (2020)
77 Small et al. (2018)
78 https://www.health.harvard.edu/staying-healthy/all-about-inflammation

79 Hajek et al. (2010)
80 https://www.cochrane.org/CD013522/TOBACCO_does-stopping-smoking-improve-mental-health
81 Vgl. Slavich & Irwin (2014)
82 Hamer (2006)
83 Zschucke et al. (2015), Levone et al. (2015)
84 Siebers et al. (2021)
85 Bernstein & McNally (2017)
86 Bernstein et al. (2018)
87 Bernstein & McNally (2018), siehe auch Brand et al. (2018)
88 Pedersen (2019)
89 Obri et al. (2018)
90 Casarotto et al. (2021)
91 Pedersen (2019)
92 Gujral et al. (2017)
93 Colcombe et al. (2006)
94 Ruscheweyh et al. (2011)
95 Erickson et al. (2011)
96 Pajonk et al. (2010)
97 Der Spruch wird oft dem US-Unternehmer Jim Rohn zugeschrieben, der ihn aber wohl wiederum von seinem Mentor John Earl Shoaff – ein ebenfalls us-amerikanischer Unternehmer und Redner – aufgeschnappt hatte, siehe z. B. https://www.youtube.com/watch?v=8yG7N9NrQ8c
98 https://www.bundesregierung.de/breg-de/service/publikationen/der-beitrag-des-sports-zur-erfuellung-der-who-empfehlungen-fuer-koerperliche-aktivitaet-1739718
99 O'Keefe et al. (2011)
100 Chekroud et al. (2018)
101 Shors et al. (2014), Millon & Shors (2019)
102 Lee et al. (2017)
103 Aus Nietzsches 1889 erschienenem Buch *Götzen-Dämmerung* (Sprüche und Pfeile Nr. 8). Siehe z. B. https://www.projekt-gutenberg.org/nietzsch/goetzend/chap002.html
104 Mattson et al. (2018)
105 Fond et al. (2013), Wilhelmi de Toledo et al. (2019)
106 Nugraha et al. (2017), Nugraha et al. (2020)
107 Martin et al. (2016)
108 Bleakley & Davison (2010)
109 Zitiert in: Massey et al. (2022)
110 Massey et al. (2022)
111 Hof (2021)
112 Van Tulleken et al. (2018)
113 Laukkanen et al. (2015), Laukkanen et al. (2018), Ketelhut & Ketelhut (2019), Patrick & Johnson (2021)
114 Laukkanen et al. (2015)
115 Janssen et al. (2016)
116 Naumann et al. (2017)
117 Hanusch & Janssen (2019)
118 Kojima et al. (2018)
119 Haghayegh et al. (2019)
120 Lederbogen et al. (2011)
121 Sudimac et al. (2022)
122 Wood & Cowan (1995), Kast (2007)
123 Selhub & Logan (2012), White & Shah (2019)
124 Kaplan & Berman (2010)
125 Siehe dazu z. B. auch Levitin (2014)
126 Wiehler et al. (2022)
127 https://healthcaredesignmagazine.com/architecture/conversation-roger-ulrich/
128 Ulrich (1984)
129 Kuo & Sullivan (2001)
130 Hartig et al. (1991)
131 Berman et al. (2008), siehe auch Gamble et al. (2014)
132 Bratman et al. (2015)
133 Van Elk et al. (2019)
134 Kaiser et al. (2015)
135 Carhart-Harris et al. (2014), Carhart-Harris & Friston (2019)
136 Bai et al. (2017)
137 Bai et al. (2017)
138 Kim et al. (2009)
139 Meuwese et al. (2021)
140 MacKerron & Mourato (2013), Williams (2017)

141 Dolgin (2015)
142 Rose et al. (2008), Feldkaemper & Schaeffel (2013), Williams (2017)
143 Sayal et al. (2018)
144 Taylor & Kuo (2009)
145 Louv (2005)
146 White et al. (2019)
147 https://www.biophiliccities.org/the-nature-pyramid
148 Auch psychedelische Trips führen häufig (bei mir wie bei vielen anderen) dazu, die Natur wieder unmittelbarer zu erleben und sich als ein Teil von ihr zu fühlen. Dazu etwas mehr in Kapitel 10.
149 Jessen et al. (2015), Wiehler et al. (2022)
150 Van der Helm et al. (2011), Walker (2018)
151 Scarpelli et al. (2019)
152 Van der Helm et al. (2011), Walker (2018)
153 Cartwright (2010)
154 Kellner et al. (1992)
155 Merikanto et al. (2013)
156 Facer-Childs et al. (2019)
157 Daghlas et al. (2021)
158 Walker (2018), Vorster (2019)
159 Walker (2018), Vorster (2019)
160 Haghayegh et al. (2019)
161 Pjrek et al. (2019)
162 Lam et al. (2016)
163 Hoffman et al. (2018)
164 Hofer & Chen (2020)
165 Fuentes et al. (2022)
166 Scullin et al. (2018)
167 Mallik & Russo (2022)
168 Dickson & Schubert (2020)
169 Trahan et al. (2018)
170 Eerola et al. (2018)
171 Thayer et al. (1994)
172 Lee et al. (2013)
173 Lee et al. (2013)
174 Schäfer et al. (2020)
175 Särkämö et al. (2008)
176 Chen et al. (2007)
177 Harris (2019)
178 Killingsworth & Gilbert (2010)
179 Wilson et al. (2014), Birbaumer & Zittlau (2018)
180 Kross (2021)
181 Harris (2009), Hayes (2019)
182 Harris (2009), Hayes (2019)
183 Ich hatte einige private Meditationssessions bei Boris Bornemann, außerdem habe ich in Berlin einen Meditations-Standardkurs bei ihm mitgemacht, den man als »Mindfulness-Based Stress Reduction« oder kurz MBSR bezeichnet. Der Kurs geht auf den US-Meditationsexperten Jon Kabat-Zinn zurück, der maßgeblich dazu beigetragen hat, Meditation und Achtsamkeit in der westlichen Welt populär zu machen. Eine MBSR-Schulung läuft acht Wochen, wobei man sich in einer Gruppe von rund zehn Teilnehmern jede Woche einmal für zweieinhalb bis drei Stunden zum Meditieren, Unterricht und Austausch trifft. Gegen Ende kommt man zu einem gemeinsamen Meditationstag zusammen. Hinzu kommen tägliche Hausaufgaben, vor allem in Gestalt von verschiedenen Meditationsübungen. Der Kurs ist recht beliebt und wird so in vielen Städten angeboten. Ich kann ihn sehr empfehlen, sowohl für Anfänger als auch für jene, die bereits etwas Erfahrung in Sachen Meditation gesammelt haben. Mehr Infos findet man unter https://www.mbsr-verband.de/ (unter https://www.mbsr-verband.de/kurse/privatpersonen kann man bei Eingabe der eigenen Postleitzahl die anstehenden MBSR-Kurse der näheren Umgebung aufrufen).
184 Feruglio et al. (2021)
185 Mrazek et al. (2013)
186 Zanesco et al. (2016)
187 Hasenkamp et al. (2012)
188 Harris (2009)

189 Für den eher etwas esoterisch orientierten Zeitgenossen, empfehle ich zu dieser ganzen Thematik besonders die Lektionen und Lektüren des spirituellen Lehrers Eckhart Tolle, zum Beispiel Tolles Buch *Eine neue Erde* (2005). Jene, die es lieber intellektuell-wissenschaftlich mögen, würde ich zu dem Dialog des Hirnforschers Wolf Singer mit dem buddhistischen Mönch Matthieu Ricard raten (*Jenseits des Selbst*, 2017).
190 Hölzel et al. (2011)
191 Singer & Ricard (2017)
192 Kranzler et al. (2016)
193 Dunne et al. (2021)
194 Parmentier et al. (2019)
195 Bornemann & Singer (2017)
196 Khalsa et al. (2020)
197 Herbert et al. (2013)
198 Harris (2019)
199 Avery et al. (2014), DeVille et al. (2018)
200 Gard et al. (2012)
201 Hartley & Phelps (2010)
202 Gotink et al. (2016)
203 Hölzel et al. (2016)
204 Kition war jene Stadt auf der heutigen Insel Zypern, wo Zenon geboren wurde – mittlerweile heißt die Stadt Larnaka.
205 Giebel (1997), Irvine (2021)
206 https://iep.utm.edu/epictetu/
207 Rosen (1997)
208 Seneca (2010)
209 Giebel (1997)
210 https://www.projekt-gutenberg.org/epiktet/moral/moral.html
211 Robertson (2022)
212 Irvine (2021)
213 Irvine (2022)
214 Irvine (2021)
215 Irvine (2021)
216 Jordan et al. (2011)
217 Baumeister & Leary (1995)
218 Baumeister & Leary (1995)
219 DeWall et al. (2010), Kast (2013)
220 Diener et al. (2018a)
221 Diener & Seligman (2002)
222 Diener et al. (2018b)
223 Kushlev et al. (2019)
224 Schroeder et al. (2021)
225 Hunter et al. (2018)
226 Kushlev et al. (2019)
227 Brailovskaia et al. (2022)
228 Siehe dazu auch Engle & Young (2021), die zu einem ähnlichen Schluss kommen.
229 Carhart-Harris & Friston (2019), siehe auch Letheby (2021)
230 Ausführlich beschrieben in Michael Pollans (2019) lesenswertem Buch.
231 Mithoefer & Mithoefer (2021)
232 Mitchell et al. (2021)
233 https://www.youtube.com/watch?v=HCojNh4s8zE&t=2526s
234 Für ein ausführliches wissenschaftliches Review zum Thema Rekonsolidierung, siehe z. B. Elsey et al. (2018). Wer sich mehr für die (spekulative) psychotherapeutische Umsetzung des Prinzips interessiert, dem würde ich das Buch von Ecker et al. (2016) empfehlen.
235 Feduccia & Mithoefer (2018), Hake et al. (2019), Grigsby (2021)
236 Hake et al. (2019)
237 Agren et al. (2012)
238 Bei dem südamerikanischen »Tee« Ayahuasca gibt es dafür ebenfalls erste Hinweise, siehe Daneluz et al. (2022).
239 Zum Beispiel Engle & Young (2021) und Maté (2022)
240 Engle & Young (2021)
241 Siehe für ein kurzes Review Calder & Hasler (2022)
242 Ähnliches hat man bereits vor Jahren bei dem klassischen Antidepressivum »Prozac« beobachtet, siehe Maya-Vetencourt et al. (2008). Darüber hinaus wurde der Effekt mittlerweile auch bei Psilocybin, LSD, Ketamin und Ibogain nachgewiesen, wie die

Forscherin der Mäuse-MDMA-Studie Gül Dölen von der Johns Hopkins University berichtet: https://www.youtube.com/watch?v=wGhukyhhQKw&t=1941s.
243 Nardou et al. (2019)
244 Holze et al. (2022)
245 Griffiths et al. (2006), https://www.youtube.com/watch?v=NGIP-3Q-p_s&t=4604s
246 Agin-Liebes et al. (2020), siehe auch Griffiths et al. (2016)
247 Shao et al. (2021)
248 Hesselgrave et al. (2020)
249 Barrett et al. (2020)
250 Kraehenmann et al. (2015)
251 Carhart-Harris et al. (2014)
252 Raichle (2010)
253 Carhart-Harris et al. (2012), siehe auch Madsen et al. (2021), Smigielski et al. (2019), Nichols & Nichols (2021) sowie Müller et al. (2021)
254 Petri et al. (2014)
255 Daws et al. (2022)
256 Pollan (2019)
257 MacLean et al. (2011)
258 Davis et al. (2020)
259 Vizeli & Liechti (2017)
260 Capela et al. (2009)
261 Dishotsky et al. (1971)
262 Gable (2004)
263 Hofmann (1979)
264 Nutt et al. (2010)
265 Nutt et al. (2010)
266 Bogenschutz et al. (2022)
267 Fuentes et al. (2020)
268 Harris (2017)
269 Siehe zum Beispiel https://www.synthesisretreat.com/
270 Prof. Dr. med. Gregor Hasler von der Universität Freiburg in der Schweiz, persönliche Kommunikation. Siehe auch https://www.unifr.ch/med/de/research/groups/hasler/psychedelika-therapie/
271 Siehe zum Beispiel https://templeofthewayoflight.org/ und https://soltara.co/
272 Goodwin et al. (2017)
273 Carhart-Harris et al. (2021)
274 Holze et al. (2022)
275 Rootman et al. (2022)
276 https://www.youtube.com/watch?v=xTvxaoRlhpg&t=6827s

Literatur

Agin-Liebes et al. (2020). Journal of Psychopharmacology 34(2):155–166
Agren et al. (2012). Science 337:1550–1552
Akbaraly et al. (2018). The American Journal of Medicine 131:1372–1381
Anacker & Hen (2017). Nature Reviews Neuroscience, online 4 May
Anacker et al. (2018). Nature 559:98–102
Arnone et al. (2013). Molecular Psychiatry 18:1265–1272
Avery et al. (2014). Biological Psychiatry 76:258–266

Barrett et al. (2020). Scientific Reports 10:2214
Baumeister & Leary (1995). Psychological Bulletin 117(3):497–529
Bayes et al. (2022). American Journal of Clinical Nutrition, online 20 April
Beauchamp et al. (2005). Nature 437:45–46
Beck (2013). Praxis der Kognitiven Verhaltenstherapie. Beltz
Beck & Bredemeier (2016). Clinical Psychological Science 4(4):596–619
Berk et al. (2013). BMC Medicine 11:200
Berman et al. (2008). Psychological Science 19(12):1207–1212
Bernstein & McNally (2017). Cognition & Emotion 31(4):834–843
Bernstein et al. (2018). Emotion 19(4):637–644
Bernstein & McNally (2018). Behaviour Research and Therapy 109:29–36
Birbaumer & Zittlau (2016). Denken wird überschätzt. Ullstein
Björkholm & Monteggia (2016). Neuropharmacology 102:72–79
Bleakley & Davison (2010). British Journal of Sports Medicine 44:179–187
Bogenschutz et al. (2022). JAMA Psychiatry, online August 24
Bornemann & Singer (2016). Psychophysiology 54:469–482
Borsini et al. (2017). Brain, Behavior and Immunity 65:230–238
Bottemanne et al. (2022). JAMA Psychiatry, online September 28
Brailovskaia et al. (2022). Journal of Experimental Psychology: Applied, online April 7
Brand et al. (2018). Frontiers in Psychology 9, Article 249
Bratman et al. (2015). PNAS 112(28):8567–8572
Bratman et al. (2021). Frontiers in Psychology 12, Article 643 866
Burns (2006). Feeling Good. Junfermann
Byrd et al. (2019). Journal of Nutrition 149(12):2206–2218

Calder & Hasler (2022). Neuropsychopharmacology, 19 September
Camus (1957/2020). Hochzeit des Lichts. Arche
Capela et al. (2009). Molecular Neurobiology 39:210–271
Carhart-Harris (2012). PNAS 109(6):2138–2143
Carhart-Harris et al. (2014). Frontiers in Human Neuroscience 8(20):1–22
Carhart-Harris & Friston (2019). Pharmacological Reviews 71:316–344
Carhart-Harris et al. (2021). New England Journal of Medicine 384:1402–1411

Cartwright (2010). The Twenty-four Hour Mind. Oxford University Press
Casarotto et al. (2021). Cell 184:1299–1313
Castrén (2005). Nature Reviews Neuroscience 6:241–246
Checkroud et al. (2018). Lancet Psychiatry 5:739–746
Chen et al. (2007). Media Psychology 9:695–713
Chu et al (2011). Chinese Journal of Integrative Medicine 17:492–498
Cohn-Sheehy et al. (2021). Current Biology 31(22):4935–4945
Colcombe et al. (2006). Journal of Gerontology 61A(11):1166–1170
Conner et al. (2017). Plos One 12(2):e0171206

Daghlas et al. (2021). JAMA Psychiatry 78(8):903–910
Daneluz et al. (2022). Psychopharmacology 239:3325–3336
Dantzer et al. (2008). Nature Reviews Neuroscience 9:46–57
Davis et al. (2020). Journal of Contextual Behavioral Science 15:39–45
Daws et al. (2022). Nature Medicine, online 11 April
DeVille et al. (2018). Biological Psychiatry 3:546–554
DeWall et al. (2010). Psychological Science 21(7):931–937
Dhanabalan et al. (2018). Neurobiology of Disease 120:63–75
Dickson & Schubert (2020). Frontiers of Psychology 11, Article 1695
Diener & Seligman (2002). Psychological Science 13(1):81–84
Diener et al. (2018a). Nature Human Behaviour 2:253–260
Diener et al. (2018b). Perspectives on Psychological Science 13(2):176–184
Dishotsky et al. (1971). Science 172(3982):431–440
Dolgin (2015). Nature 519:276–278
Dong et al. (2012). Plos One 7(2):e31211
Duman et al. (2016). Nature Medicine 22(3):238–249
Dunne et al. (2021). Journal of Affective Disorders 282:1210–1219

Ecker et al. (2016). Der Schlüssel zum emotionalen Gehirn. Junfermann
Eerola et al. (2018). Physics of Life Reviews 25:100–121
Engle & Young (2021). A Dose of Hope. Lioncrest
Elsey et al. (2018). Psychological Bulletin 144(8):797–848
Erickson et al. (2011). PNAS 108(7):3017–3022

Facer-Childs et al. (2019). Sleep Medicine 60:236–247
Fadnes et al. (2022). Plos Medicine 19(2):e1003889
Feduccia & Mithoefer (2018). Progress in Neuropsychopharmacology & Biological Psychiatry 84:221–228
Feinstein et al. (2010). PNAS 107(17):7674–7679
Feldkaemper & Schaeffel (2013). Experimental Eye Research 114:106–119
Feruglio et al. (2021). Neuroscience and Biobehavioral Reviews 131:313–330
Fond et al. (2013). Psychiatry Research 209:253–258
Francis et al. (2019). Plos One 14(10):e0222768
Frankland et al. (2013). Trends in Neurosciences 36(9):497–503
Fuentes et al. (2020). Frontiers in Psychiatry 10, Article 943
Fuentes et al. (2022). Sleep 45(Supplement 1):A4

Gable (2004). Addiction 99:686–696
Gamble et al. (2014). Experimental Aging Research 40:513–530
Gard et al. (2012). Cerebral Cortex 22:2692–2702
Garthe et al. (2009). Plos One 4(5):e5464

Giebel (1997). Seneca. Rowohlt Taschenbuch Verlag
Giollhabhui et al. (2020). Molecular Psychiatry, online 17 August
Goodwin et al. (2017). Journal of Affective Disorders 221:31–35
Gotink et al. (2016). Brain and Cognition 108:32–41
Griffiths et al. (2006). Psychopharmacology 187(3):268–283
Griffiths et al. (2016). Journal of Psychopharmacology 30(12):1181–1197
Grigsby (2021). In: Grob & Grigsby (Hrsg.). Medical Hallucinogens 134–156. The Guilford Press
Gujral et al. (2017). General Hospital Psychiatry 49:2–10

Haghayegh et al. (2019). Sleep Medicine Reviews 46:124–135
Hajek et al. (2010). Addiction 105:1466–1471
Hake et al. (2019). Physiology & Behavior 199:343–350
Hamer (2006). Sports Medicine 36(2):109–116
Hanusch & Janssen (2019). International Journal of Hyperthermia 36(1):572–580
Harris (2009). Wer dem Glück hinterherrennt, läuft daran vorbei. Goldmann
Harris (2017). Listening to Ayahuasca. New World Library
Harris (2019). Erwachen. Edition Spuren
Hartig et al. (1991). Environment and Behavior 23(1):3–26
Hartley & Phelps (2010). Neuropsychopharmacology 35:136–146
Hasenkamp et al. (2012). Neuroimage 59:750–760
Hayes (2019). A Liberated Mind. Avery
Herbert et al. (2013). Appetite 70:22–30
Hesselgrave et al. (2021). PNAS 118(17):e2022489118
Hof (2021). Die Wim-Hof-Methode. Integral
Hofer & Chen (2020). Psychological Science 31(4):449–459
Hofmann (1979). LSD – mein Sorgenkind. J.G. Cotta'sche Buchhandlung
Hoffman et al. (2018). Anthrozoös 31(6):711–725
Holmes et al. (2019). Nature Communications 10:1529
Holze et al. (2022). Neuropsychopharmacology 47:1180–1187
Holze et al. (2022). Biological Psychiatry, online September 02
Hölzel et al. (2011). Perspectives on Psychological Science 6(6):537–559
Hölzel et al. (2016). In: Greene et al. (Hrsg.). Positive Neuroscience: 175–190. Oxford Scholarship Online
Hunter et al. (2018). Psychosomatic Medicine 80(4):345–352

Irvine (2021). Eine Anleitung zum guten Leben. Finanzbuch Verlag
Irvine (2022). Von der Herausforderung, ein Stoiker zu sein. Finanzbuch Verlag

Jacka et al. (2015). BMC Medicine 13:215
Jacka et al. (2017). BMC Medicine 15:23
Jacka (2019). Brain Changer. Yellow Kite
Jackson et al. (2021). Frontiers in Nutrition 7, Article 606 124
Janssen et al. (2016). JAMA Psychiatry 73(8):789–795
Jensen et al. (2016). Clinical Intervention in Aging 11:367–376
Jessen et al. (2015). Neurochemical Research 40:2583–2599
Jordan et al. (2011). Personality and Social Psychology Bulletin 37(1): 120–135

Kaiser et al. (2015). JAMA Psychiatry 72(6):603–611

Kaplan (1995). Journal of Environmental Psychology 15:169–182
Kaplan & Berman (2010). Perspectives on Psychological Science 5(1):43–57
Kast (2007). Wie der Bauch dem Kopf beim Denken hilft. S. Fischer
Kast (2013). Ich weiß nicht, was ich wollen soll. S. Fischer
Kast (2018). Der Ernährungskompass. C. Bertelsmann
Kellner et al. (1992). American Journal of Psychiatry 149(5):659–663
Kempermann (2016). Die Revolution im Kopf. Droemer
Kempermann (2022). Frontiers in Neuroscience 16, Article 852 680
Ketelhut & Ketelhut (2019). Complementary Therapies in Medicine 44:218–222
Khalsa et al. (2020). Psychophysiology 57:e13479
Kiecolt-Glaser et al. (2015). American Journal of Psychiatry 172(11):1075–1091
Killingsworth & Gilbert (2010). Science 330:932
Kim et al. (2009). Psychiatry Investigation 6:245–254
Kodali et al. (2018). Brain, Behavior and Immunity 69:499–514
Kojima et al. (2018). International Journal of Hyperthermia 34(6):834–839
Kraehenmann et al. (2015) Biological Psychiatry 78(8):572–581
Kranzler et al. (2016). Journal of Clinical Child & Adolescent Psychology 45(3):262–269
Kross (2021). Chatter. Crown
Krystal et al. (2019). Neuron 101:774–777
Kuhlman et al. (2018). Brain, Behavior and Immunity 69:540–547
Kuo & Faber (2004). American Journal of Public Health 94(9):1580–1586
Kuo & Sullivan (2001). Environment and Behavior 33(4):543–571
Kushlev et al. (2019). Current Directions in Psychological Science 28(4):347–352

Lam et al. (2016). JAMA Psychiatry 73(1):56–63
Lassale et al. (2019). Molecular Psychiatry 24:965–986
Laukkanen et al. (2015). JAMA Internal Medicine 175(4):542–548
Laukkanen et al. (2018). Mayo Clinic Proceedings 93(8):1111–1121
Lederbogen et al. (2011). Nature 474:498–501
Lee et al. (2013). Journal of Consumer Research 40:382–391
Lee et al. (2017). Progress in Cardiovascular Diseases 60:45–55
Leschack & Eisenberger (2019). Psychosomatic Medicine 81(8):711–719
Letheby (2021). Philosophy of Psychedelics. Oxford University Press
Levitin (2014). The Organized Mind. Dutton
Levone et al. (2015). Neurobiology of Stress 1:147–155
Liao et al. (2019). Translational Psychiatry 9:190
Louv (2008). Last Child in the Woods. Algonquin

MacKerron & Mourato (2013). Global Environmental Change 23:992–1000
MacLean et al. (2011). Journal of Psychopharmacology 25(11):1453–1461
Madsen et al. (2021). European Neuropsychopharmacology 50:121–132
Malberg et al. (2000). Journal of Neuroscience 20(24):9104–9110
Mallik & Russo (2022). Plos One 17(3), March 9
Martin et al. (2016). JAMA Internal Medicine 176(6):743–752
Massey et al. (2021). Interactive Journal of Medical Research 11(1):e25589

Maté (2022). The Myth of Normal. Vermilion
Mathai et al. (2022). Frontiers in Psychology 13, Article 868 103
Mattson et al. (2018). Nature Reviews Neuroscience 19:81–94
Maya-Vetencourt et al. (2008). Science 320:385–388
Merikanto et al. (2013). Chronobiology International 30(5):719–725
Meuwese et al. (2021). Frontiers in Psychology 12, Article 765 177
Millon & Shors (2019). Behavioural Brain Research 376:112154
Mitchell et al. (2021). Nature Medicine 27:1025–1033
Mithoefer & Mithoefer (2021). In: Grob & Grigsby (Hrsg.). Medical Hallucinogens 233–263. The Guilford Press
Moda-Sava et al. (2019). Science 364:6436
Mollaahmetoglu et al. (2021). Frontiers in Psychiatry 12, Article 695 335
Mosconi et al. (2014). The Journal of Prevention of Alzheimer's Disease 1(1):23–32
Moncrieff et al. (2022). Molecular Psychiatry, online 20 July
Mrazek et al. (2013). Psychological Science 24(5):776–781
Mujcic & Oswald (2016). American Journal of Public Health 106(8):1504–1510
Müller et al. (2021). Neuropsychopharmacology 46:545–553
Murrough et al. (2013). Biological Psychiatry 74:250–256
Musselman et al. (2001). New England Journal of Medicine 344(13):961–966

Nardou et al. (2019). Nature 569:116–120
Naumann et al. (2017). BMC Complementary and Alternative Medicine 17:172
Nichols & Nichols (2021). In: Grob & Grigsby (Hrsg.). Medical Hallucinogens 3–28. The Guilford Press
Nugraha et al. (2020). Appetite 111:38–45
Nugraha et al. (2020). Nutrients 12:2281
Nutt et al. (2010). The Lancet 376:1558–1565

Obri et al. (2018). Nature Reviews Endocrinology, online 29 January
O'Keefe et al. (2011). Progress in Cardiovascular Diseases 53:471–479
Okereke et al. (2021). JAMA 326(23):2385–2394

Pajonk et a. (2010). Archives of General Psychiatry 67(2):133–143
Parletta et al. (2019). Nutritional Neuroscience 22(7):474–487
Parmentier et al. (2019). Frontiers in Psychology 10, Article 506
Patrick & Johnson (2021). Experimental Gerontology 154:111509
Pedersen (2019). Nature Reviews Endocrinology 15:383–392
Pernet et al. (2021). Brain Imaging and Behavior 15:2720–2730
Petri et al. (2014). Journal of The Royal Society Interface 11:20140873
Pittenger & Duman (2008). Neuropsychopharmacology 33:88–109
Pjrek et al. (2020). Psychotherapy and Psychosomatics 89:17–24
Pollan (2019). Verändere dein Bewusstsein. Kunstmann
Price et al. (2022). Molecular Psychiatry, online 7 September
Price & Duman (2020). Molecular Psychiatry 25:530–543

Raichle (2010). The Brain's Dark Energy. Scientific American 302(3):44–49
Raison et al. (2010). Archives of General Psychiatry 67(12):1211–1224
Rallidis et al. (2003). Atherosclerosis 167(2):237–242
Ramaholimihaso et al. (2020). Frontiers in Psychiatry 11, Article 572 533
Rawat et al. (2022). Nature Communications 13(1), 12 May

Robertson (2022). Stoizismus und die Kunst, glücklich zu sein. Finanzbuch Verlag
Rootman et al. (2022). Scientific Reports 12:11091
Rose et al. (2008). Ophthalmology 115:1279–1285
Rosen (1997). Marc Aurel. Rowohlt Taschenbuch Verlag
Ruschewey et al. (2011). Neurobiology of Aging 32:1304–1319

Särkämö et al. (2008). Brain 131:866–876
Sayal et al. (2017). Lancet Psychiatry, online October 9
Scarpelli et al. (2019). Frontiers in Psychology 10, Article 459
Schäfer et al. (2020). Music & Science 3:1–16
Schroeder et al. (2021). Journal of Experimental Psychology: General. Advance online publication
Schuch et al. (2016). Journal of Psychiatric Research 77:42–51
Scullin et al. (2018). Journal of Experimental Psychology: General 147(1):139–146
Seneca (2010). Von der Seelenruhe / Vom glücklichen Leben. Anaconda
Selhub & Logan (2012). Your Brain on Nature. HarperCollins
Shao et al. (2021). Neuron 109:1–10
Shivappa et al. (2013). Public Health Nutrition 17(8):1689–1696
Shors et al. (2014). Neurobiology of Learning and Memory 115:3–9
Shors (2021). Everyday Trauma. Flatiron Books
Siebers et al. (2021). Psychoneuroendocrinology 126:105173
Singer & Ricard (2017). Jenseits des Selbst. Suhrkamp
Slavich & Irwin (2014). Psychological Bulletin 140(3):744–815
Small et al. (2018). American Journal of Geriatric Psychiatry 26(3):266–277
Smigielski et al. (2019). Neuroimage 196:207–215
Spalding et al. (2013). Cell 153(6):1219–1227
Sudimac et al. (2022). Molecular Psychiatry, online 05 September
Sumner et al. (2021). Journal of Psychopharmacology 35(8):946–961

Tartt et al. (2022). Molecular Psychiatry 27:2689–2699
Taylor & Kuo (2009). Journal of Attention Disorders 12(5):402–409
Taylor & Kuo (2011). Applied Psychology: Health and Well-Being 3(3):281–303
Thayer et al. (1994). Journal of Personality and Social Psychology 67(5):910–925
Tolle (2000). Jetzt! Die Kraft der Gegenwart. Kamphausen Media
Tolle (2005). Eine neue Erde. Arkana
Trahan et al. (2018). Plos One 13(11), November 14
Treccani et al. (2019). Molecular Neurobiology 56:7368–7379
Troubat et al. (2021). European Journal of Neuroscience 53:151–171
Tye et al. (2018). Neuron 100(2):436–452

Ulrich (1984). Science 224:420–421

Van der Helm et al. (2011). Current Biology 21:1–4
Van Elk et al. (2019). Human Brain Mapping 40:3561–3574
Van Tulleken et al. (2018). BMJ Case Report, bcr-2018–225007
Vizeli & Liechti (2017). Journal of Psychopharmacology 31(5):576–588
Vorster (2019). Warum wir schlafen. Heyne

Walker & Van der Helm (2009). Psychological Bulletin 135(5):731–748
Walker (2018). Das große Buch vom Schlaf. Goldmann
White et al. (2013). British Journal of Health Psychology 18:782–798

White & Shah (2019). Yale Journal of Biology and Medicine 92:115–120
Wiehler et al. (2022). Current Biology 32:3564–3575
Wilhelmi de Toledo et al. (2019). Plos One 14(1):e0209353
Williams (2017). The Nature Fix. Norton
Wilson et al. (2014). Science 345:75–77
Witte et al. (2014). Cerebral Cortex 24(11):3059–3068
Wohleb et al. (2016). Nature Reviews Neuroscience 17:497–511
Wood & Cowan (1995). Journal of Experimental Psychology: Learning, Memory, and Cognition 21(1):255–260

Zanesco et al. (2016). Psychology of Consciousness: Theory, Research, and Practice 3(1):12–33
Zhang et al. (2016). Plos One 11(6), June 23
Zhang et al. (2017). Journal of Alzheimer's Disease 55:497–507
Zschucke et al. (2015). Psychoneuroendocrinology 51:414–425

Register

Abbildungsnachweis

S. 21 Abb. 1.1 Professor Laszlo Seress/ Wikimedia Commons (CC-BY-SA-1.0). https://commons.wikimedia.org/wiki/File:Hippocampus_and_seahorse.JPG (19.12.2022)

S. 25 Abb. 1.2 A, 1.2 B Anacker & Hen (2017). Adult hippocampal neurogenesis and cognitive flexibility – linking memory and mood. Nat Rev Neurosci 18, 335–346. Fig. 2. doi: 10.1038/nrn.2017.45 © 2017, Nature Publishing Group, a division of Macmillan Publishers Limited. All Rights Reserved.

S. 29 Abb. 1.3 Mosconi et al. (2014). Mediterranean Diet and Magnetic Resonance Imaging-Assessed Brain Atrophy in Cognitively Normal Individuals at Risk for Alzheimer's Disease. J Prev Alzheimers Dis.;1(1):23–32. Fig. 4. PMID: 25237654. PMCID: PMC4165397.

S. 38 Sabine Timmann/C. Bertelsmann

S. 39 Peter Palm

S. 52 Abb. 2.1 Peter Palm

S. 54 Abb. 2.2 Peter Palm

S. 74 Peter Palm

S. 98 Abb. 5.1 John Graner-Walter Reed National Military Medical Center/ Wikimedia Commons (PD). https://commons.wikimedia.org/wiki/File:Default_mode_network-WRNMMC.jpg (19.12.2022)

S. 99 Abb. 5.2 Bai et al. (2017). Awe, the diminished self, and collective engagement: Universals and cultural variations in the small self. Journal of Personality and Social Psychology, 113(2), 185–209. Fig. 3. doi: 10.1037/pspa0000087.

S. 105 Peter Palm

S. 132 CartoonStock.com

S. 142 CBT4Panic.org

S. 159 Abb. 8.1 Peter Palm

S. 192 Sabine Timmann/C. Bertelsmann. Modifiziert nach Ramachandran & Rogers-Ramachandran (2008). Illusions: Seeing Is Believing. Scientific American Mind, 19, 4, 16–18. doi: 10.1038/scientificamericanmind0808-16

S. 201 Abb. 10.1 Peter Palm

S. 205 Abb. 10.2 Nardou et al. (2019). Oxytocin-dependent reopening of a social reward learning critical period with MDMA. Nature, 569(7754), 116–120. Fig. 1. doi: 10.1038/s41586-019-1075-9.

S. 213 Abb. 10.3 Petri et al. (2014) Homological scaffolds of brain functional networks. J. R. Soc. Interface. 11, 20140873. Fig. 6. doi:10.1098/rsif.2014.0873.

S. 220 Abb. 10.4 Peter Palm